NORTHWESTERN UNIVERSITY PRESS
www.nupress.northwestern.edu

Printed in the United States of America

10 9 8 7

ISBN-13: 978-0-8101-1025-0
ISBN-10: 0-8101-1025-3

Library of Congress Cataloging-in-Publication Data

Balint, Michael.
The basic fault: therapeutic aspects of regression / Michael Balint; with a foreword by Paul Ornstein.
p. cm.
Originally published: New York : Brunner/Mazel, c1979, in series: Brunner/Mazel classics in psychoanalysis.
Includes bibliographical references and index.
ISBN 0-8101-1025-3 (paper : alk. paper)
1. Regression (Psychology) 2. Psychoanalysis. I. Title.
RC489.R42B35 1992
616.89'17—dc20 92-9641
CIP

The paper used in this publication meets the minimum requirements of the American National Standard for Information Sciences—Permanence of Paper for Printed Library Materials, ANSI Z39.48-1992.

기본적 오류

– 퇴행의 치료적 측면들 –

MICHAEL BALINT M.D.,PH.D.,M.SC. 저

이귀행 · 전현태 옮김

하나醫學社

THE BASIC FAULT

-Therapeutic Aspects of Regression-

by MICHAEL BALINT

| 역자들의 서문 |

정신분석은 정신증상에 대한 연구와 치료에 대한 중요한 연구방법중의 하나이면서 사람의 경험을 사람의 입장에서 접근하는 독특한 분야라고 생각한다. 증상을 연구하는 과정에서 사람의 고유한 정신현상에 대한 규명으로 사람에 대한 이해를 넓히는 공헌을 하였다.

치료과정은 자유연상의 형태로 말을 통한 자유로운 대화가 기본이며, 환자는 즉각적인 만족이나 행동은 자제하고 자신의 증상과 경험을 회상해보면서 말로 표현해보고, 치료자의 도움을 받아가며 스스로의 힘으로 자신의 문제점을 이해하고 해결하려는 노력을 지속하게 된다.

이런 과정은 대단히 자율적이며 사람을 존중하는 장점이 있지만, 원만히 진행되기 위해서는 대상자가 갖추어야 할 전제조건이 있다. 최소한 즉각적인 만족이나 증상의 해소를 연기할 수 있는 인내, 상당한 정도의 추상적 언어능력, 주장하고 요구하는 것에만 치우치지 않고 스스로를 돌아보고 관찰할 수 있는 사고능력이 있어야 하는 것이다.

유감스럽게도 진료실을 찾는 환자들은 이런 조건을 갖춘 경우가 흔하지 않다. 이론은 이상적인데 실제 활용에서는 제한이 많은 것이다. 이 제한점을 넘어가기 위한 많은 노력이 있어왔고 그 중 한 사람이 미카엘 발린트이다.

발린트가 이 책에서 강조한 것은 퇴행에 대한 재해석이다. 정통적인 분석은 퇴행을 정신증상의 발병원인으로 강조하였으나, 그는 퇴행을 대상관계의 측면에서 조명하면서 대상을 기피하기 때문에 치료가 어렵다고 보는 자기애의 이론을 신중하게 재검토 하였다. 이렇게 함으로써 난치성의 신경증뿐만 아니라 정신증, 중독 같은 영역까지 정신분석의 시야를 확장해보려고 하였다.

퇴행에는 시기에 따라 오이디푸스 시기에서의 두 가지 이상의 대상들과 보이는 삼자관계(부모와 아이)와 관련되는 것과 그 이전의 시기에서 보이는 양자관계(어머니와 아이)와 관련되는 것이 있다고 하였다. 후자에서는 성인언어가 작용하고 있지 않으므로, 환자의 말을 일상적인 수준으로 들어서는 이해하기 어렵고 정통적인 해석으로는 효과가 없는 점을 지적하며 이를 기본적 오류(Basic Fault)라고 하였다.

양자관계 이전의 발달 상태를 보면, 자기와 대상이 혼합되어있는 근본적인 조화의 단계, 대상을 추구하는 단계(Ocnophilia), 자기를 추구하는 단계(Philo baptism)가 있어, 근본적인 조화로 가려는 퇴행 대상을 통한 만족을 추구하는 퇴행과 혼자만의 이해를 위한 퇴행이 있게된다. 만족의 퇴행에는 해석이 적절하나 다른 두 가지 퇴행들에서는 해석이 아닌 대인관계의 구조 속에서 치료자의 역할 자체가 중요한 기능을 한다고 지적하였다. 이해를 위한 퇴행의 경우의 환자는 지속적인 침묵과 위축을 보일 수가 있으며, 대상이나 환경과는 떨어져 혼자서 생각하고 새로운 해결책을 모색해보려는 창조적인 태도를 가질 수 있다고 하였다. 이때 치료자는 해석으로 간여하는 것이 아니라 환자의 노력과 성장을 보호하고 지켜주는 역할(일차물질, 일차대상, 일차사랑)을 하는 것이 필요하다고 하였다.

일반적으로 치료자의 태도에서 중요한 것은, 환자에게 전능한 존재로 부각되어 환자가 자율성을 포기하고 치료자에게 의존하여 지속적으로 본능적 만족을 추구하는 중독상태가 되지 않도록 하는 것이라고 하였다.

저자가 제시한 것도 근본적으로는 장기간에 걸쳐 많은 면담을 하는 정신분석의 사례에 대한 것이다. 책 내용의 구성도 익숙하게 읽을 수 있는 정도는 아니었다. 제목을 참조하여 정통분석의 이론을 설명하는 부분보다는, 퇴행과 그에 대한 대처, 임상사례를 중점적으로 보는 것이 효과적일 것 같다. 우리의 일상적인 진료 상황과는 차이가 많으나 검토해보면 도움이 되는 점이 많을 것으로 생각한다.

내용이 잘 부각되도록 단락 중의 일부 소문항의 배열을 조금 변경하였다. 쉽지 않은 변역이어서 원서의 페이지를 따로 표시하였다. 부족한 점은 확인해가며 보완하시기를 바란다.

2010년 11월

이기행 . 전현태

차 례

참조. 본문 〈 〉안의 숫자는 원서 페이지를 표시한 것임

| 1979 개정판 서문 |

이미 10년 전에 이 책은 여러 가지 중요한 생각과 의문점들을 다루었었다. 그들 중 몇몇은 오늘날에도 그 중요성을 더하고 있다. 나는 이 책의 두 번째 판 서문을 쓸 기회가 주어진 것에 대해 매우 기쁘게 생각한다.

M. 발린트(Michael Balint)는 정확히 12년 전인 1967년 4월, 첫 번째 판 서문에서 이 책에 논의된 문제들이 지난 10여 년 동안 그를 지배했다고 하였다. 그 문제들은 더 오랫동안, 아마도 그가 일하는 동안 내내, 그를 지배했던 것 같다. 그럼에도 불구하고, 우리가 임상에서 나오는 문제들을 함께 논의했을 때, 그는 이전의 생각이나 이론들에 구애받지 않고 자신의 관찰과 생각들을 객관적으로 진행하였다. 새로운 관찰들에 수반되는 의구심과 불확실성을 오랫동안 견뎌냄으로써, 잘못된 결론에 이르는 것을 모면하였다. 그의 정직함은 그때나 지금이나 항상 인상적이다.

아마도 특유의 기법들 - 근거 없는 '정확한' 기법들 - 에 대한 발린트의 정확한 기술들 중 몇몇은 10년 전 보다는 우리 작업의 중심에서 좀 벗어나 있다. 하지만, 그것은 가치가 있으며 우리의 생각이 발전하는데 있어 꼭 필요한 단계이다. 모든 훌륭한 이론가들처럼 발린트는 스스로 생각하고 작업하고 저술하면서 변화했다. 우리는 이 책의 어떤 부분들은 다시 쓰고 한 장을 더 추가하려고 하였으나 다시 보면서 그럴 필요가 없다는 것을 발견하여 기쁘다. 이 책은 지금 이대로도 훌륭하며, 프로이드에 의해 조명되고 기술된 분석가와 환자의 양자관계에 대한 이해를 명료하게 보여주고 있다. 이 양자관계는 정신 분석가들 뿐만 아니라 인간관계의 연구와 연관된 모든 종사자들을 위해서도 계속 관찰되고 규명되어야 한다.

1979년 4월

에니드 발린트(ENID BALINT)

| 서문 |

나는 이 책에서 논의된 문제들에 지난 10여 년 동안 전념해 왔다. 이 기간 동안 충분히 생각했다고 판단한 부분은 몇 차례 출판했다. 이들을 시간적 순서로 나열하면 다음과 같다. '마음의 세 가지 영역들(The Three Areas of the Mind)' (1957), '일차 자기애와 일차 사랑(Primary Narcissism and Primary Love)' (1960), '퇴행된 환자와 그의 분석가(The Regressed Patient and his Analyst)' (1960) 그리고 '퇴행의 양성과 악성 형태들(The Benign and thc Malignant Forms of Regression)' (1965) 이다.

이 모든 독립적인 출판물들은 이 책에서 그것들을 적용시키기 위해 일부는 다시 쓰고 정리했다. 가장 많이 변경한 것은 '퇴행된 환자와 그의 분석가(The Regressed Patient and his Analyst)' 이다. 그것은 상당히 확장되었고 뒷부분 절반은 4부의 핵심을 이뤘던 반면, 앞부분 절반은 3부가 되었다.

출판한 자료를 이용하도도록 허락해 준 것에 대해 International Journal of Psycho-Analysis, Psychoanalytic Quarterly, Psychiatry: Journal for the Study of Interpersonal Processes 뿐 아니라 Grune & Stratton, New York의 편집자들의 호의에 감사하고 싶다.

그 밖의 모든 내 책들에서처럼, 이 책에서도 나는 아내에게 신세 졌다는 사실을 알리고 싶다. 그녀의 도움 없었다면 이 책의 편집에 더 많은 시간이 걸렸을 것이다. 내가 실망하여 나만의 생각에 푹 빠져 있을 때마다, 아내와의 논의를 통하여 곤경에서 벗어나 내 길을 찾고 작업을 계속할 수 있었다.

나는 내 친구와 동료인 마리 헤어(Mary Hare) 박사 그리고 정신분석 연구소의 도서관 사서인 안 허친슨(Ann Hutchinson) 양에게도 많은 신세를 졌다. 그들은 교정을 보고 값진 의견을 제시해 주었다. 또한, 색인을 준비해 준 허친슨 양에게 다시 한 번 감사의 말을 전한다.

1967년 4월
마이클 발린트(MICHAEL BALINT)

제1부

마음의 세 가지 영역

제1장

치료적 과정들과 그들의 위치

(The therapeutic processes and their localization)

이 책의 1부는 그 자체로 하나의 완결된 구성을 이루고 있으나, 주요 논점을 파악하기는 쉽지 않을 것이다. 몇몇의 경우에서는 어떤 고정적인 시각들을 없애야 했고, 일련의 생각이 다음 단계로 진행하기 전에 이미 잘 증명되어 있는 임상적 관찰들을 살펴봐야 했기 때문에 이런 구조를 택해야만 했다.

책을 통한 우리의 여정을 시작하기 전에, 독자들과 집필가 모두는 초보적인 실수를 저지르지 않는 꽤 신뢰할만한 분석가들이라고 해두자; 즉 우리 모두는 민감한 시점에서 상당히 정확한 해석을 내리고, 가능한 한 전이와 현실 상황 모두에서 환자가 몇 차례에 걸쳐 생식기(genital) 수준과 생식기 전(pre-genital) 수준에서 나타낸 자료를 가지고 작업한다.

이런 점에 동의하면서 때때로 혼란스럽고 변덕이 심한 환자들과 얼굴을 마주하는 것에 어려움을 가지고 있다는 사실을 인정하기도 한다. 아울러, 국제 학회의 각 지부 모임에 떠도는 소문에 의하면 우리들 가운데 가장 경험 많고 능숙한 분석가들조차 때로는 실패를 맛보기도 한다.

어떻게 이런 일이 있을 수 있을까; 그리고 이런 불쾌한 사실을 무엇으로 설명할까? 대체로 어려움과 실패를 경험하는 이유는 다음 세 가지로 요약될 수 있다.

1. 부적절한 기법
2. 환자의 성격이나 질병이 가진 타고난 어려움
3. 치료기법과 치유적인 내적 요소의 부조화 이다.

우리가 다루어야만 하는 첫 번째 질문은 왜 어떤 환자들은 다른 환자들에 비해 치료가 더 어려운가 혹은 왜 어떤 분석들은 효과가 적은가 하는 점이다.〈3〉 이 문제를 좀 더 잘 다룰 수 있는 다른 방식으로 같은 질문을 공식화해 보자. 치료적 과정이란 무엇인가; 마음의 어떤 부분에서 이것이 일어나며; 치료적 과정 안에서 우리 분석가들이 경험하는 다양한 어려움을 일으키는 것은 과연 무엇인가?

60년 이상의 연구 이후에도 정신분석이 정신의 어떤 부분에 어느 정도까지 접근할 수 있는지, 정신분석으로 인해 마음의 어느 부분에서 치료과정이 일어나는지에 대한 문제는 여전히 해결되지 않았다. 비록 이들 두 가지 공식화된 의문들이 정확하게 같은 문제들은 아니지만 상당히 중복되는 면이 있다.

사실상 초자아에 영향을 주는 것이 치료의 바람직한 목표 중 하나라는 것은 일반적으로 동의하는 부분이며 초자아에서 일어나는 일, 시행된 치료과정과 그로 인한 변화에 대해서도 생각하고 있다.

예를 들면, 우리는 초자아가 초기 영아기(early infancy), 유년기(childhood), 사춘기(puberty)에서 자극적이면서도 결코 완전한 만족을 주지 않았던 성적 대상들의 함입 (introjection)으로 형성되어왔다는 것을 알고 있다; 그래서 초자아가 이 대상들이 남긴 정신적 상처의 총합이라고 말하기도 한다. 반면, 성숙한 삶에 도달할 시기에도 초자아는 새로운 함입 과정을 통해 변화될 수 있다. 그러한 변화의 설득력 있는 예로 환자가 분석가를 부분적으로 혹은 전적으로 함입하고 있는 상태에서 시행되는 분석치료를 들 수 있다. 나는 함입과 이와는 다른 과정 - 초자아를 형성하는 가장 중요한 과정 - 인 동일화(identification)를 구분하고 싶은데, 이것은 함입 이후 일어나는 두 번째 단계로 생각할 수 있다. 개인은 성적 대상을 자극시킬 뿐 아니라 좌절시키기도 하며, 이후 그것을 자신과 통합된 부분으로 느끼기도 한다. 흔히 동일화는 이상화(idealization)가 선행하며 이와 밀접하게 연관되어 있다. 반면에 지나친 이상화는 함입된 대상과 자신을 동일화하지 못하게 하는 심각한 장애물이 되기도 한다. 이 모두는 꽤 잘 알려진 사실이지만 함입, 이상화 또는 동일화가 일어나는 과정들에 대해서는 모르고 있다. 요약하면 우리는 새로운 함입과 동일화가 생기는 과정들에 대해서는 어떤 개념을 가지고 있지만, 이미 확립되어 있는 함입이나 동일화를 원상태로 돌리는 방식에 대해서는 잘 모르고 있다. 이것은 유감스러운 사실인데, 이는 환자가 초자아의 일부분을 없애도록 돕는 치료방법과 매우 중요한 관련이 있기 때문이다.〈4〉

또한 대개 분석치료는 자아기능을 더 강화시키는 것이 목표라는 점에도 상당히 동의하고 있다. 비록 강화시킨다는 말의 정확한 개념과 강화시키기 위한 기법들이 아직은 애매모호한 면이 있지만 말이다. 치료의 이러한 면들에 대해 우리가 알고 있는 것을 다음과 같이 요약할 수 있다. 이드(id)와 가장 밀접히 맞닿아 있는 자아는 강화되어야 한다; 이것은 본능적인 만족감을 즐길 수 있고, 상당히 고조된 긴장감을 견딜 수 있으며 배려와 존중을 할 만한 능력이 있고 불만족스런 욕망과 증오를 참아낼 뿐 아니라, 내외적인 현실을 수용하고 이를 구분할 수 있는 자아의 일면에 대해 언급한 것이다. 반면에 강렬한 본능적 만족감을 즐길 수 없고 부정(denial), 참기(inhibition), 마음과 반대적으로 나타나는 행동, 반동형성(reaction formation)으로 정서적 긴장감이 고조되는 것을 방어하여 자신을 지켜야 하는 자아의 부분 즉, 외적 현실의 수용과 내적 현실의 희생을 요구하는 초자아에 자아가 순응하는 부분이 강화되어서는 안 된다; 오히려 그것의 역할이 약해져야 한다.

이러한 자아의 강화와 앞에 논의된 초자아의 완화가 동일한 과정의 두 가지 측면을 의미하는 것인지 혹은 어느 정도 독립적인 두 가지의 과정인지는 아직 분명하지 않다. 가장 흔히 알려진 바로는 외적 현실의 요구와 이드 사이에서 자아가 초자아의 명령을 중재해야 한다는 것이다. 그 중재자가 타협에 영향을 미치는 독자적인 어떤 힘을 가지고 있는지, 이런 힘에 영향을 미치는 치료적 과정이 무엇인지는 잘 모른다.

자아가 이드에 영향을 미칠 가능성과 그 방법에 대해서는 매우 불확실하다. 이것이 조금이나마 그럴 수 있는지 만약, 그럴 수 있다면 어떻게 그렇게 되는지에 대해서도 거의 알지 못한다. 일차 죽음 본능과 그에 동반된 일차 가학증, 일차 자기애, 파괴성의 존재를 받아들이는 사람들은 치료를 통해 이드 또한 분명히 변화된다는 결론을 내린다. 이런 가능한 변화의 한 측면은 '종료할 수 있는 분석과 종료할 수 없는 분석(Analysis Terminable and Interminable' (1937)에서 '본능의 길들이기(taming of the instincts)' 라는 말로 프로이드가 이미 기술하였다. 일차 가학증의 특별한 사례에서 보면, 이것은 격렬한 파괴적 충동들(destructive urges)이 – 때때로 이것은 데스트루도(destrudo)라 불린다 – 그들의 원천에서 즉, 이드 안에서 변화함으로써 혹은 더 많은 리비도와 그들이 어느 정도 '융합(fusing)' 함으로써 분석치료 – 혹은 양육 – 기간 동안 그리고 그 기간을 거치면서 분명히 완화된다는 것을 의미한다.〈5〉 융합(fusion)과 탈융합(defusion)의 이론적인 개념은 매우 모호하기 때문에 확신을 가지고 이드나 자아에 이 둘의 개념을 적용시키는 것은 거의 불가능하다; 우리는 이들이 개입되어 있는 기전과 과정들에 대한 어떤 개념도 만들 수 없었다. 아마도 우리가 알고 있는 단 하나의 힌트는 탈융합(defusion)과 좌절(frustration)이 상당히 밀접하게 연관되어 있을 가능성이다; 기법적으로 매우 중요한 상대적 개념인 만족(gratification)과 융합(fusion)도 서로 관련이 있을지는 더 불확실하다.

이런 상황에서, 이들 두 과정에 영향을 미치는 믿을만한 방법에 대해 기술할 수 있는 사람이 아무도 없다는 점은 그리 놀랄만한 일도 아니다. 만약 융합과 탈융합이 분석에 의해 조금이라도 영향을 받게 된다면, 우리가 확신을 가지고 언급할 수 있는 유일한 것은 이런 영향이 전이를 통해 즉, 필연적으로 대상관계를 통해 일어난다는 점이다. 거꾸로 말하면, 그것은 분석 상황에서 시작된 과정들이 마음 깊숙한 곳을 파고 들어가 중요한 변화를 일으킬 만큼 충분히 강력하거나 격렬한 것임에 틀림없다는 사실을 의미한다. 어떻게 이런 일이 일어나며 어떤 종류의 대상관계가 그리고 어떤 격렬함이 이런 과제를 달성하게 하는지에 대해 문헌상에서는 아직 적절하게 토의 되지 않았다.

이 복잡한 논의의 시작점은 이것이다: 경험이 많은 분석가도 왜 힘겨운 사례가 있으며 때로는 실패를 맛보는가? 우리는 정신분석치료 기간 중에 마음속에서 일어나는 과정에 대한 이론적인 개념을 가지고 있지만, 이들 이론과 치료기법 사이에 직접적인 연관성은 없다. 치료가 어떤 과정으로, 어디에서 일어나는 지를 이론적인 측면에서 본다면 현재로서는 어떤 기법이 권할 만하고 어떤 기법은 피하는 것이 더 좋은지 말할 수 없다. 이러한 사실은 분석에 대한 다양한 연구소가 공존하는 이유이기도 하다. 이들은 다른 기관과 차별되는 자신들만의 기법을 가지고 있지만 마음의 구조에 대해서는 동일한 기본 개념을 수용하고 있다. 모든 연구소의 분석가들에게는 예외 없이 나름대로의 성공과 힘든 사례와 실패가 있다는 점도 중요한 사실이다. 각 연구소의 지도자들은 환자들에 따라 성공이나 실패를 경험하고, 그 양상도 기법에 따라 다르게 일어날 가능성이 크다. 따라서 기법의 이론에 대한 편향되지 않은 연구가 중요

하다.〈6〉

불행히도, 그런 독립적인 조사는 지금까지 없었다; 미국 정신분석 협회(American Psychoanalytic Association)가 가장 신중하게 시도했지만 결국 통계 조사를 포기해야 했다는 소식은 이런 종류의 연구로 인해 야기되는 불안과 저항이 어느 정도인지를 잘 보여준다.〈7〉

제2장

해석과 훈습

(Interpretation and working-through)

경험상으로 볼 때, 국소적 관점으로는 기법적인 어려움에 대해 잘 이해하도록 돕는 것이 어려울 듯하다. 특히, 주어진 환경에서 어느 한 가지의 개별적 치료 단계가 옳은 것이었는지를 결정하는데 믿을만한 기준이 마련되어 있는 것도 아니다. 하지만, 향후에는 이것이 가능할 수도 있다. 정신적인 문제의 사례들과 위치에 대한 최신 이론이 40여 년 전인 20세기 초반 프로이드에 의해 시작 되었다는 사실을 잊지 말아야 한다. 그 이후 정신적 장치(apparatus)에 대한 새로운 개념들은 앞으로 더 나아가지 못했다(비록, 페어벤(Fairbairn), 하트만(Hartmann), 위니코트(Winnicott)에 의한 새로운 자아심리학이 등장하기도 했지만 말이다). 반면에, 그 이후 기법적인 가능성, 실제적인 기교(skill) 그리고 그에 따른 기법상의 문제들은 상당히 진보해 왔다. 나는 이런 새로운 발달을 조사해 1949년 취리히 학회에서 발표했으며, 프로이드의 기법과 이론적인 개념들이 상호의존적이라는 사실을 보여주려 했다.

프로이드 자신은 그의 위대한 두 논문인 *'자아와 이드(The Ego and the Id)'*(1923)와 *'억제, 증상, 그리고 불안(Inhibitions, Symptoms, and Anxiety)'*(1926)에서 강박증과 우울증을 가진 환자들과의 임상적 경험을 통해 자신의 기법과 이론에 대한 기초를 다졌다고 언급했다. 왜냐하면– 그의 표현대로라면 –이 환자들에서 정신적인 경과와 갈등은 상당히 '내재화(internalized)' *(verinnerlicht)*되어 있기 때문이다. 이 사실은 근원적인 갈등(original conflict)뿐 아니라 갈등에 대처하기 위해 작동하는 방어기제와 진행 과정 역시 이 환자들에게는 여전히 내적인 일이라는 것을 의미한다. 반대로, 외적 대상들은 이런 내적인 것들과 관련이 거의 없다. 따라서 이 환자들에게 일어나는 병리적이고 치료적인 모든 중요한 일들은 거의 내부적으로 발생한다고 할 수 있다. 프로이드가 치료적 변화를 더 분명하게 기술할 수 있었던 것은 이런 내적인 상태에 대한 것이었다. 만약 외적 사건과 대상들의 관련성이 적은 경우에는 현명한 기법을 사용하는 분석가라면 분석가에 따라 다를 수 있는 이들의 영향은 아주 사소하고 실제적으로 무시할 수 있을 것이다.〈8〉 하지만 단지 제한된 경우와 초기에만 이것이 사실이라는 점을 망각한 채, 몇몇 분석가들은 '정확한 기법(correct technique)' 의 개념을 말해 왔다. 즉, 그것은 모든 환자들과 분석가들의 개별적 특성을 고려하지 않은 정확한 기법이다. 만약 내 일련의 생각이 타당하다고 입증된다면, '정확한 기법' 은 악몽과도 같은 괴물이며 현실과 맞지 않는 환상의 편집물에 지나지 않는다.

내재화(internalization)에는 내재화로 인해 유발되는 긴장감 때문에 쇠약해지지 않으며, 다른 형태의 방어기제 - 이것을 외부화(externalization)라 부르기도 하는데 예를 들면 행동화(acting out), 투사(projection), 혼돈(confusion), 부정(denial), 이인증(depersonalization)과 같은 것 - 에 의지하지 않고 견디며 참아낼 수 있는 상당히 좋은 자아구조가 반드시 필요하다. 내재화를 유지할 수 있는 환자들을 치료하면서 프로이드가 거울에 대해 말한 것은 분석치료 동안 실제로 무엇이 일어났는지를 잘 보여준다. 대부분의 시간 동안 분석가는 환자가 그에게 전달하는 것에 대하여 단지 반영하는 '잘 닦여진 거울(well-polished mirror)' 의 역할을 한다. 게다가, 프로이드의 출판물에 있는 모든 사례들의 병력에 드러나 있는 것처럼, 이런 종류의 분석 작업에서 분석가에게 전해진 자료는 거의 전부 말로 이루어져 있으며, 마찬가지로 환자에게 되돌려서 반영해 주는 데 이용하는 것 역시 말이다. 전달과 반영의 이런 과정을 통해 각 파트너들은 - 환자와 분석가 - 다른 사람이 하는 말을 이해한다. 사실, 저항이 생기고 때로는 이것이 매우 강해지기도 하지만 환자들은 말을 이해하고 말의 영향을 받는 신뢰할 수 있고 지적인 자아에게 항상 의존할 수 있다. 즉, 자아는 프로이드가 소위 '훈습(working-through)' 이라고 불렀던 것을 실행할 수 있다.

이런 일련의 생각은 우리의 문제에 대한 두 번째 답을 이끌어 낸다. 먼저, 이미 주어진 기존의 기법은 해석이 환자와 분석가 모두에게 해석으로만 경험될 뿐이라는 전제를 하고 있다. 이것은 언뜻 분명한 말처럼 들리지만 이 말의 중요성을 나중에 여러 가지로 보여주고자 한다.

'잘 닦여진 거울' 이라는 전통적인 느낌의 표현이 있지만, 정신분석적 치료는 필연적으로 대상관계이다; 궁극적으로 환자 마음의 치료적 변화를 이끄는 모든 사건들은 두 사람 사이의 관계 즉, 두 사람 중 단지 어떤 한 사람의 내부에서가 아니라 필연적으로 두 사람 사이에서 발생하는 사건들에 의해 촉발된다.〈9〉 이런 기초적인 사실은 연구의 주된 대상이 내재화를 주로 사용하는 환자들 – 즉, 상당히 강한 자아 구조를 가진 환자들 – 에 국한되어 있는 한 무시될 수 있다. 이 사람들은 자신의 분석가가 제공하는 것 뿐 아니라 분석 상황에서 스스로 경험하는 것들을 모두 받아들일 수 있으며 자신들의 새로운 지식을 가지고 실험을 할 수도 있다. 그들의 자아는 그로 인해 생겨난 긴장감을 – 적어도 한 동안은 – 견뎌낼 만큼 충분히 강하다. 해석 때문에 생겨난 긴장과 압박이 때로는 심하기도 하지만 이 환자들은 여전히 감당해 낼 수 있다. 어쨌든 이것은 프로이드의 출판물에 등장하는 사례들에도 나와 있는 양상이다.

이제 우리는 분석에서 어려움과 실패를 겪는 두 번째 가능한 원인에 접근하게 되었다. 우리의 기법은 분석가의 해석을 해석으로서 경험하는 환자들에게 사용되었고, 그 환자들의 자아는 해석을 받아들일 수 있을 만큼 충분히 강하고, 프로이드가 소위 '훈습' 이라고 명명했던 과정들을 실행할 수 있다. 우리는 모든 환자들에게 이런 과제가 가능하지는 않으리라는 사실을 알고 있으며, 우리가 겪게 되는 어려움들은 바로 이들과의 만남에서 일어난다.〈10〉

제3장

분석 작업의 두 가지 수준
(The two levels of analytic work)

전통적인 치료 작업의 수준에 대한 특징적인 분위기를 묘사하기 위해, 정신분석 문헌은 '에디푸스 전 수준(pre-Oedipal level), 생식기 전 수준(pre-genital level), 혹은 언어 전 수준(pre-verbal level)' 과 대조되는 '에디푸스 수준(Oedipal level) 혹은 생식기 수준(genital level)' 이라는 용어를 사용한다. 내 견해로 이런 용어들은 한 쪽에 치우친 의미를 가지고 있으며, 원컨대 어떤 잠재적인 편향성도 지니고 있지 않은 새롭고, 명쾌한 용어를 제안해야만 한다. 하지만 그러기 전에, 이런 통상적인 용어들의 진정한 의미를 살펴보도록 하자.

에디푸스 콤플렉스(Oedipus complex)는 프로이드의 가장 위대한 발견 중 하나이다. 그는 건강과 질병, 종교와 예술, 문명과 법률 등등의 모든 인간 발달에 있어 핵심이 되는 콤플렉스로서 이를 정확하게 기술했다. 비록 에디푸스 콤플렉스가 발달의 초기 단계를 특징짓기는 하지만, 프로이드는 성인들의 말을 통해 이 단계에 해당하는 유아기의 정신적 경험, 정서 그리고 느낌을 기술하는데 있어 주저함이 없었다(나는 시기별 단계에 따른 골치 아픈 문제들을 없애고 싶기 때문에, 이런 어린 나이의 정의에 대해서는 의견을 열어 두고 싶다. 내 견해로는 매우 어린 나이라고 언급하는 것만으로도 충분하다). 사실상, 프로이드의 가설은 대담하면서도 참신한 것이었다. 그는 비록 증명되지는 않았지만 매우 어린 시절의 정서, 느낌, 욕망, 두려움, 본능적인 충동, 만족, 좌절이 성인들의 그것과 매우 유사할 뿐 아니라 성인과 아이에서 이들 서로 간에 상당한 연관성이 있다는 가설을 만들었다. 이 두 가지의 가설 없이, 이들 사건을 기술하기 위해 성인들의 언어를 사용하는 것은 전적으로 이치에 맞지 않는다.

다시 한 번 반복하건데, 이런 가설은 매우 대담한 것이지만 결과적으로 정상 아동의 관찰과 신경증적 아동의 분석을 통한 임상적 경험으로 볼 때, 이 둘 모두에서 전적으로 타당했다. 더 나아가 비록 한스 어린이(Little Hans)의 분석(1909)에서 시작했지만, 정신적 장치(mental apparatus)에 대한 프로이드의 최신 개정판이라고 할 수 있는 우리의 이론적 개념이 나온 동시대 즉, 20세기 동안 이 모든 타당성은 입증되었다.〈11〉

오해의 가능성을 피하기 위해서, 에디푸스 시기의 작업을 하는 동안 생식기 전 수준의 자료가 분석가에 의해 당연하게 무시되거나 간과되지 않는다는 사실을 덧붙이고 싶다. 그러나 이 자료는 성인의 언어로 다루어지는 것이다. 즉, 에디푸스 혹은 언어 수준에서 떠오르게 되는 것이다. 분석가는 성인의 말로 생식기 전 수준의 자료들을 다뤄야 하는데, 언어 전 수준에서 에디푸스 시기의 언어수준으로 쉽게 넘어가지 못하는 사례에서는 환자가 치료자의 말을 이해하고 수용하는 것이 어렵게 된다.

20세기 이후 우리의 기법은 나날이 진보되어 왔으며 오늘날 우리는 불치라 여겨졌던 환자들을 치료할 수 있고, 40년 전의 동료들에 비해 보통의 환자를 좀 더 깊이 있게 잘 이해할 수 있다. 이러한 발달의 과정에서 임상적 관찰과 혼란스러운 문제들에 대한 풍성한 수확이 있었다. 이 모두는 분석 상황에서 일어나고 관찰되는 사건들과 연관되어 있다. 처음에 이런 문제들은 에디푸스 콤플렉스의 측면에서 성인의 언어로 기술되었다. 하지만, 우리의 경험이 커가고 관찰력이 향상되면서 이론적인 기술과 기법적인 기교 모두에서 상당한 어려움을 일으키는 사건들을 포착하게 되었다.

예를 들면, 긴장감을 상승시키는 어떠한 것도 받아들이지 못하는 환자들도 있고, 깊은 내면의 자기(self)가 어떤 것에도 영향을 받지 않기 때문에 세상의 모든 것을 받아들일 수 있는 사람들도 있다는 것을 우리는 배웠다. 앞에서 이야기했듯이 이들 두 부류의 사람들은 심각한 이론적, 기법적 어려움을 일으킨다. 아마도 분석가와의 관계가 에디푸스 수준에서 익숙하게 만나오던 관계와는 상당히 다르기 때문이다.

위에서 언급한 두 부류의 환자들은 '치료과정에 매우 방해를 주고' '극도의 분리(split)를 사용하며', '심각하게 분열적(schizoid)인 모습을 보이고', '너무도 취약하거나 미숙한 자아를 가지며', '심히 자기애적인(narcissistic)' 혹은 '깊은 자기애적 상처(narcissistic wound)'를 겪은, 그 때문에 항상 병의 뿌리가 에디푸스 갈등보다 더 이전의 깊은 곳에 있는 여러 환자들 중 소수의 예에 불과하다. 이론적인 관점에서 보면, 그들이 근본적으로 병이 들어서 에디푸스 시기에 이르렀는지 혹은 이후의 외상적인 사건들이 이 시기에 해당하는 방어기제들을 쓸모없이 만들어서 그들로 하여금 어쩔 수 없이 에디푸스 수준 이전으로 퇴행하거나 일탈하게 한 것인지는 중요하지 않다.〈12〉 현재의 이런 맥락 속에서 중요한 점은 바로 서로 다른 두 수준에서의 분석 작업을 인식하는 것이다.

이런 다른 수준에서 접하게 되는 몇몇 종류의 문제를 보여주기 위해 진료실 밖에서 끊임없이 일어나는 예를 인용하고자 한다. 일반 의학에 관한 연구 세미나에서(Balint, M., 1964) 의사들은 흔히 병이 무엇을 함축하고 있는지 환자에게 매우 분명히 설명했다고 보고하곤 했다; 그러고 나서 설명의 실질적인 결과를 자신들이 의도했던 것과 비교해 봤을 때, 흔히 설명은 환자가 아닌 의사 자신에게만 분명했으며 때로는 전혀 설명을 하지 않은 것처럼 나타나기도 했다. 따라서 이제, 의사는 매우 분명하게 어떤 것을 설명했다고 보고할 때마다, 다음과 같은 습관적인 질문을 함께해야 할 것이다. '분명하게, 하지만 누구에게 분명한가?' 의도와 결과 사이에 이런 불일치가 일어나는 이유는 의사가 아닌 환자에게 설명할 때 같은 말이라도 전적으로 다른 의미를 가질 수 있기 때문이다.

분석가들은 종종 같은 경험에 직면하게 된다. 우리는 환자들에게 해석을 할 때 명확하고 간결하게, 근거가 충분하고 시기적절하게 하며, 해석을 통하여 놀라움과 당혹감, 흥분과 실망을 주기도 하지만 어떤 경우에서는 환자에게 아무런 영향을 미치지 못하거나 의도했던 바와는 다른 효과를 일으키기도 한다. 바꾸어 말하면, 우리의 해석이 전혀 분명하지 않았거나 해석처럼 보이지 않았다는 말이다. 대개의 경우 이런 좌절을 경험할 때, 분석가는 세 가지 정도의 생각을 하면서 스스로를 달래려 한다.

첫째, 분석가는 그 상황에서 가장 중요한 불안의 의미를 해석하지 못하고 덜 중요한 뭔가에 잘못 빠져들었다고 자기 자신을 비난할 수 있다. 이런 자기 비난 후에는 환자의 환상에서 분석가의 해석을 이해하지 못하도록 막은 것이 무엇인지 알아내기 위해 많은 노력을 한다.

둘째, 분석가는 내용, 방어, 전이에 대한 해석의 장단점에 관해 혼자서 끊임없이 논의를 계속해 간다.

세째, 해석의 순간에 환자의 저항이 너무 강해서 앞으로 훈습에 많은 시간이 필요할 것이라고 생각하며 스스로를 달랜다. 이 마지막 방안은 프로이드 때보다 더 많은 안정 효과를 보인다.〈13〉

불행히도 이런 방식의 안심과 일련의 생각들은 적절하지 못한데, 왜냐하면 이 모두가 에디푸스 수준에 해당하기 때문이다. 즉, 그런 것들은 분석가의 해석이 환자에 의해 해석으로 느껴지는 경우를 전제로 한다. 그것은 프로이드가 '훈습' 이라는 용어를 만들어 냈기에 가능한 상황이다. 분명하게도 훈습은 환자가 해석을 받아들일 수 있고 해석으로서 경험하며, 그것이 자기의 마음에 영향을 끼치도록 허락한 경우에 한해서 가능한 것이다. '치료과정에 매우 방해를 주는' 부류의 환자들에서는 훈습이 가능할 수도 있고 그렇지 못할 수도 있다. 하지만, 만약 환자가 분석가의 해석을 해석으로서 경험하지 않는다면 즉, 그 말의 의미를 동의하여 받아들이지 않는다면 어떠한 훈습도 일어날 수 없다. 우리의 말이 우리 자신 뿐 아니라 환자에게도 거의 같은 의미를 가지게 되는 경우에만 훈습으로 들어갈 수 있다.

에디푸스 수준에서는 그런 문제가 존재하지 않는다. 에디푸스 수준에서 환자와 그의 분석가는 자신 있게 동일한 언어로 이야기한다. 동일한 언어란 양쪽 모두에게 똑같은 의미를 갖는 것이다. 사실, 환자는 해석을 거부하기도 하고, 싫어하며 소스라치게 놀라거나 상처를 받기도 하지만 그것이 해석이었다는 사실에는 의문을 갖지 않는다.

두 가지 다른 수준에서 입증된 것은 우리의 근원적인 질문에 세 번째 답변을 주는 반면, 동시에 그것은 좀 더 흥미로운 문제들을 지적한다. 하지만 우리는 이런 문제들을 파고들기 전에 지금까지 지적된 문제들을 따라가면서 가장 경험이 풍부한 분석가들조차도 때로는 어려움을 겪거나 매우 힘겨워 하는 환자들이 있다는 사실을 알고 출발했다. 그러고 나서 스스로에게 치료적 과정이란 과연 무엇이며, 마음의 어느 부분에서 이 과정이 일어나고 그 과정에서 무엇이 어려움을 만들어내는지 질문했다. 끝으로 가장 중요한 내용인데 과연 우리가 구사해야 하는 어떤 기법이 그들에게 영향을 미칠 것인지 질문했다. 그런 다음 현존하는 이론적인 기법들을 살펴봤다. 하지만 국소적인 접근은 우리에게 많은 도움을 주지 못한다는 사실을 알았다. 더 나아가, 치료받는 동안 환자의 마음속에 무슨 일이 일어나는지에 대한 우리의 모든 기록들은 분석가의 해석을 해석으로 수용하고 받아들일 수 있는 환자들 그리고 훈습이 가능한 환자들을 면밀히 연구한 결과에 기초하고 있다는 사실을 깨달아야 한다. 이는 20세기 초 프로이드 자신에 의해 시작된 것이다. 마지막으로, 우리는 적어도 두 가지 수준의 분석 작업이 있다는 것을 발견했다. 결과적으로 그것은 두 가지 수준의 치료 과정이 있을 수 있다는 가능성을 시사하며, 두 수준에서 보이는 서로 다른 한 가지 측면은 성인 언어의 유용성에 차이가 있다는 점이다.〈14〉

언어적 측면에서의 이런 중요한 차이는 환자와 분석가 사이에 간극을 만들기도 하며 치료 과정에 장애가 되기도 하는데, 이것은 페렌찌(Ferenczi)에 의해 처음 기술되었으며 특히, 그의 마지막 학회 논문(1932)과 사후 출판된 '단신과 유고집(Notes and Fragments)' 에 나와 있다. 그는 그것을 '아이〔단수!〕와 어른들〔복수!〕 사이에 언어의 혼란(The Confusion of Tongues between the Child〔singular!〕and the Adults〔plural!〕).' 으로 명명했다. 이후 그의 선구적 작업에 대한 언급이 항상 있었던 것은 아니지만, 동일한 현상에 대해 기술하는 다양한 연구자들의 노력이 있었다. 따라서 이전 장에서 도달한 결론은 잘 알려진 사실에 대한 재공식화 즉, 분석 작업은 최소한 두 가지 다른 수준에서 진행하는데 그 하나는 우리에게 친숙하고 비교적 문제가 적은 에디푸스 수준이며, 다른 하나는 에디푸스 이전(pre-Oedipal), 생식기 전(pre-genital), 언어 전(pre-verbal)과 같은 용어로 기술되는 수준이라는 사실이었다.

나는 에디푸스 수준(Oedipal level), 시기(period), 갈등(conflict), 콤플렉스(complex)라는 용어들을 계속 유지할 것을 제안한다. 왜냐하면 이 용어들은 그들과 연관되어 있는 수준의 가장 중요한 특징을 나타내기 때문이다. 임상적으로 이 수준에 속하는 현상과 다른 수준의 현상을 구분하는 몇 가지 특징들이 있다. 첫째는 에디푸스 수준의 모든 것이 – 그것이 생식기 혹은 생식기 전 경험들과 연관이 있든 없든 간에 – 삼각관계에서 발생하며, 이는 당사자에 더하여 적어도 둘 정도가 항상 나란히 관계에 참여하게 된다는 사실을 의미한다. 여기에서 둘이란 에디푸스 상황처럼 두 사람이 되기도 하고 항문기와 구강기 성욕에서 처럼 한 사람과 어떤 대상이 되기도 한다. 항문기에서 두 번째 대상은 대변과 그 다양한 파생물로 나타나고, 반면에 구강기에서는 최종 단계에 있어 어쨌든 음식의 출처나 제공자와는 상관없이 음식은 그 자체가 대상으로 항상 존재한다. 비록 이들 두 시기는 생식기 전(pre-genital)으로 정의되지만, 당사자와 적어도 두 가지 유사한 대상으로 구성되는 연관 관계의 구조는 그들을 – 항문기와 구강기의 최종 단계에서 – 에디푸스 영역으로 끌어들이고 에디푸스 수준까지 격상시킨다.

에디푸스 영역의 두 번째 중요한 특징은 항상 갈등이 수반된다는 점이다. 잘 연구되지 않은 몇몇 경우를 제외하곤, 갈등은 한 개인과 두 대상 사이의 복잡한 관계에서 발생하는 양가감정(ambivalence)에 기인한다.〈15〉 비록 이런 갈등이 타고난 것이라 하더라도 해결될 수 있으며 상당 부분 적응해 갈 수 있다. 아마도 갈등에 관해 가장 잘 연구된 예는 권위– 외부의 혹은 내부의 – 가 특정 형태의 만족을 지시하거나 금지하는 경우이다. 그런 상황에서의 갈등은 일정 정도의 리비도(libido)가 고정되어 지속적인 긴장을 유발시키고 헛된 싸움만 하게 하는 고착으로 진행한다. 분석치료는 해석을 통해 혹은 전이 속에서 퇴행하여 더 좋은 해결책을 찾을 수 있는 기회를 제공함으로써 고정된 리비도를 움직여 이를 제거한다. 어떠한 해결책도 그 자체가 어느 정도의 긴장이 생기게 하므로 이상적인 방법은 될 수 없지만, 긴장을 분명하게 줄이는 방도를 찾는 것은 항상 가능하다.

이 수준의 세 번째 가장 중요한 특징은 성인 언어가 의사소통을 위한 적절하고 믿을 만한 수단이라는 점이다. 우리 모두가 알고 있기로, 에디푸스는 성인 남자였다. 이 수준에 대한 새로운 용어의 필요성이 대두되는 상황에서 나는 동의된 언어 수준, 전통적 언어 수준 혹은 성인 언어 수준이라 부를 것을 제안하고 싶다.

과학 분야에서는 부적절한 명칭 선택으로 인해 오해를 불러일으키거나 문제에 대한 균형 잡힌 연구를 방해하는 결과가 종종 일어난다. 이런 위험을 피하기 위해 두 가지 정신 수준(mental levels)은 서로 독립적인 용어들로 명명되어야 한다. 에디푸스 수준이 그것의 주된 특징들 중 하나에서 이름 붙여진 것처럼, 이와 다른 수준 역시 자신만의 이름을 가져야 하고 어떤 것의 전 단계등과 같은 이름으로 불려서는 안 된다. 물론 에디푸스 전(pre-Oedipal)도 안 된다. 왜냐하면 그것은 우리의 임상적 경험상에서 보면 어느 정도 에디푸스 수준과 공존한다는 뜻이 될 수 있기 때문이다. 그런 이유로 마음에 다른 시기와 구분되는 고유의 어떤 시기가 있는지는 미해결의 문제로 남겨두고 싶다. 반면에 이 다른 수준은 에디푸스 수준에 비해 명백히 더 간단하고 보다 원초적이라는 것이 특징적임을 강조한다. 나는 그것을 기본적 오류(basic fault)의 수준으로 부를 것을 제안한다. 오류(fault)로 기술되어야지 상황(situation), 위상(position), 갈등(conflict), 콤플렉스(complex) 등으로 기술되어서는 안 된다는 점을 강조하고 싶다. 나중에 그 이유에 대해 설명하겠다.

기본적 오류 수준의 주요 특징들은

첫째, 이 수준에서 일어난 모든 사건들은 오로지 두 사람 사이의 관계에 해당하며- 세 사람 사이에서의 일이 아니다

둘째, 이 두 사람 사이의 관계라는 것이 독특한 특성인데, 에디푸스 수준의 잘 알려진 인간관계와는 전적으로 다르다.

셋째, 이 수준에서 움직이는 역동적인 힘의 성격은 갈등에 의한 것이 아니며

넷째, 성인 언어는 종종 쓸모가 없거나 이 수준에서 일어나는 사건을 기술하는데 오류를 일으킨다. 왜냐하면, 말이라는 것이 항상 동의된 전통적 의미만을 갖는 것은 아니기 때문이다.〈16〉

비록 이런 특징들 중 몇몇은 나중에 논의될 장에서 중요하게 다뤄지겠지만, 그 나머지 것들에 대해서는 지금 언급할 수 있다. 첫째는 이 수준에서 보이는 원초적인 두 사람 관계의 특성에 관한 것이다. 이것은 일차 대상관계(primary object relationship) 혹은 일차 사랑(primary love)의 예로서 간주될 수 있는데, 나는 몇몇의 경우에서 이미 그렇게 기술해 왔으며(Balint, M., 1932, 1934, 1937, 1959) 이 책의 12장에서도 기술한 바 있다. 이런 관계를 방해하는 제 3자는 무거운 짐이나 참기 힘든 긴장감으로서 경험된다. 더 나

아가 이런 관계에서 보이는 중요한 특성은 만족과 좌절의 현상들이 그 강도 면에서 막대한 차이가 있다는 점이다. 만족감 – 당사자에게 상대방이 '잘 맞춰주는(fitting in)' 것 – 은 그것이 너무 자연스럽고 부드럽다는 것 말고는 문제될 것이 없는 편안한 행복감을 불러일으키는 데 반해, 좌절감– 상대방의 '잘 맞춰주는' 뭔가가 없는 것 – 은 몹시 격렬하고 시끄러운 증상들을 유발시킨다(16장 참조).

나중에 4장에서 나는 기본적 오류의 수준에서 작동하는 힘의 특성을 토의하기 위해 다시 이 부분으로 돌아와야 하지만, 여기에서는 이 수준에서 보이는 언어의 흥미로운 모호함에 관해 말하고자 한다. 이것은 성인들의 말에서 각 단어들이 갖고 있는 다양한 *연상군들(cluster of association)*과 관계가 있다. 기본적 오류의 수준에서는 연상군을 구성하는 각각의 연상이 그 단어의 의미에 대해 동등한 권리를 가지기도 한다. 성인에서는 경우에 따라 단어가 일정한 범위에서 다양한 의미를 선택할 수 있는 것과는 달리 한 단어의 여러 연상적인 의미가 각자 동등한 권리를 갖게 될 때; 역자 주(단어의 의미가 경우에 따라 다양하게 선택되지 못하고 동등한 권리만 유지하여, 경직된 상태로 적절하지 못하고 혼란스러운 의미를 보이게 된다) 이런 현상은 기본적 오류의 수준에 국한된 것이 아니어서 실제로 정확한 정의를 발견해 내는 것은 불가능해 보인다. 특히, 심리학이라는 과학에 있어서는 말이다. 정확한 정의를 내리기 위해서는 단어에서 쓸모없거나 혹은 달갑지 않은 모든 연상을 밝혀내야 한다. 사용되는 단어가 그 단어의 정의를 내린 사람의 의도와 다른 의미를 내포하고 있다는 점을 입증한다는 것은 불가능 하다(이 문제는 20장에서 더 논의될 것이다).〈17〉

제4장

기본적 오류의 영역
(The area of the basic fault)

우리는 이론적으로 기본적 오류의 수준이 존재한다는 사실을 받아들이면서, 분석 치료의 과정에 있어 어떤 종류의 사건들이 이 수준에 관련이 있는지 알아보아야 한다. 보통의 사례를 다루면서, 치료가 한동안 부드럽게 진행되어 간다고 가정해 보자. 그리고 환자와 분석가가 서로를 이해했다고 하더라도 그들 중 어느 한 쪽 특히, 분석가 쪽의 긴장과 요구만이 이성적이고 항상 이해할만한 것이었다고 가정해 보자. 그런 다음 어느 한 특정 시기에, 갑자기 혹은 점진적으로 분석 상황의 분위기가 크게 변화한다. 어떤 환자들의 경우에서는 이런 일이 치료의 초기에 나타나기도 하고 혹은 바로 일어나기도 한다.

분위기가 크게 변한다는 것은 몇 가지 측면들을 갖고 있다. 맨 먼저 보이는 것은 이전 장에서도 논의되었듯이 분석가가 내린 해석이 환자에게 더 이상 해석으로 경험되지 않는 것이다. 환자는 해석을 공격이나 욕구, 기본적인 암시, 참견하는 투의 귀에 거슬리는 소리나 모욕, 부적절한 치료, 권리 침해 혹은 적어도 상대방에 대한 배려가 없는 말 등으로 느끼기도 한다; 반면에, 분석가의 해석이 매우 기쁨을 주고 만족을 시켜주며 흥미롭거나 위로가 되고 혹은 매력적인 것 즉, 일반적으로 말해서 배려, 호의 그리고 사랑의 확실한 신호로 경험될 수도 있다. 또한, 이제까지 '성인' 들 간에 동의된 전통적인 의미로 큰 문제없이 사용될 수 있었던 통상적인 말들이 좋은 의미든 나쁜 의미든 간에 매우 중요하고 강력한 힘을 발휘하는 일이 일어날 수도 있다. 그런 흐름에서, 사실 상 분석가의 모든 가벼운 언급, 모든 동작이나 움직임은 커다란 문제가 되기도 한다. 그리고 현실적인 수준의 의미를 넘어서 더 중요하게 여겨질 수도 있다.

더군다나 - 그리고 이것은 인정하기 쉽진 않지만 - 환자는 다소나마 분석가를 화나게 할 수도 있다. 그는 분석가에 관해 너무나 많은 것을 알기 시작한다. 분석가에 대해 아는 것이 늘어가는 것이 외부에서 정보를 얻어 그렇게 되는 것은 아니며, 이것은 분명 환자 스스로 분석가의 동기를 '이해할' 수 있고 분석가의 행동을 '해석할' 수 있는 신비한 재능으로부터 나온다.〈18〉 이런 신비한 재능은 때때로, 아마도 어느 정도까지는, 텔레파시 혹은 천리안과 같은 인상을 주기도 한다('심령심리학과 심령심리학적 치유에 대한 기록

(Notes on Parapsychology and Parapsychological Healing)' 참조, Balint, M., 1955). 분석가는 마치 환자가 자신의 내면을 볼 수 있고, 자신에 관해 뭔가를 발견할 수 있는 능력이 있는 듯한 경험을 한다. 이런 일들은 항상 매우 개인적인 것이며, 어떤 면에서는 언제나 환자와 관련되어 있다. 그리고 보기에 따라서는 절대적으로 옳고 사실인 동시에 또한 완전히 균형감각을 잃은 것이기도 하며, 따라서 진실이 아니기도 하다. - 적어도 이것이 분석가가 그들을 느끼는 방식이다.

만약 분석가가 환자에게 '들어가지' 못하면 즉, 환자의 기대감에 분석가가 반응하지 못하면 에디푸스 수준에서 예측할만한 전이반응인 화, 분노, 모멸감 혹은 비판 등은 나타나지 않을 것이다. 관찰 가능한 유일한 반응이라곤 공허감, 상실감, 죽음, 허무감 등과 같은 감정이며, 이런 감정들은 분명 환자 앞에 놓인 모든 것들에 의욕을 잃게 한다. 사실 상, 모든 것이 많은 저항 없이 수용되지만 어떠한 것도 의미를 갖지 못한다. 분석가가 환자의 마음에 '들어가지' 못하면 피해 불안이 나타나기도 한다. 임상적으로 나타날 수 있는 일상적인 수준과는 다르게 환자들은 자신들이 의도적으로 괴롭힘을 당한다고 느끼고 좌절하게 된다. 그들은 자신들의 욕망이 좌절당한 어떤 다른 이유가 있다는 사실을 받아들일 수가 없으며, 원한이나 사악한 의도 혹은 적어도 범죄적 과실 정도가 그 원인이라고 생각한다. 좋은 일은 우연히 일어날 수 있는 것이지만, 자신들의 환경하에서 좌절은 확고부동한 악의의 증거이며 적대적 의미를 갖는다.

이 모두는 단순히 고통스러운 사실로서 받아들여지며, 놀랍게도 그에 대해 거의 분노하지 않고 심지어 싸워보려는 의지조차 약하다. 거기에 절망감조차 거의 일어나지 않는다. 자포자기와 절망감은 에디푸스 수준에 속하는 것 같다. 그것들은 아마도 우울 다음의 양상일 것이다. 공허감과 죽음의 느낌은 매우 강하지만(cf. Balint, Enid, 1963), 그 뒤에는 사물을 간파하는 진지하고 조용한 결단이 있다. 깊은 고통과 투쟁심의 부족, 확고한 결단의 기묘한 혼재는 분석 작업이 기본적 오류의 수준에 도달했음을 보여주는 중요한 진단적 신호이다.〈19〉

분석가의 반응 또한 특징적인데, 이는 에디푸스 수준에서 나타나는 저항에 대한 분석가의 반응과는 완전히 다르다. 나는 이 책의 3, 4, 5부에서 이 부분을 다루고자 한다; 여기에서는, 모든 것들이 치밀하게 좀 더 많이 분석가를 건드린다고만 말해 두면 충분할 것이다; 평상시의 동정 어린 태도나 객관적인 수동성을 유지하는 것은 어렵다. 사실 상 자신의 감정에 휩쓸리는 계속적인 위험 속에 있다. 몇몇 분석가는 이런 강력한 흐름에 마음을 빼앗겨 자신의 기법들을 변화시키기도 한다. 또 다른 분석가들은 주의 깊고 조심스럽게 잘 증명된 기법들을 충실히 구사하여 감정에 휩쓸리게 되는 위험을 일관되게 피해 간다. 이런 위협에 직면하여 자신의 해석 기법은 어떠한 상황도 다룰 수 있다고 항상 스스로를 안심시키는 다소 전능적인 확신 - 아마도 위험에 대처하는 반동형성으로 - 을 갖게 되는 분석가들도 있다.

또 다른 중요한 현상들은 분석가의 작업에 대해 환자들이 보이는 이해와 감사에 관련되어 있다. 에디푸스 수준에서는 분석가의 작업이 전문가로서 존중되며 이에 대한 이해와 감사는 강력한 치료 상의 동맹이며 특히, 분석가가 외로운 시기에는 상당한 도움이 되기도 한다. 기본적 오류의 수준에서는 환자가, 분석가가 능숙하며 환자 자신을 이해했다고 생각하는 신뢰나 감사를 갖고 있다고 확신할 수 없다. 이렇게 되는 이유는 이 수준의 환자들은 자신들이 필요한 것을 받는 것은 당연하다고 느끼기 때문이다. 이 중요한 양상에 대해서는 곧 다루도록 하겠다.

따라서 만약 분석가가 환자에게 필요한 뭔가를 제공하면, 환자는 그것을 당연한 것으로 여기고 전문적인 기술, 큰 선물, 호의를 받았다는 감사의 마음은 없이 계속 더 많은 요구를 하게 된다. 오늘날 분석 문헌에서 이런 증후군은 탐욕 혹은 구강성 욕구로까지 불린다. 그것을 탐욕으로 부르는 데는 반대하지 않지만, '구강성(oral)'이라고 부르는 것에 대해서는 오해의 소지가 있기 때문에 강하게 반대한다. 그러한 부분들은 이런 증후군을 이해하는 것과 연관되어 있는 구강성 요소의 본능과 관계가 없고, '구강성' 일수도 혹은 아닐 수도 있는 원초적인 두 사람 사이의 관계에 그 뿌리를 두고 있다. 탐욕이 가장 중요한 양상으로 나타나는 중독 분야를 예로 들어보면, 매우 다양하고 의심할 나위 없는 '구강성' 중독들이 있는데 가장 대표적인 것이 담배와 술이다. 하지만 모르핀 주사, 코카인 흡입 그리고 피부를 통해 주입되는 다양한 형태의 중독 물질 같은 비구강성인 것들도 많이 있다.〈20〉

에디푸스 수준에서는 분석가는 자신의 동정적인(sympathetic) 수동성을 벗어나려고 하지 않는다; 만약 기본적 오류의 수준에서 이런 수동성을 버린다면, 그는 중독이라는 위험한 소용돌이와 싸우게 될지도 모른다. 왜냐하면, 기본적 오류의 수준에서는 감사의 마음이 없거나 탐욕이 존재하기 때문이다; 또 분석가가, 환자에 의해 치료가 절망적인 상태로 중단될 것이라거나 오랜 동안의 고독한 싸움 끝에 환자가 분석가를 공격자로 보게 될 것이라고 계속 생각한다면, 환자는 자신의 상태에서 벗어나지 못할 것이다. 17장에서 나는 이런 중요한 기법적 문제를 다시 다뤄야 한다.

이 모든 것들은 본질적으로 이인 심리학(two-person psychology) 분야에 속하며, 세 사람 간에 일어나는 에디푸스 수준에서 보다 더 중요한 것이다. 더군다나 여기에는 갈등 구조가 없다. 이것이 내가 '기본적(basic)' 으로 명명하자고 한 이유들 중 하나이다. 하지만 왜 오류(fault)일까?

첫째는, 많은 환자들이 이 상황을 말하면서 오류라고 표현하였기 때문이다. 환자들은 자신의 내면에 바로 잡아야 하는 어떤 오류가 있음을 느낀다고 말한다. 그것은 콤플렉스나 갈등 혹은 상황이 아니라 오류로 느껴진다.

둘째는, 누군가 환자를 좌절시켰거나 환자에게 잘못해서 이런 오류가 생겼다는 느낌이 있기 때문이다.

셋째, 항상 이 영역을 둘러싸고 있는 엄청난 불안은 보통 이번만큼은 분석가가 환자를 좌절시켜서는 안 된다는 간절한 요구를 나타내기 때문이다.

오류라는 용어는 우리가 현재 토의 중인 것들을 연상시키는 어떤 상태를 표시하기 위해 몇몇 정밀과학에서 사용되어 왔다. 예를 들면, 지질학(geology)과 결정학(crystallography)에서 오류라는 단어는 전체적인 구조에 있어 갑작스럽게 나타나는 불규칙성이다. 여기에서 불규칙성이란 정상적인 환경에서는 숨겨져 있지만 변형과 압력을 가하면 전체적인 구조를 깨뜨리고 완전히 붕괴시킬 수도 있는 것을 말한다.

우리는 마음속에서 작동하는 모든 역동적인 힘이 생물학적인 욕동(drive)이나 갈등의 형태를 가진다고 습관적으로 생각한다. 비록 매우 역동적이라 할지라도, 기본적 오류에서 발생한 힘은 본능이나 갈등의 형태를 가지고 있지 않다. 그것은 오류이고 마음속에서 뭔가 잘못된 것이며, 바로 잡아야만 하는 일종의 결핍이다. 그것은 더 좋은 출구가 발견되어야 하는 사방이 꽉 막힌 뭔가가 아니라, 지금 혹은 환자의 인생 전반에 걸쳐 결핍되어 있는 어떤 것이다.〈21〉 본능적인 욕구는 만족될 수 있고 갈등은 해결될 수 있다. 기본적 오류 역시 아마도 거의 치유될 수 있고 결핍된 요소도 발견될 수 있으며, 그것은 단순하고 통증 없는 반흔처럼 흉집만 남긴 채 치유되기도 한다.

나의 새로운 용어인 형용사 '기본적(basic)' 이라는 말은 에디푸스 콤플렉스를 특징짓는 것들보다도 더 단순한 상태와 연관되어 있을 뿐 아니라, 그 영향력이 아마도 한 사람의 전체적인 정신생물학적 구조에 걸쳐 널리 퍼져있고 마음과 몸 모두에 다양한 정도로 뻗쳐있다는 것을 의미한다. 이런 식으로 기본적 오류의 개념은 동일한 원인의 증상들을 보이는 다양한 신경증(또한 정신증), 성격장애, 정신신체질환 뿐 아니라 일반 개업의들이 연구 경험에서 보았던 보통의 여러 '임상적' 질환 또한 이해하게 한다(Balint M., 1957; Balint, M., &Balint, Enid, 1961; Lask, 1966; Greco and Pittenger, 1966). 이것은 다양한 정서적 경험들과 의학적 치료로 '임상적' 질환이 특정한 심리적 장애로 바뀌어 사라지기도 하고 그 반대 현상이 일어나기도 한다는 것을 의미한다.

기본적 오류의 뿌리는 한 개인의 초기 인격형성 단계에 있어 생물심리학적 욕구와 물질적인 욕구 그리고 심리적인 보호와 관심, 그 시기 동안 필요한 애정들 간에 상당한 불협화음이 일어나는 것에서 찾을 수 있다. 이런 것들은 결핍 상태를 만들어 내며, 이후 부분적으로 회복되기도 한다. 타고난 것이 이런 초기 불협화음의 원인이 되기도 하는데, 즉 아이의 생물심리학적 요구가 너무 감당하기 어려운 경우(생존이 가능하지 않은 아이와 프리드리히 실조증(Friedreich's ataxia)이나 낭종성 신장(cystic kidney)과 같은 진행성의 선천적 상태들)를 말한다. 혹은 돌보는 환경이 불충분하고, 부족하고, 성의가 없으며, 지나치게 불안정하고, 과보호적이고, 가혹하고, 경직되어 있으며 전반적으로 일관성이 없고, 시의 적절하지 못하며, 지나치게 자극적 이거나 이해가 없고 무관심한 경우도 그 원인이 될 수 있다.

이상 기술한 것에서 보이는 것처럼, 나는 아이와 아이를 둘러싼 사람들 사이에 서로 '맞춰주기(fit)'가 없다는 점을 강조하고 싶다. 우리는 분석가의 기법과 특정한 환자의 요구 사이에서도 이와 비슷한 '맞춰주기'가 없다는 사실에서 우연하게 출발했다. 이것이 어려움의 중요한 원인, 특히 임상현장에서 분석가가 경험하는 치료실패의 매우 중요한 원인이 될 가능성이 있다. 이에 대해서는 5부에서 좀 더 자세하게 논의될 것이다.〈22〉

나의 개인적인 견해는 이 책의 서술과정에 영향을 주고 이 과정은 어느 정도의 기본적인 오류를 피할 수 없겠지만, 그것이 대인 관계의 측면에서 다루어질 것이라는 점을 독자들이 알았으면 한다. 이 모든 과정들은 매우 원초적이고 독특한 대상관계 내에서 일어나며, 근본적으로 성인들 사이에서 일반적으로 관찰되는 과정들과는 차이가 있다. 그것은 분명 두 사람 사이의 관계지만 둘 중 한 사람만이 중요하다; 자신의 희망과 요구만이 오직 중요하고 전념해야 할 것들이며; 상대방의 것은 비록 그것이 매우 강력하게 느껴진다 할지라도 그가 자신의 욕구와 욕망을 만족시키거나 좌절시키려고 할 때만 문제가 된다. 이런 관계의 측면을 제외하면 상대방 자신의 관심, 필요, 욕망, 소망은 별도로 존재하지 않는다. 12장에서 나는 이런 두 사람 사이의 관계에 대해 본질적으로 더 자세하게 논의하고자 한다. 아울러 그것이 내가 일차 대상사랑(primary object love) 이나 일차 대상관계(primary object relationship)라 불러왔던 것과 무슨 차이가 있는지 논의할 것이다.〈23〉

제5장

창조의 영역

(The area of creation)

지금까지는 마음에서 가능한 두 개의 수준 혹은 영역에 대해 논의해 왔다. 에디푸스 갈등의 수준과 기본적 오류의 수준이 바로 그것이다. 그 양상을 완결 짓기 위해서, 사람의 마음을 다루는 심리학과 연관된 내 의견을 요약하기 전에 짧게나마 제 3의 영역을 언급해야만 한다.

에디푸스 갈등의 영역은 당사자와는 별개로 적어도 두 명의 대상이 존재한다는 특징이 있는 반면, 기본적 오류의 영역은 매우 독특한 오직 두 사람 사이의 관계가 그 특징이며, 세 번째 영역은 외부 대상이 존재하지 않는다는 특징을 가진다. 당사자는 독립된 존재이며 그의 주된 관심은 자신에게서 뭔가를 만들어 내는 일이다; 이렇게 만들어지는 어떤 것은 대상이 되기도 하지만 꼭 그럴 필요는 없다. 나는 이것을 창조의 수준 혹은 영역이라 부르고 싶다. 물론 가장 흔하게 논의되는 예가 예술적 창조이지만, 수학과 철학, 병식을 얻는 것, 뭔가를 이해하거나 누군가를 이해하는 것 등도 이에 해당한다고 할 수 있다; 그리고 마지막으로 가장 중요한 두 가지 현상이 있다: 신체적으로나 정신적으로 '질병' 에 걸리게 되는 초기 단계와 '질병' 으로부터 자발적인 회복이다.

많은 시도에도 불구하고, 사실 이들 과정에 대한 이해가 거의 없는 실정이다. 이에 대한 지식이 이렇듯 부족하게 된 명백한 한 가지 이유는 이들 전체 영역에서 외부 대상이 존재하지 않고 따라서 어떠한 전이 관계도 발달할 수 없기 때문이다. 전이가 없으므로 우리의 분석적 방법들 역시 힘을 잃고, 따라서 개인이 이 영역의 경계에 남겨진 후 그것을 관찰하여 얻게 되는 추론에는 한계가 생긴다. 완성된 예술 작품이나 수학적 혹은 철학적 논제, 말로 표현될 수 있는 단편적인 병식이나 이해와 같은 장면에 외적 대상이 나타나는 순간 혹은 개인이 질병에 대해 누군가에게 호소할 수 있을 정도의 단계에 이르는 순간, 외적 대상이 그 자리에 존재하고 우리는 분석적 방법들로 작업을 해나갈 수 있게 된다.〈24〉

또한 전이의 부재는 마음의 이런 중요한 상태를 이해하려는 우리의 시도가 왜 답보 상태에 머물러 있는지 설명해 준다. 이들 상태와 연관된 대부분의 분석 이론들은 개인을 무엇인가 키우는 사람으로 간주한다. 내가 알기로 이들 상태를 기술하는 모든 언어들은 수태,

임신 그리고 분만으로부터 빌려 온 말들이다. 사람은 어떤 생각을 하고 이를 내부에 임신상태 같이 보유하고 분만통을 치르며 출산하거나 유산하는것 같이 한다. 아마도 임신과 분만에 대한 우리의 심리학적 이해가 비교적 부족한 것은 여기에 전이가 없기 때문이다. 또한 우리는 잘 증명된 방법들과 익숙한 사고방식들을 사용하기 위하여, 분명히 한 사람의 상황인데도 이것을 두 사람 사이의 관계로 바꾸려고 시도한다.

여기에서 우리는 전통적인 성인 언어로 인해 발생하는 어려움들을 다시 떠올리게 된다. 창조의 영역에는 '대상들' 이 없다는 것을 알고 있지만, 대부분 혹은 일정 기간 동안 그 당사자가 전적으로 혼자는 아니라는 점 또한 우리는 알고 있다. 문제는 그 당사자가 완전히 혼자가 아닐 때 거기에 있는 '어떤 것' 의 존재를 기술하거나 나타내는 말이 없다는 점이다. 전적으로 그것에 관한 이야기를 나눌 수 있도록 '대상 전(pre-objects)' 이라는 용어를 사용했으면 한다. '배아-대상(object-Embryo)' 이란 용어는 너무 한정적인 듯하다; 독일어로 대상기원(Objekt-Anlage)은 훌륭한 용어라고 할 수 있다. 내가 보기에는 비온(Bion)(1962, 1963)도 같은 어려움에 직면했었다; 그는 이런 경우를 알파(α)와 베타(β) 요소(elements) 그리고 알파(α) 기능이라고 하였다.

이 모두는 창조의 영역에 존재하는 '대상 전(pre-objects)' 이라는 말이 너무 원초적(primitive)이어서 '유기적인(organized)' 이나 '전체(whole)' 와 같은 말로 간주될 수 없다는 사실을 지적한다. 창조의 작업이 이런 요소들을 '유기적으로' 혹은 '완전하게' 만든 후에만 그들 사이에 적절한 '언어적' 혹은 '에디푸스적' 상호

작용이 있을 수 있으며 외부 대상들도 생겨난다. 기본적 오류 수준이나 창조 수준과 비슷한 더 많은 원초적 상호작용이 일어날 가능성은 항상 있다; 하지만 이들을 적절하게 관찰하기는 어려울뿐더러 기술하기는 더 어려운 일이다(Balint, M., 1959, 특히, 8장과 11장 참조).

우리가 아는 유일한 사실은 창조의 과정- '대상 전' 을 적절한 대상으로 바꾸는 것 -이 예측 불가능 하다는 점이다. 이 과정이 왜 때로는 시간이 오래 걸리기도 하고 때로는 번개 같이 빠르게 일어나기도 하는지 그 이유는 모른다. 예술적 창조와 과학적 창조의 역사는 여러 가지 흥미로운 일화를 전해주지만 더 이상의 설명은 없다. 예를 들면, 괴테가 일생에 걸쳐 작업한 파우스트(Faust)의 문제는 그가 21세 때 Urfaust 로 작품을 시작했으나 1832년에 죽기까지 제 2부를 작업하고 있었다는 점이다.〈25〉 플로베르(Flaubert, 프랑스의 자연주의 소설가)는 통상적으로 작품을 쓸 때 하루에 한 두 페이지 정도를 썼다; 그는 보봐리 부인(Madame Bovary)을 7년 만에 탈고했다. 페르메이르(Vermeer, 네델란드 출신 화가)와 조르조네(Giorgione, 이탈리아 출신 화가)는 매우 천천히 작업하는 화가들이었고 베토벤(Beethoven)도 대체적으로 그랬다. 레오나르도(Leonardo)는 모나리자(La Gioconda)를 15년에 걸쳐 그렸다. 반면에 모차르트(Mozart)는 작업 속도가 빨랐으며[1](가장 잘 알려진

주 | 1 '프라하에서 돈 주앙(Don Juan)의 초연이 있기 전 이틀 동안, 모차르트는 아직 서곡 부분의 구성을 시작하지도 않았다. 오페라 연출가인 그의 친구와 오케스트라는 극도의 불안에 휩싸였다. 반면에 이 천재 작곡가는 태평하게 게이 파티를 즐겼다. 저녁 늦게 서야 그는 작품을 써 내려갔다. 어떠한 후반 교정도 필요하지 않았다. 그는 전체적인 음악의 악보가 갑작스럽게 그리고 동시에 그의 마음에서 분명히 떠올랐다고 말했다' (Weiss, E., 1957, p. 213).

예가 돈 지오반니(Don Giovanni) 서곡이다) 하이든(Haydn)과 바하(Bach)도 그랬다. 발자크(Balzac)와 심농(Simenon, 벨기에의 추리작가)은 글을 빨리 쓰는 작가였는데 그들은 습작 소설을 2주에 한 편씩 썼다. 반 고흐(Van Gogh)는 전체 작품들 중 대부분을 2년 만에 그렸다. 에디푸스 수준의 강렬한 갈등이 창조 과정의 속도를 가속시키거나 방해한다는 몇몇 의견이 있지만, 이들 갈등 외에도 개인의 정신적 형성이나 창조 영역의 구조가 정말로 문제인 것 같다.

특히, 갈등의 압박 속에서 작동하는 무의식적 과정과 기전에 관해 알고 있는 지식과 비교했을 때, 이런 창조의 과정에 대해서는 거의 알고 있는 바가 없다. 이것은 분석가들이 창조의 영역에 푹 빠진 사람들을 관찰할 때 더 두드러지게 나타난다. 치료과정에서 말을 하지 않는 사람들이 이런 경우에 속하며 이들은 일상적인 치료기법으로는 해결하기가 어렵다. 보통의 분석에서는 침묵을 단지 환자의 과거나 실제적인 전이 상황에서 몇몇 무의식적 요인에 대한 저항의 한 증상으로서 간주한다. 그러나 다음과 같은 해석도 맞을 때가 많다는 것을 알아야 한다; 환자가 어떤 것- 보통 갈등- 으로부터 도망치면서 또 다른 어떤 것 즉, 상대적으로 편안함을 느끼고 고통과 괴로움에 대해 대처할 수 있는 것을 추구하고 있다는 분석도 할 수 있다. 결국 그가 만들어 내고 우리에게 보여주는 것은 일종의 '창조물' 이다. 그것이 꼭 정직하고 진정성을 가지며 심오하거나 예술적인 것은 아니다. 그럼에도 불구하고 그것은 창조성의 산물이다. 사실, 창조가 이루어지는 동안 우리는 그와 함께 할 수 없다. 그러나 그 바로 전후의 순간에는 함께 할 수 있으며, 게다가 그 기간 동

안 외부에서 그를 지켜볼 수 있다.〈26〉

아마도 만약 우리가 침묵을 저항의 한 증상으로 간주하지 않고 가능한 정보의 원천으로 연구하며 접근해 간다면, 우리는 마음의 이러한 영역에 대해 뭔가를 배울지도 모른다.〈27〉

제6장

요약

이상에서 살펴보았듯이 우리는 마음 안에 세 가지 영역을 가지고 있으며, 각각의 영역은 독특한 특징을 가지고 있는 듯하다. 이에 대해서는 릭맨(Rickman, 1951)이 처음 제안했으며 이 후 다수의 의견이 뒤따랐다. 어떤 사람들은 이들 세 영역을 공간(space), 범위(sphere), 분야(field), 수준(level), 위치(locality), 단계(instance) 그리고 아마도 또 다른 용어들로 지칭했을지 모른다. 이 모든 용어들은 그들만의 연상군(clusters of associations)을 가지며, 그들 중에서 가장 적합하다고 생각되는 하나를 나름대로 조심스럽게 선택해 보면 지금으로서는 '영역(area)' 이나 '수준

(level)' 을 사용하는 것이 좋다고 판단된다. 하지만 왜 이 두 용어를 선호하는지에 대한 이유는 나로서도 분명치 않다.

이들 세 가지 영역 가운데 가장 널리 알려진 것은 숫자 3으로 특징 지워지는데, 에디푸스 갈등의 영역으로 불리기도 한다. 정확하게는 핵심 콤플렉스로 기술되는데, 왜냐하면 모든 인간 발달- 개인이건 집단이건 간에 - 은 그것을 거쳐야만 가능하기 때문이다. 그리고 그것은 각 개인과 문명이 이러한 갈등과 싸워나가며 그 안에서 발견해 온 해결의 흔적을 보여줄 것이다. 전체 영역은 그 안에서 일어난 모든 것들이 당사자 외에 적어도 둘 이상의 수평적 대상과 연관되어 있다는 특징을 가진다. 이 수준에서 작동하는 힘은 갈등의 형태를 가지는 데, 이는 대체로 한 개인과 그의 두 수평적 대상들 사이의 복합적인 관계에 의해 만들어진 양가감정(ambivalence)으로부터 유래한다.

이 수준은 우리가 가장 잘 알고 있는 것 중 하나이다. 두 가지 주된 이유가 있는데, 하나는 당사자와 그 대상들 간에 관계가 성인에서의 관계와 매우 유사하다는 점이며, 다른 하나는 관찰될 수 있는 것들을 기술하는데 성인 언어가 꽤 적절한 수단이라는 점이다.

내가 1부에서 보여주고자 했던 두 번째 영역은 이전의 영역과는 매우 다른 것이다. 그것은 숫자 2로 특징 지워지는 기본적 오류의 영역인데, 2라는 숫자 안에는 두 사람만이 포함되며 이것이 숫자 2의 의미이다. 하지만 그들 관계는 두 명의 성인들 간에 맺어지는 것과는 다르다. 그것은 좀 더 원초적이다. 두 영역들 사이의 더 깊은 차이는 각각에 작용하는 역동적인 힘의 성격으로부터 기인한다.〈28〉에디푸스 콤플렉스의 영역에서 그 힘의 양상은 바로 갈등의 양상이다. 비록 매우 역동적이라 하더라도, 기본적 오류에서 유래한 힘은 갈등의 양상이 아니다. 4장에서 기술했듯이, 그것은 마음에 뭔가 왜곡되거나 결핍된 오류의 양상을 가지며 바르게 교정되어야 하는 결손을 만들어 낸다. 다수의 기법적인 문제들도 여기에서 생기는데, 나는 3, 4부에서 이를 토의하고자 한다. 아마도, 이들 현상을 이론적으로 기술하려는 시도에서 부딪히게 되는 가장 큰 어려움은 이미 앞에서 수차례 언급했듯이 상대적으로 성인 언어가 별 소용없다는 데 있다.

마지막으로, 우리는 숫자 1로 특징 지워지는 창조의 영역을 가지고 있다. 여기에는 관여된 외부의 대상이 없으며, 결과적으로 대상관계라는 것도 없고 전이도 없다. 그것이 이 과정들에 대한 우리의 지식이 그토록 부족하고 불확실한 이유이다. 우리의 분석적 방법들은 이 영역에 응용할 수 없고 따라서 우리는 불확실한 추론과 추정에 의지해야만 한다.

마음속에서 이 영역들은 얼마나 멀리 확장되어 있을까? 이는 가장 흥미로운 질문이지만 나는 매우 불확실한 대답만을 가지고 있다. 이 모든 세 가지 영역들은 분명 자아(ego)를 통해서만 확장된다; 그들이 초자아(super-ego)에 까지 이를지는 말할 수 없다. 이드(id)에 대해서도 그와 동일한 불확실함이 있다는 사실을 인정해야만 한다. 하지만 정신 장치에 대한 최신의 모든 진보된 이론들은 이 문제를 주로 자아와 연관시키고 있다. 이는 페어벤(Fairbairn), 하트만(Hartmann) 그리고 위니코트(Winnicott)에 있어서도 마찬가지이다; 어쨌든 나는 잘못된 길로 가고 있는 것은 아니다.

이 책의 1부를 마무리하기 전에 몇 가지 주의를 하고자 한다. 그

첫째는 인간 발달의 일반적 이론과 우리의 관찰 사이의 연관성에 관한 것이다. 정신분석 상황에서 임상적으로 관찰된 현상이 인간 발달의 전체를 대표하는 것처럼 여겨 왔다(Balint M., 1956). 비록 아직까지 명백하게 언급되지는 않았지만, 이런 생각이 우리의 여러 이론적 제안에 영향을 미친 것은 사실이다. 나는 그것이 전적으로 잘못된 것이라고 생각한다; 첫째, 인간 발달에서 일어나는 모든 것들이 정신분석 상황에서 반복되는 것은 아니기 때문이다; 둘째, 반복되는 것들 또한 영향력 있는 상황들에 의해 매우 왜곡되기 때문이다. 프로이드는 분석치료가 절제 상태(the state of abstention) 즉, 좌절 상태에서 수행되어야 한다고 하였다. 비록 이런 금언이 그것의 제안하는 바를 무조건 고집하지는 않는다 하더라도, 대체적으로 치료 기간 동안 환자는 만족보다는 좌절을 더 받아들여야 한다.〈29〉 이와 동일한 불균형이 모든 인간 발달 동안 존재하는지는 가장 먼저 조사되어야 한다. 여전히, 임상현장에서 관찰하는 것은 상당히 왜곡된 양상이라고 보는 편이 더 타당할 것이다. 그리고 그러한 왜곡은 환자에게 좌절을 안기고 동시에 만족을 방해하거나 억제하는 우리의 잘 증명된 분석기법에 의해 일어난다고 봐야 한다. 이런 왜곡의 효과를 간과함으로써, 정신분석 이론은 필연적으로 좌절의 중요성과 양가감정을 과장시키는 방향으로 흘러왔다.

사실 분석적 치료에서는 에디푸스 갈등의 영역에 해당하는 과거와 현재의 사건들을 지속적으로 다루어왔지만, 이 모두는 주로 환자의 말을 통해 간접적인 방식으로 일어났다. 분석 상황에서 우리가 직접적인 형태로 관찰한 것은 두 사람 사이의 관계이며 따라서 그것은 기본적 오류 영역의 일부인 것이다. 물론 우리는 성인 언어로 경험을 이야기하고, 그것은 우리가 경험을 에디푸스 수준 즉, 동의된 전통적 언어의 수준으로 끌어올린다는 사실을 의미한다. 만약 내 생각이 옳다면, 이 또한 많은 왜곡을 불러일으킬 것이며 이 사실은 프로이드의 마지막 위대한 논문 이래 우리의 이론과 기법이 왜 그토록 폭 넓게 나뉘었는지를 설명할 수 있다. 1부에서 나는 이 간극을 연결시키고 마음에 대한, 특히 자아에 대한 새로운 이론을 발전시키기 위해 우리의 임상적 경험들을 사용하였으며, 이는 제한된 범위에서 프로이드의 전통적인 자아심리학도 포함시켰다.

둘째로, 나는 이 책의 1부에 관한 한, 발달의 시간적인 문제는 미결의 문제로 남겨두었다는 사실을 강조하고 싶다. 왜냐하면, 현재 우리의 지식은 이런 성가신 문제를 결정할 만큼 충분하지 않다고 생각하기 때문이다. 그런 문제를 다루고 싶은 마음이야 있지만, 논리적으로 간단한 것이 연대순으로 더 먼저라는 것은 확실히 잘못된 가정이다. 따라서 우리는 다음과 같은 순서에 도달했다: 처음이 창조의 수준이고 다음이 기본적 오류의 수준 그리고 마지막이 에디푸스 콤플렉스의 수준이다. 우리가 태생학(embryology)에서 알게 된 것처럼, 초기의 복합적인 구조가 발달이 진행하면서 점진적으로 단순화되거나 심지어 후기에는 종종 완전히 사라지기도 한다(cf. Balint, M., 1959, 제 7장). 따라서 가장 초기 수준은 일차 사랑의 수준(level of primary love)이고 이와 더불어 기본적 오류의 수준이 분화되어 오이디푸스 갈등이 되고 간소화되면 창조의 단계가 된다고 생각할 수 있다.〈30〉

내 계획은 가설로서 이 후자의 의견을 채택하여, 이런 기초 하에서 우리를 혼란스럽게 하는 몇몇 이론적이고 기법적인 문제들을 좀 더 잘 이해할 수 있게 되는지를 조사하는 것이다.

이론적인 측면에서 자기애(narcissism)와 퇴행(regression)이라는, 두 가지 오래되고 서로 폭 넓게 연관된 문제들이 있다. 비록 이 모두가 에디푸스 콤플렉스의 영역과 연관성을 가지고 있지만, 근본적으로 그들은 기본적 오류의 영역에 속한다. 이 사실이 정당하게 평가되지 않아 전이 상황에서 자기애적 이거나 퇴행적인 양상들이 보이면 대개 나쁜 징조로 간주되었다. 2부와 3부에서 우리는 이런 일반론이 정당한지, 또 이에 반하는 사례들이 있는지 조사해야 한다. 우리가 나아갈 방향을 명확히 한 후에, 기법이 암시하고 있는 것들을 이 책의 마지막 2부에서 논의할 것이다.〈31〉

제2부

일차 자기애와 일차 사랑

(Primary narcissism and primary love)

제7장

프로이드의 세 이론들

(Freud' s three theories)

여러 해 동안 프로이드는 개인과 환경 사이의 가장 원초적인 관계에 대해 일관성이 없는 세 가지 시각을 가지고 있었다. 이들 중에서 가장 오래된 것은 1905년에 출판된 *'성 이론에 대한 세 가지 에세이(Three Essays on the Theory of Sexuality)'* 이다. 이 책과 *꿈의 분석(The Interpretation of Dreams)*은 프로이드가 계속 수정하고 교정하며 이전 판 이후 수년에 걸쳐 새롭게 발견된 모든 내용을 담아 새로운 판으로 유지하려고 노력했던 유일한 책들이라는 점에서 주목할 가치가 있지만, 이 책의 최근 판은 수정되지 않는 채 남아있다. 독일어로 부제를 가지고 있는 에세이의 세 번째 판 마지막과 최종판에서 이상하게도 다음과 같은 구절이 꽤 많이 나타난다. *Die Objektfindung* 이라는 아름답고 간결한 구절인데 영어로는 '대상의 발견(The Finding of an Object)' 이라고 어색하게 번역되어야 했다(Standard Edition, VII, p.222).

프로이드는 다음과 같이 썼다: '성적 만족이 아직 먹는 것과 연결되어있는 초기에는 *성적 본능이 아이의 신체 외부에 있는 엄마의 젖가슴을 성적 대상으로 삼는다.* 나중에 아이가 자신에게 만족감을 주는 기관이 누구에게 속해 있는지 알고 그 사람에 대한 전체적인 이해를 하고 나서야 본능은 이전의 대상을 놓는다. *대개, 이때부터는 성적 본능이 자가성애적(auto-erotic)이며* 잠복기(the period of latency)를 거치고 나서야 비로소 원래의 관계 (젖을 빠는 관계; 역자 주)가 회복된다. 아이가 엄마의 젖을 빠는 행위가 모든 애정 관계의 원형(prototype)이 되어 온 이유가 여기에 있다. 대상의 발견은 사실, 대상에 대한 재발견이다.' (이탤릭체는 내가 표시한 것이다.)

나는 서로 다른 훌륭한 영어 번역에 관해 두 가지를 언급하고 싶다. 마지막 문장은 독일어로는 정말 아름다운 표현이다: '*Die Objektfindung ist eigentlich eine Wiederfindung*'. 강력하고 단언적인 독일어 원문은 빈약한 영어 식 표현으로 번역된다. 비록 제대로 교정된 것은 아니지만, 어느 정도 보다 자유로운 – 내 생각엔 더 사실에 가까운 – 번역은 다음과 같이 되어야 한다: '모든 대상 발견(object-discovery)은 사실 상 재발견(rediscovery)이다'.〈35〉 두 번째 언급은 선후관계에 관한 것이다. *anfänglichste Sexualbefriedigung* 의 정확한 영역(英譯)은: '성적 만족의 처음 시작(the first beginnings of sexual satisfaction)' 이지만; 아마도 '맨 처음의 성적 만족(the very first sexual satisfaction)' 이 더 충실한 번역일지도 모른다.

이미 언급했던 것처럼, 이 구절 자체는 변하지 않은 채 남아있지만 1915년 프로이드는 자기애적(narcissistic) 방식으로 대상을 발견하는 것에 대한 보충 설명을 추가했다. 여러 해 동안 자기애에 대한 정신분석 이론을 소개한 후, 프로이드는 일차 자기애(primary narcissism)라는 말을 선호하여 일차 대상관계(primary object relationship)에는 관심을 보이지 않았다.

이런 주장을 증명하기 위해 이 기간 동안 그가 쓴 두 가지 구절들을 예로 들어 보겠다. 하나는 그의 *입문강좌(Introductory Lectures)* 중 21번째 강좌에 나오는 것으로, 1916~17년에 마지막으로 전해졌고 1916년과 1917년에 최초로 출판되었다. 프로이드는 가학증(sadism), 절시증(scopophilia, 남의 나체나 성 행위를 보고 쾌감을 느낌; 역자 주), 호기심같은 성적 본능의 어떤 요소는 그것이 시작할 때부터 대상을 가지고 있다는 점을 최초로 지적했다. 그는 계속해서: '다른 성적 요소들은 성 이외의 다른 기능이 있으면서 성적 감각을 가진 신체의 일정부위와 확실하게 연관되어 있는데, 성적 요소들이 이 부위들과 분리되면 그것들은 기능을 하지 못한다.' 그는 여기에서 특별히 본능의 구강성 요소를 언급한다; 그러고 나서 다음과 같이 이어진다: '구강성 본능은 항문성 요소와 성욕을 자극하는 다른 본능들이 그러하듯이 자가성애적(auto-erotic)이 된다. 이후의 발달은 요약하면 다음 두 단계로 진행한다. 첫째는 자가성애(auto-erotism)를 포기하고 한 번 더 자신의 신체를 외부 대상으로 대치(replacement)시키는 것이고, 둘째는 분리된 본능들의 다양한 대상들을 통합하고서 이들을 단일 대상으로 대치하는 것이다.' (Standard Edition, XVI, pp. 328-329)

다른 구절은 마르쿠스(M. Marcuse)의 Handwörterbuch der Sexualwissenschaft 에 있는 정신분석에 관한 프로이드의 논문에서 나온다. 그 구절은 '대상을 발견하는 과정(The Process of Finding an Object)' 이라는 부제를 가지는 부분에 있다. '본능의 구강성 요소는 음식물에 대한 욕구를 통하여 만족을 찾으며 이를 매개하는 대상은 엄마의 젖가슴이다. 그런 다음 젖가슴에서 벗어나 독립적이 되면서 동시에 자가성애적(auto-erotic)이 된다. 즉, 아이 자신의 신체에서 대상을 발견한다' (Standard Edition, XVIII, p. 234). 이 논문은 1922년에 작성되었는데, 이는 프로이드가 마지막으로 참석하여 오늘날의 자아심리학 발달을 유도한 새로운 생각들에 대해 발표했던 베를린 학회 전이었다.〈36〉 인용된 구절이 증명하듯이 여전히 그는 일차 대상관계에 대한 생각을 버리지 않았다.

비록 몇 년 먼저 발표한 논문들[1]이 있긴 했지만, 개인이 자신의 환경과 맺는 가장 원초적인 관계에 관한 다른 두 가지 이론은 1914년에 출판된 '자기애에 대하여- 소개의 글(On Narcissism - An Introduction)' 에서 최초로 발표되었다고 할 수 있다. 더 오래된

주 | 1 아래 인용된 쉬레버(Schreber) 분석과 *레오나르도 다 빈치(Leonardo da Vinci, 1910)*(Standard Edition, XI, p.100) 그리고 토템과 금기(Totem and Taboo, 1913)(Standard Edition, XII, pp. 88-90)를 보시오.

이 이론은 1914년 논문에서 어떠한 수정도 거치지 않고 상당히 명확하게 언급되었다. 프로이드는 그 논문의 첫 부분에서 다음과 같이 물었다. '우리가 지금 이야기 하고 있는 자기애와, 리비도(libido)의 초기 상태로 기술되어 온 자가성애(auto-erotism)와의 관계는 무엇인가?' 그는 이 질문에 다음과 같이 대답한다: '처음에는 자아가 없다; 자아는 나중에 발달하는 것이다. 그러나 자가성애적인 본능들은 처음부터 있다; 그래서 자기애가 생기려면 자가성애에 뭔가 정신적인 행위가 더해져야 한다' (Standard Edition, XIV, pp. 76-77).

어니스트 존스(Ernest Jones)에 의하면 *(Sigmund Freud, II, p. 304)* 프로이드가 1909년 11월 10일 비엔나 정신분석 협회모임에서 '자기애' 라는 용어를 사용한 것이 최초의 기록이며 그는 그것이 위에서 인용된 의미였다고 하였다. 그는 '자기애는 자가성애로부터 대상성애(allo-erotism)에 이르는 과정에서 필요한 중간단계(intermediate stage)이다' 라고 언급했다. 이는 쉬레버(Schreber) 분석에 있는 구절과 잘 맞아 떨어진다(Standard Edition, XII, pp. 60-61). '최근의 연구는 자가성애로부터 대상사랑(object love)에 이르는 리비도의 발달 단계에 주의를 기울이고 있다. 이 단계는 자기애라는 이름이 붙여졌다. *자가성애와 대상사랑 사이의 중간단계*에 있는 이 단계는 정상적으로 아마도 없어서는 안 되는 것이다; 하지만, 많은 사람들이 이런 상태에 비정상적으로 오래 머물러 있는 듯 보인다. 그것의 다양한 양상들도 발달의 최종 단계에까지 영향을 미치는 것처럼 보인다.' 덧붙여 말하자면, 1911년에 출판된 이 구절은 프로이드가 출판물에서 '자기애' 라는 용어를 사용했던 세 번째 경우이며 레오나르도(Leonardo)에 대한 논문에 있는 것이 두 번째 경우이다.〈37〉

우리는 이제 이 용어가 사용되었던 첫 번째 경우를 곧 다뤄야 한다.

나는 여기에 두 가지 핵심을 논의할 것이다. 첫 번째는 이들 두 구절에서 프로이드의 기술이 명확하다는 점이다. 개인과 환경의 가장 중요하고 원초적인 관계는 자가성애(auto-erotism)이다. 자기애 단계가 그 뒤를 따르며 그 다음에 대상관계가 발달한다. 분명 이것은 나중에 '자기애에 대하여(on narcissism)' 라는 논문에서 대상선택(object-choice)의 자기애적 유형이라는 개념으로 나온다. 자기애적 유형은 이전의 세 편의 에세이(Three Essays)와 위에 인용한 다른 저술들에서 일차 대상관계로부터 대상선택으로 가는 발달을 말하면서 프로이드가 나중에 대상선택의 의존성(anaclitic) 유형이라고 한 것과 교체되거나 병행하는 것으로 보아야한다.

두 번째 요점은 다음과 같다. 프로이드의 말 그대로 자기애는 필연적으로 그리고 본질적으로 이차성 현상(secondary phenomenon) – '중간단계(half-way phase)' – 이라고 한 것이다. 여기에 이와 연관된 문장을 다시 소개하도록 하겠다. '자기애가 되려면 자가성애에 어떤 정신적인 행위가 더해져야 한다.' 이 말은 어떤 수정이나 가감도 없는 원문 그대로 이다. 프로이드가 아메바에 대한 그의 유명한 은유를 처음으로[1] 사용했던 구절 뒤에 바로 이런 인용문이 두 단락에 걸쳐 나오기 때문에 이것은 더 놀라운 일이다. '자아에 근본적인 리비도부착이 있고 그 일부를 대상에게 보내지만 자아의 리비도는 기본적으로 지속되고 대상-리비도 부착(object-cathexis)과 연관되는데, 이는 아메바가 위족(pseudopodia)을 내미는 것과 비슷한 상태라고 생각한다' (Standard Edition, XIV, p. 76). 프로이드의 세 번째 이론을 기술한 후에 이런 모순에 대한 토의를 다시 다뤄야만 한다.

이 이론을 소개했던 '자기애에 대하여(On Narcissism)' 라는 논문이 일차 자기애에 대한 간략한 기술조차 담고 있지 않다는 점은 주목할 만하다. 하지만 일반적으로 알려진 것처럼 일차 자기애는 개인과 환경과의 가장 원초적인 관계를 기술한 표준 이론이 되었다. 그리고 프로이드는 나중의 저술들에서도 반복적으로 그것을 언급했다. 그 이론은 프로이드가 왕성하게 활동을 하던 말년의 25년 동안에도 전혀 변하지 않았는데, 이는 매우 흥미로운 점이다. 이를 증명하기 위해 두 가지 예를 인용하고자 한다. 하나는 1915년에 출간한 *세 가지 에세이*의 세 번째 판(third edition)에 나온다; '자기애 혹은 자아-리비도(ego-libido)는 대상-리비도부착(object-cathexes)이 나오고 다시 철수하는(withdrawn) 커다란 저장소인 듯 보인다;〈38〉 자아의 자기애적 리비도부착(narcissistic libidinal cathexis)은 사물 본연의 상태로 초기 유아기에 실현되며, 나중에 리비도가 더 쌓이게 되지만 본질적으로는 사물 뒤에서 계속 존재하고 있다' (Standard Edition, VII, p. 218). 다른 구절은 1938년과 1939년에 쓰여 진 정신분석의 *개요(An Outline of Psycho-Analysis)*에 나오는 데 이 논문은 프로이드가 미완성으로 끝낸 마지막 작업이었다. 그 구절은 부제가 '본능의 이론(The

주 | 1 비록 토템과 금기(Totem and Taboo)

Theory of Instincts)' 으로 붙여진 제 2장에 있다: '이드와 초자아 안에서 리비도가 활동한다고는 생각하기 어렵다. *그것에 관해 우리가 알고 있는 모든 것은 자아와 관련되어 있으며, 처음에는 자아 안에 이용할 만큼만의 리비도가 비축되어 있다. 우리는 이런 상태를 확고하게 일차 자기애(primary narcissism)라 부른다.* 그것은 자아가 대상에 대한 생각에 리비도를 부착하기 시작할 때까지 즉, 자기애적 리비도가 대상 리비도로 형태를 달리하기 시작할 때까지 지속한다. 인생 전반에 걸쳐서 자아는 리비도부착이 대상에게 전해지고 또한 다시 한 번 철수되고 하는 거대한 저장소로 남아있다. 이것은 마치 아메바가 위족을 만들어내는 행위와 흡사하다. 사람이 완전히 사랑에 빠졌을 때만 리비도의 주된 분량이 대상에게 전달되며, 어느 정도까지 대상은 자아의 한 부분을 차지한다' (Standard Edition, XXIII, pp. 150-151, 이탤릭체는 내가 표시한 것임). 여기에 나온 기술은 프로이드 자신이 말한 공식적인 견해가 되었으며, 전 세계에 걸쳐 있는 모든 정신분석 기관들에서 가르치는 내용이 되었다.〈39〉

제8장

태생적 모순

(Inherent contradictions)

이들 세 이론 즉, *일차 대상사랑(primary object love)*, *일차 자가성애(primary auto-erotism)*, *일차 자기애(primary narcissism)*는 분명히 서로 모순된다. 내가 알고 있는 한 프로이드는 그의 저술에서 이 모순에 대해 결코 논의하지 않았다. 이와는 반대로, 1923년 말 이 세 이론들을 모두 동시에 담고 있는 내용물이 출판된 증거가 있다. 이는 그가 이 이론들이 모순된다거나 서로 양립할 수 없다는 점을 느끼지 못했다는 의미일 수 있다.

이 혼란스러운 문제들에 대한 논의를 시작하기에 앞서 우리는 정신분석, 정확히 말하자면 프로이드 이후의 정신분석이 다음 두 가지의 비슷하게 보이지만 아주 다른 상태를 기술하기 위해 자기애라는 용어를 사용한다는 사실을 상기해야 한다. 그 중 하나가 프로이드가 일차 혹은 절대적 자기애라고 한 것인데 이는 일종의 가설이며 임상적인 관찰은 아니다; 이것은 처음부터 모든 리비도가 자아 혹은 이드에 저장되어 있다고 보는 것이다. 다른 하나는 이차성 자기애(secondary narcissism)라고 하는 것이 적절하지만, 대개는 단순히 자기애(narcissism)라고 부르는 것으로 *임상적으로 관찰될 수 있다*; 그것은 이전에 외부 대상에 부착되어 있던 리비도의 일부 혹은 거의 대부분이 대상으로부터 철수하고(withdrawn) 이제는 자아에 – 절대 이드가 *아니다* – 부착된 상태를 나타낸다. 2부에 이어지는 장들에서 이런 구분의 중요성을 입증할 것이다.

프로이드는 앞서 말한 것처럼 이 이론들의 태생적 모순을 해결하거나 적어도 조정할 필요성에 대해 어떤 언급도 하지 않은 채, 이미 1917년에 그의 *입문강좌(Introductory Lectures)*에서 세 이론 모두를 통합하려고 시도했었다. '리비도 이론과 자기애(Libido Theory and Narcissism)' 라는 부제를 가진 26번째 강좌에서 그는 다음과 같이 기술하고 있다. '지금까지 나는 색정적 삶(erotic life)의 근거를 발견한 이래 이에 대해 이야기할 기회를 거의 갖지 못했다. 그리고 이제는 그것이 빠져있다는 점을 지적한다는 것도 너무 늦었다. 하지만 이것만큼은 강조할 수 있다. 리비도의 발달에 있어 자기애 단계 이후에 만들어진, 한 단계 더 진행한 대상선택은 두 가지 다른 유형을 따라 일어날 수 있다: *자기애성 유형(narcissistic type)*을 따라, 당사자 자신의 자아가 자신과 매우 유사한 다른 사람의 자아로 대치되거나 혹은 *애착 유형(attachment type)*(영어로는 '의존성 유형(anaclitic type)' 으로 번역되어 사용되는 *Anlehungstypus*)을 따라, 다른 극히 중대한 욕구들을 만족시켜줘서 소중해진 사람이 리비도에 의해 대상으로 선택된다' (Standard Edition, XVI, p.426).〈40〉

나는 같은 장(chapter)에 나와 있는 또 다른 문장을 더 인용하고 싶다: '자가성애는 리비도의 자기애 단계에서 보이는 성적 활동력이다!(op. cit., p.416).

프로이드는 분명 여기에서 의심할 여지없는 종합적 이론을 제시했다: 가장 원초적인 단계는 일차 자기애이며 리비도의 모든 다른 조직들(organizations)은 여기에서 순차적으로 발달해간다. 일차 자기애가 가진 단순 명료함과 그럴듯하다는 장점에도 불구하고, 이 이론은 위에서 언급한 근본적인 모순을 해결하지 못한다; 게다가 그것은 불필요한 새로운 문제들을 만들어낸다. 이 점을 입증하기 위해서 나는 1923년(대상사랑의 일차적 속성에 대해 재 언급한 바 있는 그의 백과사전(Encyclopaedia) 논문이 발표되었던 해와 동일)에 최초로 출판된 *자아와 이드(The Ego and the Id)*의 세 번째 장에 프로이드가 추가했던 보충설명을 언급해야만 한다. 그 장(章)의 부제는 '자아와 초자아(The Ego and the Super-Ego)' 이며 보충설명은 이 장(章)의 첫 부분에 대해 언급하고 있다. 여기에서 프로이드는 이드가- 위에 인용한 *정신분석의 개요(An Outline of Psycho-Analysis)*에서 밝힌 것처럼 자아가 아니다 -사랑의 대상들 중 하나를 어쩔 수 없이 포기하게 된 이후 발생할 수 있는 자아의 변화를 기술한다. 이들 변화는 합입(introjection)과 동일화(identification)를 말한다: '우리는 자아와 이드를 구분해 왔으며, 자기애에 관한 내 논문에서 지적한 것처럼 거대한 리비도의 저장소로서 이드를 인식해야만 한다. 위에서 기술된 동일화의 과정을 통해 자아 속으로 흘러가는 리비도는 "이차성 자기애"를 일으킨다' (Standard Edition, XIX, p.30).

이 책의 4장에서 프로이드는 이 생각을 다시 언급했는데 가능한 한 좀 더 명확한 형식을 취하고 있다: '맨 처음에 리비도는 이드에 축적되는데, 반면에 자아는 여전히 형성되는 과정에 있거나 아직은 미약한 상태이다. 이드는 색정적인 대상-리비도부착(erotic object-cathexes)으로 이런 리비도의 일부를 보내고 자아는 더 강하게 성장하여 이 대상 리비도(object-libido)를 붙잡으려 하고, 이드의 사랑하는 대상(love-object)이 되려한다. 따라서 자아의 자기애는 이차적인 것이며 대상으로부터 철수된 것이다' (op. cit., p.46).

이들 두 구절의 분명한 의도는 새로운 발견을 조명하는데 있어 불확실한 상황을 명료화 하는 것이다. 어느 정도까지는 이러한 목적을 달성하지만 우리가 본 것처럼 그것은 단지 일시적이며, 동시에 더 많은 문제들과 모순들이 발생한다. 우리는 *자아와 이드(The Ego and the Id)* 이전과 이후에 언급했듯이 리비도의 거대한 저장소는 자아가 아니라 이드라는 것을 알고 있다.〈41〉 그리고 더 나아가 자아의 리비도부착들, 특히 함입과 동일화(생의 초기에 일어났다 할지라도)에 의해 변화되었던 자아의 상당 부분들에 대한 리비도부착은 명확하게 이차성 자기애이다: 그러면 분명히 다음과 같은 질문이 따라올 것이다. 자아에 어떤 일차 자기애가 있는가? 주목할 만한 것은, 프로이드가 여기에서 이런 질문을 하지 않았다는 점이다.

그렇다면 그 위치는 어디이고 일차 자기애의 역할은 무엇인가? 그리고 *정신분석의 개요(An Outline of Psycho-Analysis)*에서 말한 것처럼 우리가 리비도에 대해 알고 있는 모든 것이 자아와 연관되어 있고 이 자아에 처음부터 일정한 리비도가 있다는 전통적인 설명과 일차 자기애의 위치와 역할에 대한 의문들은 서로 통합될 수 있을까? 우리는 이런 상태를 '절대적인, 일차 자기애' 라고 부른다.

제임스 스트라치(James Strachey)는 *자아와 이드(The Ego and the Id)*의 단평(editorial note)에서 '리비도의 거대한 저장소(The Great Reservoir of the Libido)' 라는 제목 하에 이런 모순을 해결하려고 시도한다.[1] 스트라치는 거기에서 프로이드는 아마도 그것을 주목하지 않은 채 '리비도의 거대한 저장소' 라는 말을 두 가지 다른 의미로 사용했다고 제시한다: (a) 하나는 저장 탱크 같은 장소와 유사하게 그 기능을 표현한 것이고 (b) 또 다른 하나는 공급의 원천이 되는 장소처럼 그 기능을 표현한 것이다. 분명히 전자는 자아를, 후자는 이드를 언급하고 있다. 이것은 굉장히 그럴듯한 가설이며 매우 프로이드적이고 만약 수용되기만 한다면 이런 한 가지 모순을 해결할 것이다. 그러나 일차 자기애의 원천으로 이드를 규정했음에도 프로이드는 모순에 대해 생각하지 않은 것이 사실이며, 일차 자기애에 의해 무엇이 리비도 부착(cathected) 되었는지는 해결되지 않은 채 남아있다. 이것은 자아가 될 수 없다. 초기

주 | 1 나는 타이프라이터로 된 글로 이 기록을 볼 수 있는 특전을 누린 데 대해 감사를 표하고 싶다. 그것은 표준 판 19권(Standard Edition, Volume XIX) 이후 나왔다.

단계에 리비도 부착 될 만한 어떤 자아가 있는지 여부는 의문점이다. 그것은 이드가 될 수도 없다. – 이런 가정은 스트라치가 깔끔하게 분리했던 '공급의 원천'과 '저장 탱크'의 개념을 다시 뒤섞어 버렸다(Hartmann, H., 1956, p.433).

또 다른 대안은 다음과 같은 하트만(Hartmann)의 다소 단호한 의견을 수용하고 있는 듯 보인다. '프로이드는 때때로 하나 이상의 의미로 "자아"라는 용어를 사용했으며, 항상 가장 잘 정의된 의미로 사용한 것은 아니다. 때로는... "자아"라는 용어가 "자기 자신(one' s own person)"이나 "자기(the self)"라는 용어와 혼용되기도 했다.'

그런 다음 하트만(Hartmann)은 '자아'라는 용어의 두 가지 의미를 구분하도록 제안한다: '하나는 하나의 체계(system)로서 자아의 기능들과 자아의 리비도부착(cathexes)을 언급하는 것(인격의 다른 부분들의 리비도부착과는 대비되는)이고〈42〉 다른 하나는 다른 사람(대상)에 대한 리비도부착의 반대편에 있는 자기 자신(one' s own person)에 대한 리비도부착을 말한다. 하지만 "자기애"라는 용어는 자아와 자기 자신(one' s own person) 모두에 대한 리비도부착을 보완하기 위해 사용되었다. 하지만, "자기애"라는 용어는 자아와 자기 자신(one' s own person)에 대한 리비도부착을 대신해 사용되었다. 이런 유래에서 삶의 초기에 모든 리비도는 자아 안에 있으며 나중에 리비도의 일부가 대상에게 보내져 리비도부착 된다는 공식화된 표현이 나오게 되었다. 이 경우에 있어 프로이드가 생각한 것이 대상에 대한 리비도부착 보다 선행하는 것이 자기 자신에 대한 리비도부착 이었다는 사실은 매우 분명해 보인다.

– 적어도 그 당시 그는 자아와 비교할만한 어떤 것이 태어날 때부터 존재한다고 생각하지 않았다는 것 외에는 그렇게 볼만한 다른 이유가 없었을지라도 말이다.' 하트만은 그러고 나서 이것은 '자기애에 대해 정의를 내리기 위해서 대상에 대한 리비도부착과 반대되는, 자기 자신에 대한 리비도부착에 관하여 구별하는 것이 필수적인 요소라는 점을 의미한다' 고 하였다.

이런 제안에는 몇 가지 반대 의견이 있다. 첫째는 그것이 논점을 교묘히 피해간다는 점이다. 당황스러운 사실은 분명하게도 마음(mind)과 일차 자기애에 대한 현재의 이론이 해결할 수 없는 모순에 봉착한다는 점이다; 하트만은 두 이론들 혹은 적어도 그들 중 어느 하나가 무엇이 잘못되었는지 조사하는 대신에, 임시적인 개념(ad hoc concept)을 소개하는 것으로 이런 상황을 벗어나려고 시도하였다. 여기에서 이런 방법론적인 단계를 다시 생각해봐야 하며, 새로운 개념 – '자기 자신에 대한 리비도부착(the libidinal cathexis of one's own person)' – 의 의미를 살펴보기로 하자: 그러기 전에 먼저, '자기 자신(one's own person)' 이라는 말을 정의해야 한다. 그것은 의식과 전의식(pre-conscious)의 전체 합이 되어야 할까? 자아와 초자아 모두를 포함시키거나 아니면 이 둘의 의식되는 부분만을 포함시키고, 반면에 이드는 완전히 제외시켜야 할까? 혹은 이드도 포함시켜야만 할까? 하지만 이드의 문제는 이드를 의식적으로 알 수 없어서 해결할 수가 없고 이드가 어떻게 자기로 느껴질 수 있는지 이해하는 것은 어렵다. 나는 '자기 자신(one's own person)' 혹은 '자기' 라는 용어를 '성격(character)' 이나 '인격(personality)' 등과 같이 애매하고 불분명한 개념으로 보는 것이 타당하다고 생각한다. 이들 모두는 잘 정의되지 않은 애매모호한 용어로 곤란한 비상 상황에서 쓰기에 가장 유용하다. 하지만 이론적인 어려움을 벗어나는 탈출구로서는 받아들일 수 없다.

만약 우리가 하트만, 크리스(Kris), 로벤쉬타인(Loewenstein)이 최초로 제안한 이런 새로운 용어를 수용한다면, 일차 자기애의 이론에 내재된 모순이 전부는 아닐지라도 상당 부분 사라질 것이다. 그러나 우리는 두 가지 질문을 해야 한다: 첫째는, 이렇듯 교정된 용어로 인해 어떤 곤란하고 새로운 문제들이 일어나는 것은 아닐까 하는 점이다.〈43〉 둘째는 프로이드가 그것을 수용했겠는가 하는 점이다. 이 질문들 모두 대답하기에 어려운 것은 아니다. 자기에 대한 리비도부착으로서 자기애를 정의하는 것은 자기-자기애(self-narcissism)의 일반적인 형태에 더해서 이드-자기애, 자아-자기애 그리고 초자아-자기애와 같은 특별한 부류의 자기애를 별도로 구분하게 만든다. 아마도 그들 각각에 대한 일차 그리고 이차성 형태도 가능할 것이다. 분명히 이런 가치 있는 세부적 구분이 미래를 생각했을 때 장점을 가지기도 하지만- 여기서 말하는 자기는 자아, 이드, 그리고 초자아와 구분되는 것으로 적절히 정의될 수 있다 - 현재는 그것이 불필요한 이론적 혼란만을 일으킬 것으로 본다.

이런 새로운 용어가 이 새로운 유형들의 자기애성 리비도부착이 가진 일차적 속성에 대한 우리의 임상적 의구심을 없애주진 못한다. 유전적 소질뿐 아니라 초자아의 어떤 연관된 부분들이 계통 발생적으로 미리 형성된 것이 아니라면 그것에 대한 리비도부착은 분명 이차적인 것이며, 자아와 이드(The Ego and the Id)에서 프로이드가 기술한 것처럼 개체 발생적으로 함입된 대상들에 대한 리비도부착으로부터 유래된 것이다. 만약 자아가 어떤 성숙의 과정에 의해 발달한 것임에 틀림없다는 프로이드의 생각을 받아들인다면, 그것의 리비도 부착도 대략 같은 방식으로 발달했음에 분명하다. 즉, 그것은 일차적인 것이 될 수 없다. 따라서 일차적 상태라고 할 만한 것은 아마도 이드-자기애(id-narcissism)일 것이다. 제임스 스트라치(James Strachey)가 그랬던 것처럼 별 다른 어려움 없이 모든 리비도의 원천 – 혹은 저장소 – 으로 이드를 생각해 볼 수 있다. 하지만 리비도의 최초(original) 대상으로서 이드를 생각할 수 있다는 것은 아니다. 리비도는 항상 경향이나 흐름으로서 묘사되어 왔다; 만약 그 흐름이 원천을 떠나 밖으로 돌고 방향을 바꿔 출발한 곳으로 다시 돌아오지 않는다면, 흐름의 원천과 목표가 똑같을 수 있다고 생각하기는 어렵다; 하지만, 이런 양상은 우리가 이차성 자기애라고 부르는 것에만 적합하다. 반면에 유출이 없는 원천은 결과적으로 긴장이 증가한다: 프로이드는 '최후의 수단으로, 우리는 병에 걸리지 않기 위해서 사랑을 시작해야만 하며, 만약 좌절감으로 인해 사랑을 할 수 없다면 어쩔 수 없이 병들게 된다' (Standard Edition, XIV, p.85) 라고 썼는데 이것은 아마도 이런 경우를 의미했을 것이다.

가설적인 일차 자기애에 의해 리비도부착 된(cathected) 정신 장치(apparatus)의 일부를 지정학상으로(topographically) 규정짓는 이런 문제는 – 모든 리비도 원천과의 대비에 있어 – 결코 프로이드에 의해 해결되지 않았고, 내 견해로는 단지 한 측면만을 파고들고 있으며, 하트만(Hartmann), 크리스(Kris), 그리고 로벤쉬타인(Loewenstein)의 제안으로는 정말이지 해결되지 않을 문제이다. 사실, 만약 우리가 자아와 이드(The Ego and the Id)에 있는 두 구절과 세 가지 에세이(Three Essays)에 나온 구절 그리고 위에서 인용된 정신분석의 개요(An Outline of Psycho-Analysis)에 나온 다른 구절을 비교해 본다면, 하트만, 크리스 그리고 로벤쉬타인의 제안이 충분히 근거 있다는 점을 인정해야만 한다.〈44〉 이런 점에서 '자기(self)'라는 개념에 대한 소개는 정리되지 않은 이론을 정돈하는데 유용한 제안이다. 하지만 우리는 그것이 다른 뭔가를 하는지 여부에 대해 질문해야 한다. 특히, 그것의 근거(basis)에 관한 새로운 임상적 관찰을 우리가 예측할 수 있을까? 혹은 지금까지는 설명할 수 없었던 잘 확립된 임상적 현상들을 설명하도록 그것이 우리를 도울 수 있을까? 이 두 가지 질문에 대한 대답은 부정적이다. 더욱이, '자기'라는 개념의 소개가 11장에서 논의된 연대기 상에서의 중요한 모순을 해결하려는 시도인 것도 아니다.

하트만의 가차 없는 비판에도 불구하고 프로이드는 이에 개의치 않았다. 그가 자기애에 관해 말할 때 항상 자아의 리비도부착을 언급하는 몇 가지 이유가 분명히 있다. 따라서 프로이드가 하트만, 크리스 그리고 로벤쉬타인의 새로운 제안에 동의한 적이 있는지에 관해 강한 의구심을 나타내는 에듀아르도 와이스(Eduardo Weiss)와 내 의견은 일치한다. 프로이드는 강박적인 이론가가 되기를 원하지 않았으며 훌륭한 임상적 관찰자였다. 그리고 나는 사람들이 그의 임상적 기술들(descriptions)을 면밀히 조사하면 할수록 그 진실성과 심오함에 푹 빠진다는 사실을 변함없이 지켜봐 왔다. 따라서 일차 자기애 이론에서의 이런 내적인 모순은 부주의한 어법이나 분명하게 보고 정확하게 정의하는 능력이 부족해서 나오는 것은 아니고, 사소한 이론상의 문제로 임상적인 관찰을 포기하거나 변형시키지 않았기 때문에 나온다. 그가 자기애에 관해 이야기할 때 항상 변함없이 리비도가 자아에 부착된다는 입장으로 되돌아가는 이유는 간단히 말해 이것이 관찰될 수 있는 것이라는 점 때문이다; 다른 모든 것은 그럴듯하거나 거짓된 추측일 뿐 관찰 가능한 임상적 사실이 아니다.[1] 〈45〉

주 | 1 또한, 일차 자기애의 개념은 심리적인 갈등 문제를 해결하려는 시도였을 가능성이 있다. 무수한 경우들에서 프로이드는 어머니와의 강렬한 애착 – 의존성 유형(anaclitic type) 의 대상선택(object-choice) – 에 대해 그의 저술을 통해 언급했다. 우리는 또한 그의 인생 전반에 걸쳐 강력한 기류였던 남자들과의 심오한 애착에 대해서도 알고 있는데, 이는 분명 이미 두 살 때 – 이때가 아니라면 자기애성 유형(narcissistic type)의 대상선택(object-choice)이라 할 수 없다 – 그의 조카인 존(John)을 향해 시작되었다. 오랜 약혼기간과 늦은 결혼 사이에서 프로이드의 삶에는 많은 징후가 있었는데, 이것은 이런 갈등에 대해 그가 만족스러운 해결책을 찾으려 했을 때 상당한 어려움에 직면했음을 보여준다. 일차 자기애 이론은 그것의 과학적인 가치와는 별개로, 그들 두 상충되는 싸움을 배후로 밀어내고 그 자리에 이 이론을 만든 사람에게 갈등이 없는 편안한 이론적 구조를 이루게 하였다.

제9장

자기애에 관한 임상적 사실들

(Clinical facts about narcissism)

'자기애에 대하여(On Narcissism)' 라는 논문에서 프로이드는 다음과 말하였다. '개념은 과학의 기초가 아니며 모든 것이 거기에 의존하는 것도 아니다. 기초가 되는 것은 오직 관찰이다. 개념은 전체적인 구조물의 바닥이 아니라 정상이다. 그것은 전체 구조에 손상을 끼치지 않고 대치되거나 폐기될 수 있다' ('자기애에 대하여(On Narcissism)', Standard Edition, XIV, p.77). 이런 충고를 따라 프로이드가 1914년 그의 논문에서 자기애의 존재를 증명하는데 사용했던 임상적 관찰을 조사해 보자. 이론의 옹호자들은 프로이드가 그랬던 것처럼 일차 자기애가 그저 이론에 불과하기 때문에 임상적 관찰로는 그것을 증명할 수도 반박할 수도 없다고 먼저 말할 것이다; 그러고 나서 수용할 만한 이론을 만들기 위해 임상적 관찰을 제시할 것이다. 이 장에서 내가 의도하는 바는 프로이드와 그 이후의 이론가들이 기초했던 일차 자기애의 가설에 기반을 둔 관찰이 이차성 자기애의 존재도 증명한다는 사실을 보여주는 것이다. 일차 자기애의 이론은 관찰과 연관될 수는 있지만 관찰로부터 나오는 것은 아니다.

프로이드는 그의 논문 '자기애에 대하여(On Narcissism)' 에서 자기애 이론에 근거한 다섯 가지 임상적 사건들을 열거했다. 사실 논문에서는 여덟 가지를 말하고 있다. 그는 먼저 정신분열병과 동성애에 대한 연구를 언급한 뒤 다음과 같이 계속 이어나갔다. '우리는 자기애에 관해 더 훌륭한 지식을 얻게 됨으로써... 접근을 위한 다른 수단들은' 이라고 한 것은 '기질적 질환과 건강염려증 그리고 색정적(erotic) 삶에 대한 연구' 를 말한다(op. cit., p.82). 여기에 언급하진 않았지만 개요에서 사용된 나머지 세 가지 사건들은 다음과 같다: (1) 자기와 대상에 대한 정신증적이고 정상적인 다양한 과대평가 (2) 수면 그리고 (3) 어린 아이와 유아들에 대한 관찰이 그것이다. 기질적 질환이나 건강염려증의 사례에서 우리가 이차성 자기애 즉, 대상으로부터 철수된 리비도를 다루는 것은 당연하다. 하지만 다른 임상적 관찰들에 관해서는 어떨까?

나는 동성애와 색정적 삶에 대한 관찰로 이 논의를 시작하고자 한다. 세 편의 에세이(Three Essays)에서 '대상의 발견(the finding of an object)' 이라는 그의 이론을 언급한 후에 프로이드는 다음과

같이 이어간다: ⟨46⟩ '하지만 이런 유형과 함께 정신분석적 연구는 "의존성" 혹은 "애착" 유형으로 불리기도 하는 대상선택의 원천을 같은 선상에 놓고서 *이차성 유형*을 파헤쳐 왔으며, 아직은 이를 발견할만한 준비가 되어있지 않았다. 나중에 우리는 사랑하는 대상(love-objects)을 선택함에 있어, 그들의 엄마가 아니라 그들 자신을 모델로 가져온 성도착자들과 동성애자들 같이 특히, *리비도 발달에 어떤 장애를 겪었음이 분명한* 사람들을 발견했다:' 여기에서 그는 자기애성 유형의 대상선택이 의미하는 바를 말한다. 그는 다음과 같이 단락을 맺었다. '이런 관찰이 우리가 자기애의 가설을 채택하도록 만든 가장 강력한 이유이다' (Standard Edition, XIV, p.87. 이탤릭체는 내가 표시한 것이다).

여기에서 프로이드는 어떤 유형의 자기애를 언급할까? 내가 이탤릭체로 표시한 구절은 그것이 이차성 자기애임을 시사한다. 그것은 프로이드가 자기애성 유형을 매우 병적인 상태로 기술해야 했던 것에 반해, 의존성 유형(anaclitic type)을 기술하면서는 정상적인 발달로 인용한 이런 가설과 잘 맞아 떨어진다. 만약 일차 자기애를 정상적인 발달 단계로 받아들인다면, 일차 자기애에서 유래한 정상적 유형이 없는 것처럼 보인다는 사실은 오히려 이상하다.

자기애성 유형의 대상선택은 일차 자기애가 아니라 이차성 자기애에 기반을 두고 있다는 내 가설에 대한 논쟁은 프로이드가 출판물에서 최초로 '자기애(narcissism)' 라는 단어를 사용했던 역사적인 구절에서도 찾아볼 수 있다. 이는 1910년 발간된 세 편의 에세이(Three Essays)에 첨부된 각주(footnote)에 나와 있다. '... 모든 사례들에 있어 우리는 미래의 동성애자들이 초기 아동기에 짧지만 매우 강렬하게 여성에게 고착되는 단계를 거치며, 이 시기를 지난 후 자기 자신을 여성과 동일화하면서 성적 대상으로 삼는다는 것을 알아냈다. 즉, 그들은 자기애적 기반에서 더 나아가 자신과 비슷한 젊은 남자를 구하는 것이다. 그리고 그들은 자신들의 어머니가 자신을 사랑하는 것처럼 젊은 남자를 사랑한다' (Standard Edition, VII, p. 145. 이탤릭체는 원문에 표시된 것). 이것은 정말이지 단정적인 언급이다. 게다가 그것은 동성애자들을 분석했던 모든 사람들이 확증해 온 임상적 관찰에 근거하고 있다. 이는 대상선택에 대한 자기애성 유형의 이차적 속성에 관해 가능한 가장 강력한 논쟁거리를 만들어 낸다.

비록 명확하게 목록을 언급하지는 않았지만 프로이드가 자기애의 존재를 증명하기 위해 광범위하게 사용한 또 다른 임상적 관찰 군이 있다:〈47〉 이 관찰 군에는 자기 자신 혹은 사랑하는 대상을 이상화하는 과대평가 같은, 정신증적 과대망상에서 유래한 모든 종류의 비현실적 과대평가가 포함된다. 외부 대상에 대해 과대평가하는 모든 사례에 있어, 최초의 리비도 부착은 두 번째 단계에서 자기애성 리비도로 인해 강화되기도 하는 대상 리비도(object-libido)에 의한 것이 분명하다. – 명백히 일차 자기애에 대한 논쟁이 아니다; 정신병적 과대망상에서 사용되곤 하는, 자기애의 이차적 속성에 대한 사례는 더 강력한 것이다. 이와 유사하게 사실 상 자아이상(ego-ideal)이나 어떤 이상화(idealization)의 형성은 이차성 자기애에 근거를 둔다.[1] 어떤 자아이상은 외부 대상을 본보기로 삼고

주 | 1 Cf. 또한 자아와 이드(The Ego and the Id), 제 3장.

여기에서 유래한 어떤 것을 내재화함으로써 시작하는데, 이 외부 대상은 거의 항상 부모상(parental figures)이다. 이런 과정을 함입(introjection)이라 부른다; 우리는 중요한 외적 대상들 – 즉, 리비도가 부착 된 대상들 – 만이 함입될 수 있다는 것을 인정하지 않을 수 없다.

이상화 현상과 밀접히 연관된 것은 원시적인 사람들과 아이들 사이에서 관찰되는 자신에 대한 과대평가이다. 이것은 분석 이론에서 관례 상 '전능감(omnipotence)' 으로 불렸다. 가끔씩 이런 표현은 '착각의(illusory)' 혹은 '환각의(hallucinatory)' 와 같은 형용사에 의해 명백히 그 뜻이 약화되었지만, '전능감' 이란 용어에는 이것이 사용될 때마다 부가되는 이런 형용사의 의미가 항상 함축되어 있다. 잘 확인된 이런 과대평가와 같은 현상은 좌절을 겪은 후에 이차적으로 나타나는 것이다. 전능적인(omnipotent) 태도를 보이는 성인들 혹은 아이들을 분석해 보면, 전능감은 압도적인 무기력감에 대항해 자기 자신을 방어하기 위한 필사적인 시도라는 것이 보인다. 내가 알고 있는 한, 원시적인 사람에 대한 인류학적 자료는 이런 설명과 일치한다. 더욱이, 유아기 전능감에 관한 우리의 개념은 주로 성인들이나 보다 더 성장한 아이들에게서 관찰되는 사실들로부터 추정한 것이기 때문에, 그 개념들이 일차 자기애가 아니라 오직 이차성 자기애의 존재를 더 증명하지 않고는 사용될 수 없다고 생각한다.

자기애의 존재를 증명하기 위해 프로이드가 사용한 그 다음 임상적 현상은 수면이다. 이것은 분명히 위에서 언급한 그의 목록에는 포함되어 있지 않다; 그는 기질적 질환의 경과에 있어 리비도 분배의 변화에 관해 토의하던 말미에 – 거의 보충표현으로 – 그것을 언급했다. 거기에서 그는 다음과 같이 말했다: '양쪽 상태들 모두에서, 적어도 우리는 자아 변화의 결과로 리비도 분배에도 변화가 일어나는 예들을 볼 수 있다' (Standard Edition, XIV, p. 83). 이런 임상적 기술은 이와 같은 자기애적 상태들이 이차적 속성을 가진다는 점을 시사한다.〈48〉

의심할 나위 없이 수면은 생물학적이고 심리학적인 관점 모두에서 매우 여러 가지의 원초적인 특성을 보인다. 꿈의 해석 이후 수면은 퇴행의 사례로 가장 빈번히 인용되어 왔다. 그리고 종종 수면은 특히, 꿈이 없는 깊은 수면은 정상인에서 일차 자기애의 가설적 상태에 가장 근접한 상태 중 하나로 간주해야 한다는 점에서 논란이 있어왔다. 다른 예로는 출생 전 태아 상태가 있다. 프로이드, 페렌찌(Ferenczi) 그리고 다른 많은 이들이 보기에 이 두 상태는 너무 유사한 양상이라서 계속적인 논쟁의 대상이 되었다.

수면의 퇴행적 속성에 이의를 제기할 수는 없지만, 잠자는 사람이 접근하려고 하는 고착 지점(fixation point)은 알아보아야 한다. 그 한 가지 답변은 일차 자기애지만 이것이 유일한 것일까? 내 대답은, 가장 흥미롭고 자극적이지만 거의 잊혀 진 책에서 '성교와 수면(Coitus and Sleep)' 이란 제목이 붙여진 장(章)의 첫 번째 단락에서 인용한 것이다: '나는 성교와 수면이라는 두 중요한 생물학적 적응의 유사점과 차이점을 끈질기게 언급해 왔다. 나의 '현실감의 발달단계(Stages of Development of the Reality Sense)' 에 대한 이론에서 생후 첫 번째 수면 – 엄마나 간호사에 의해 잘 보살펴져 홀로 따뜻하게 감싸여 있는 상태 – 은 자궁 내 상태의 반복으로 기술되었다. 놀라기 쉽고 울기 쉽고 출생의 외상적 경험에 의해 흔들리는 아이는 곧 그런 무시무시한 충격이 전혀 일어나지 않을 것 같은 느낌을 만드는 – 한편으로 보면 현실에 근거를 두고 있으며 다른 한편으로 보면 환각 상태에 즉, 착각 상태에 근거를 둔 – 이런 수면상태에서 진정을 찾게 된다; 프로이드는 입문강좌(Introductory Lectures)에서 엄격히 말해 인간은 완전한 존재로 태어나지 않고 완전한 감각을 갖고 나오지도 않으며, 인생의 절반을 엄마의 자궁에서처럼 자면서 보낸다고 말했다' (Ferenczi, 1924, p. 73).

명백히 성교에서 느끼는 극치감(orgasm)과 수면에 빠져드는 행위는 개인과 환경 간에 '조화(harmony)' 의 상태 혹은 평화의 상태가 확립된 경우에만 이루어질 수 있다.〈49〉 평화를 이루기 위한 하나의 조건은 환경이 외부의 어떤 혼란스러운 자극으로부터 개인을 보호하는 것이다. 환경 자체가 불필요하게 개인을 흥분시키거나 스트레스를 주는 자극을 가해서는 안 된다. 이런 점을 잘 보여주는 것이 성적인 불만족을 일으키는 첫 번째 증상 중 하나가 불면증이라는 임상적 사실이다. 잠자는 사람이 퇴행하면서 접근하려는 지점은 아마도 일차 자기애가 아니라 개인을 '억누르고(holds)' 있는 환경과 일종의 원초적(primitive) 평화 상태가 되는 것 같다.

수면에 대한 매우 풍부한 문헌들에서, 나는 우리가 논의 중인 주제와 연관된 관찰을 한 마크 캔저(Mark Kanzer, 1955)라는 또 한 명의 저자를 발견할 수 있었다. 그에 따르면 '수면에 빠져드는 것은 단순한 자기애성 퇴행이 아니다. 잠자는 사람은 실로 혼자가 아니며 함입된 좋은 대상과 "함께 잠을 잔다." 이는 수면을 위한 예비

상태로서 잠자는 사람들이 보이는 습관들 – 어린 아이가 부모에게 하는 육체적 요구와 성인이 성적 파트너에게 하는 육체적 요구, 그리고 빛과 장난감과 종교의식에 대한 신경증적 요구와 같은 것 – 에서 증명 된다' 고 한다. 캔저는 성인은 먹기, 음주, 약물 혹은 씻기 등과 같은 합입적 방법들을 갖고 있다고 하였다. 반면 아이들에서는 돌봄, 흔들어 주는 것 혹은 자장가에 대한 요구 등이 있다. 물론 버트람 르윈(Bertram Lewin)의 꿈 화면(dream screen)은 꿈 파트너와 동일하게 다뤄진다. 캔저는 다음과 같이 요약한다. '꿈은 일차적인 현상이 아니라 오히려 이차성 자기애이며, 적어도 초기 유아기 이후에서는 그렇다. 그리고 잠자는 사람은 합입된 대상과 자신의 잠을 공유한다' (p.265).

따라서, 처음에는 그토록 인상적으로 보였던 수면이 오히려 일차 자기애의 존재에 대한 의문을 제기하게 만들었다. 사실 개인은 수면에 빠져들 때 대상들의 세계로부터 철수한다. 그리고 모든 것들은 홀로 존재한다. 자기애로 해석되는 이런 철수(withdrawal)와 고독(solitude)의 보다 면밀한 조사 결과, 잠자는 사람의 진짜 목적은 일상적인 관계에서의 긴장감으로부터 벗어나는 것이며 자신과 동일한 관심을 가진 대상과 좀 더 원초적이고 만족스러운 형태의 관계를 되찾는 것이라고 밝혀졌다. 그런 대상들의 예로는 편안함을 주는 침대, 베개, 집, 방, 책, 꽃, 장난감 그리고 이행기 대상(transitional objects)(Winnicott, 1951) 등이 있다. 물론 이런 것들은 내적 대상들의 대표적인 것들이거나 상징적인 것들이다. 이런 내적 대상들은 바꾸어 말하면 환경, 만족스러운 음식, 따뜻하고 부드러운 포대기, 엄마의 안전한 '안아주기' 혹은 감싸주기, 흔들어 주기 그리고 자장가 등을 일찍 접하게 되면서 나오는 것들이다.〈50〉 위에서 인용한 관찰들은 잠자는 사람의 퇴행이 이런 세계와 관련이 있으며, 환경과 무관한 일차 자기애의 세계가 아님을 보여준다.〈51〉

제10장

정신분열병, 중독 그리고 그 외 자기애 상태들
(Schizophrenia, addiction, and other narcissistic conditions)

자기애에 대한 소개의 정당성을 밝히기 위해 프로이드가 끝에서 두 번째로 사용했던 임상적 관찰은 정신분열병에서의 퇴행이다. 모든 사람들은 정신분열병 환자들이 외부 세계에 대한 관심이 없다는 사실에 동의한다. 적어도 그들이 만들어 내는 인상은 그렇다. 이미 나는 정신분열병적 퇴행의 역동에 관해 논의할 때, 프로이드가 항상 다음과 같은 주장을 제기했다고 지적해 왔다. '좌절로 인해 해방된 리비도는 환상 안에서 대상들과 밀착되어 있지 않고 자아로 철수된다' (Standard Edition, XIV, p. 86). 이런 공식화된 견해는 프로이드가 정신분열병의 문제에 접근할 때마다 반복되었다. 하지만 자기애에 관한 그의 논문이 출판된 이후 불과 몇 년 만에 이전보다 훨씬 자주 함께 언급되던 또 다른 문장이 나타났다. 입문강좌(Introductory Lectures)에서 프로이드는 다양한 신경증이 퇴행하는 고착 지점을 논의하고 정신분열병에 대해 '아마도... 조발성 치매(dementia praecox)가 도달하게 되는 최종 종착지는 원초적 자기애의 단계' (Standard Edition, XVI, p. 421) 라고 하였는데 이는 이론적인 언급으로 보인다. 더군다나, 그것은 일차 자기애의 이론에서 유래한 모든 모순들을 안고 있다. 어떤 임상적 관찰들이 있었던가?

정신분열병이 정신분석에 의해 근본적으로 치유될 수 있는지 없는지에 대한 의견은 서로 나뉘지만 분석적으로 접근하는 것이 불가능하지 않다는 일반적인 합의는 있다. 반면에, 보통의 표준적인 분석 기법은 그들의 치료에 적용하려면 상당히 수정되어야만 한다. 이론적인 용어로 표현된, 이 잘 확립된 임상적 경험은 다음을 의미한다.

(a) 정신분열병 환자가 외부 세계로부터 철수된다는 인상은 부분적으로 맞다. 그들은 정상 세계- 즉, 에디푸스 시기의 삼각관계 -로부터 철수되어 있다.

(b) 하지만 다른 종류의 관계는 가능하며, 그것이 정신분열병에 적용하기 위해 기법들을 변화시키는 목표이다.〈52〉

여기에서 이 주제에 관한 엄청난 양의 문헌들을 모두 개관할 수는 없다. 이런 종류의 관계 - 혹은 기법 - 는 분석가에게 표준적인 기법 이상의 더 많은 것을 요구한다는 점을 말해 두는 것으로 충분할 듯하다. 이는 분석가가 모든 환자들의 요구를 즉각적으로 조건 없이 만족시켜야 한다는 것은 아니며, 그가 환자를 이해하고 환자와 '조화롭게(harmony)' '조율하면서(tune)' 작업할만한 능력이 있다는 사실을 입증할 수 있어야 한다는 것이다.

그런데 이것은 정신분열병 환자들뿐 아니라 모든 퇴행된 환자들에서도 그렇다. 그들 모두는 분석가의 기분에 매우 민감한 것처럼 보인다. 퇴행이 많이 된 환자일수록 더 민감하게 된다. 보통 사람이나 신경증적인 환자들은 알아채지도 못하는 감정들이 퇴행된 환자에게는 깊은 괴로움을 준다. 이런 혼란을 피하기 위해서, 분석가는 환자와 '조율(tune)' 해야만 한다. 분석가가 이렇게 할 수 있다면, 사람이 꾸준히 성장하듯이 분석 작업도 안정적으로 진행될 수 있다. 하지만 '조율' 이 이루어질 수 없다면, 환자는 매우 시끄러운 공격적 증상 혹은 절망감과 함께 불안한 반응을 보일 수 있다.

이런 조화 혹은 조율은 단지 분석가와의 관계만을 생각해서는 안 되며 퇴행된 환자의 전 인생을 고려한 것이어야 한다. 이런 조화가 짧은 기간이라도 생길 수 있는 것은 분석 상황의 속성 때문이다. 때때로 분석가는 '객관적으로' 상황을 개관하기 위해 그리고 좀 더 사려 깊은 해석을 내리기 위해 환자와 거리를 가져야 한다. 대개, 이들 환자는 단기간 동안만 실제적인 외적 대상과의 관계를 견뎌낼 수 있으며, 따라서 이들 기간은 분석 작업을 위해 보존되어야 한다. 환경이 즉, 일상생활이 환자에게 너무나 많은 것을 요구한다면, 막대한 양의 환자 리비도는 서서히 쇠진할 것이며 분석을 위해 남아 있는 리비도조차 충분치 않게 될 것이다. 그러므로 이런 유형의 환자들을 담당하는 분석가는 환자가 자신과 좀 더 신뢰하는 – 치료적인 – 관계에 모든 리비도를 집중할 수 있도록 외부 환경이 환자에게 '전념하고(fall in)' '포용하는(hold)' 역할을 해야 한다고 요구한다.

일단 이런 상황의 중요성을 깨닫는다면, 정신분열병의 치료에 관한 그토록 많은 보고들이 왜 다음과 같은 우울한 구절들로 끝을 맺는지 이해할 수 있을 것이다. '현 시점에서, 외부 환경 때문에 치료가 중단되어야만 했다.' 혹은 '불행히도, 친척들이 방해해서 치료가 중단되어야 했다' 등.〈53〉

이런 조화의 상태에 대한 이론적 측면은 '정신분열병을 만드는 엄마(schizophrenogenic mother)' 즉, 아이와 조화를 이룰 수 없는 엄마에 대한 개념이다. 현명하고 경험이 풍부한 임상가는 (Hill, 1955, pp. 108–109) 다음과 같이 기술한다: '이 엄마들은 과도하게 그리고 조건을 내걸면서 정신분열병에 걸리는 자신들의 아이를 사랑한다. 그들의 사랑을 위한 조건은 정신분열병이 되는 아이가 충족시킬 수 없는 것이다. 이 엄마들은 아이의 정상적인 외면만을 보며 마음 안에서 일어나는 일에 대해서는 둔감하다.' 스탠톤과 쉬와르츠(Stanton and Schwarz, 1954)의 책 속에 정신분열병의 치료를 위한 조화로운 환경의 중요성에 대해 매우 흥미로운 임상적 기술이 있다. 이 책은 환경에서의 부조화, 즉 어떤 한 명의 환자를 치료하는데 관여하는 다양한 치료팀원들 간에 부조화와 이것이 환자의 상태를 악화시켜가는 모습을 설득력 있게 보여주고 있다.

임상에서 정신분열병 환자가 사회로부터 철수되는 모습을 보이는 것이 일차 자기애 상태의 증거라고 할 수는 없다. 사실상, 정신분열병 환자는 누군가와 긴밀한 유대감을 가지고 있다고 말하는 것이 더 옳을 것이다. 그리고 소위 '정상' 혹은 '신경증적'이라는 사람들보다 자신의 환경에 더 의존적이라고 보아야 한다. 환자들의 행동을 피상적으로 관찰하면 이런 긴밀한 유대감과 필사적인 의존성이 드러나지 않고 사회로부터 격리되어 어떠한 접촉도 없는 것처럼 보일 것이다. 이런 면에서 정신분열병적 퇴행은, 아주 같은 상태로 보이는 유아 혹은 태아 단계에서의 퇴행과는 반대편에 있다고 하겠다. 외부 세계에 대해서는 인식하지 못하고 부분 대상들(part objects)과 스치듯이 표면상으로 별로 중요하지 않은 접촉을 하면서도 활발하고 자기중심적인 독자적 행동을 보이는 모습들은, 조기 박탈이 있을 때 격렬한 의존심과 '조화'에 대한 강한 요구를 겉으로 가리고 있는 상태에 대해 기술한 스피츠(R. Spitz, 1946)같은 근대의 연구자들도 말하고 있다. 이 주제는 다음 장뿐 아니라 3부와 5부에서도 다뤄질 것이다.

자신의 환경에 대한 정신분열병 환자들의 모순적인 태도는, 자기애적인 사람들(narcissistic people)에게서 일반적으로 발견되는 태도가 더 심하게 나타난 것이다. 비록 그들의 관심이 그들의 자아 – 혹은 하트만(Hartmann)식 용어를 사용하자면 그들 자신의 자기(self) – 에 모아져 있지만, 그리고 분명히 사람들에게 주는 사랑에는 매우 인색하지만 그들은 결코 편안하거나 독립적이지 않다; 〈54〉 그와 동시에 그들은 안정적이라거나 자기 충족적 혹은 자부심이 강한 것이라고도 할 수 없다. 대개 외부에서 자신들이 기대했던 대로 되지 않는 일에 대단히 민감하게 반응한다. 그들은 쉽게 아파하고 마음 상해한다. 그리고 이런 손상된 감정은 오랫동안 자신을 괴롭힌다. 게다가, 실제 생활에서 이들 자기애적인 사람들은 그들 자신만의 삶을 거의 살아가지 못한다. 대개 그들은 파우스트(Faust)와 메피스토(Mephistopheles), 돈키오테(Don Quixote)와 산쵸 판자(Sancho Panza), 돈주앙과 레포렐로(Leporello)와 같이 잘 알려진 형태의 두 모습처럼 분리된 이중성을 갖고 살아간다. 이 모든 경우들에 있어 오토 랑크(Otto Rank, 1924)에서 헬렌 도이취(Helene Deutsch, 1937)까지 분석 문헌에서 여러 차례 지적되어왔듯이, 독립적이며 일상생활의 위험에 맞설 수 있는 사람은 평범하고 자기애적이지 않으며 대상사랑이 가능한 동반자이다. 그의 도움과 돌봄이 없는 경우, 매력적이고 겉으로만 독립적인 자기애적 영웅은 비참하게 쓰러진다. 현실의 삶에서는 흔히 매력 없는 파트너가 자기애적 영웅의 실제 엄마이다.

따라서 우리는 엄밀히 말해 자기애적인 남자나 여자는 사실 가식일 뿐이라는 결론에 도달한다. 그들은 필사적으로 자신의 환경에 의지하며, 그들의 자기애는 자신의 환경이 기꺼이 그들을 돌봐주는 상태에서만 유지되거나 지켜질 수 있다. 이는 절대 권력자로부터 가장 비천한 사람에 이르기까지 일반적인 사실이다.

성인 대상관계로부터 자기애에 이르기까지 그리고, 이런 종류의 원초적 관계에 이르기까지의 변화를 관찰할 만한 좋은 기회는 알코올 중독의 분석 특히, 주기적인 알코올 중독 환자의 분석을 통해 얻게 된다. 비록 그들의 대상관계가 항상 꽤 강할지라도, 그것은 흔들리고 불안정하다. 결과적으로 이 사람들은 쉽게 균형을 잃어버린다; 이것은 그들 자신과 그들에게 중요한 사랑하는 대상들 중 어느 하나와의 사이에 충돌이 일어나는 가장 중요한 원인이 된다. 이런 충돌은 쉽게 일어나고 피할 수 없는 것이어서 그들은 전적으로 그 상황을 개선시킬 수 없다고 느낀다; 그들은 실제로 모든 대상 리비도를 철수시킨다; 자기애를 제외하고는 어느 것에도 관심이 없다; 호의와 적의가 모두 자기에게 집중되어 있다고 느끼며, 한편으로는 전적으로 비참하고 버림받았다고 느낀다.

이런 상태에서 그들은 항상 술을 마시기 시작한다. 물론 다른 유발 인자들이 있을 수는 있다. 하지만 그 원인이 무엇이든 간에 중독의 첫 번째 효과는 이제 자신들과 주변 환경 사이의 모든 것이 잘 되어있다고 느끼는 것이다.〈55〉 내 경험상 이런 '조화로움' 에 대한 열망은 알코올이나 다른 중독의 가장 중요한 원인이다. 이 시점에서 모든 종류의 이차 과정이 '조화로움' 을 위협하면, 알코올 중독자는 절망하면서 그런 '조화로움' 을 유지하거나 적어도 되찾기 위해 더욱 더 술을 마시게 된다.

알코올 중독 환자를 둘러싼 이런 조화로운 상태의 가장 중요한 특징은 이 세상에서 사랑 혹은 증오하는 사람들이나 대상들 특히, 요구하는 사람들이나 대상들이 없는 것이다. 그 조화로움은 중독자가 그에게 뭔가를 요구하는 모든 것과 모든 사람을 없앨 수 있을 때만 지켜질 수 있는 것이다. 주기적으로 재발하는 여러 중독자들은 자신을 가두고 혼자 술만 마시거나 친숙한 대상들과 사람들의 세계로부터 도망치며 그들로부터 어떤 것도 요구할 수 없는, 특히 계속해서 리비도를 유지하지 않아도 되는, 이전에 접촉하지 않았던 환경을 찾아다닌다(이들 두 세계 - 계속해서 리비도를 유지하는 정상인과 잠깐 동안의 리비도 부착 만을 가지는 알코올 중독자 - 를 인상적으로 보여주는 것은 채플린의 영화 시티 라이트(City

Lights)이다.). 이런 새로운 세계 안의 중독자들은 사람들이 동정심이 있거나 우호적일 때만 견뎌낼 수 있다. 아주 가벼운 비판이나 이해관계의 대립은 알코올 중독자의 폭력적인 반응을 유발시킨다. 왜냐하면 자신의 조화로움과 술이 만들어낸 세계를 함께 지탱시키려는 욕구가 좌절되기 때문이다.

또 하나의 임상적 관찰들이 우리의 문제와 연관되어 있다. 이것은 어떤 어려운 환자들을 치료하는데 필요한 분석적 분위기이다. 그 어려움은 환자의 퇴행, 심한 자기애, 병의 속성 혹은 그의 만들어진 성격이 원인일 수 있다. 이 사람들은 항상 분석 문헌에서 '깊이 잘못 되어있는(deeply disturbed)' 과 같은 형용사로 특징 지워 진다. 이 환자들에게서 나는 그들이 환경과 원초적인 관계가 있음을 처음으로 인식했다. 치료 기간 동안의 상황을 기술하였지만 이것들은 환자보다는 나의 기법에 의해 야기되었다는 비판이 있을 수 있다. 이런 비판을 해소하기 위해 확실히 전통적인 기법을 사용한, 필리스 그린에이커(Phyllis Greenacre, 1953, p.48)의 말을 인용하고 싶다. '나는 이런 과도한 자기애와 불안이 분석의 과정에서 다루어지는 방법을 보여줄 것인데, 이 방법은 리비도 발달이 방해된 상태를 다루는 "일반적인(regular)" 분석의 수법이다.〈56〉 분명 이런 사례들에서 보이는 과도한 자기애는 분석가가 당면하게 되는 어려운 문제이다. 하지만 나는 이런 환자들의 불안정한 성격구조가 갖는 중요한 문제인 막연한 불안을 적절하게 다룰 수 있다면, 자기애 환자가 분석의 고통을 견디게 할 만큼 충분히 교육될 수 있다고 생각한다.' 퇴행 상태에서 정신분열병 환자의 욕구에 대한 나의 기술과 이 구절을 비교해 봤을 때, 우리 모두 동일한 임상적 경험을 말하고 있는 것으로 보인다.

공황장애의 분석을 받으러 온 환자들과 토의할 때, 그린에이커(Greenacre)는 다음과 같이 말한다: '병원에 입원해 있든 혹은 집에서 생활하든 하루 중 분석 시간을 제외한 스물 세 시간의 대부분을 환자와 밀접하게 지내는 사람들의 이해심 있는 협조를 얻는 것이 초기 단계에서는 매우 중요하다; 적대적이거나 걱정 많은 혹은 너무 활동적인 친구들이나 친척들 때문에 많은 치료 시간을 갖는 것이 어려워지기도 한다' (op. cit., pp. 54-55). 물론, 나도 그렇게 생각한다.

조금 더 나아가(op. cit., pp. 57-60) 그린에이커는 분명 자아의 강화와 '자기애의 교육(the education of narcissism)'을 동등하게 보았다. 이런 기술에 대해 이의는 없지만 그린에이커가 주장한 방법은 분석가가 먼저 가능한 한 밀접하게 환자와 '조율해야(in tune)' 하고, 그 다음에 점진적이고 주의 깊게 환자 내부의 정상 대상 즉, 무언가 요구할 수 있는 부분을 보아야 한다고 말한 점을 지적하고 싶다. 물론 '조율해야' 한다는 뜻이 앞으로는 분석가가 자동적으로 환자의 소원, 열망, 욕구를 만족시켜야 한다는 것을 의미하지는 않는다. 하지만 그것은 명확히 분석가와 환자 관계가 가능한 한 내가 '조화로운 혼합(harmonious mix-up)'이라고 부르는 상태에 가까워지기 위해서, 분석가 자신이 진지하게 노력해야 한다는 것을 의미한다. 이에 대해서는 12장에서 보다 자세히 논의하겠다.

여기에서 나는 중요한 점 몇 가지를 추가하고 싶다. 그린에이커의 임상적으로 주목할 만한 현상에 대한 기술과 치료적 조언은 수정 없이 그대로, 1부에서 기술했던 기본적 오류의 영역에 속하는 사건들의 예시로서 이용될 수 있다. 기본적 오류의 특징은 전적으로 두 사람의 관계라는 점과 한 파트너(분석가)가 다른 파트너(환자)와 항상 '조율 상태'에 있어야 한다는 점, 갈등이 없다는 점, 그리고 통상적인 해석이 상대적으로 그렇게 중요하지 않다는 점 등등이 있다.〈57〉 나는 만약 자기애적 장애들의 임상적 양상에 대한 연구와 그들의 초심리학(metapsychology) 그리고 무엇보다도 그들의 치료가 기본적 오류 이론의 견지에서 접근된다면, 상당한 진전을 이루게 되리라고 기대한다. 이런 종류의 시도는 이어진 3부와 4부에서 이루어질 것이다.

이런 새로운 접근이 얼마나 중요한지는, 최근에 발표된 일차 자기애 이론에 반대하는 모든 비판들을 무시한 '자기애의 장애들(Disorders of Narcissism)'이란 또 하나의 훌륭한 논문에서 W. G. 조페와 조셉 샌들러(W. G. Joffe and Joseph Sandler, 1965)가 잘 보여주고 있다. 그들의 주된 관심은 자기애와 그것의 장애들을 이해하기 위해서는 욕동(drives)의 만족(gratification, 독일어로 Befriedigung - 문자 그대로 '평정(pacification)')과 더불어 '그것의 감정적(affective)이고 관념적(ideational)인 측면들에서... 이상적인 행복 상태로부터의 일탈'이 고려되어야 한다는 점을 보여주는 것이다. 12장에서도 논의되겠지만, 이런 '이상적인 행복 상태(ideal state of well-being)'는 일차 사랑(primary love)의 궁극적인 목표이다. 사실 그것은 살아있는 모든 사람들의 궁극적인 목표이기도 하며, 그것의 초기 단계에서 발생하는 어떤 심각한 방해는 특정한 기본적 오류를 만들어내기도 한다.

이들은 이런 '이상적인 행복 상태'의 역동적인 구조를 고려하지 않아서 대상과의 관련성을 인식하지 못하고, 이상적인 행복 상태를 일차 자기애와 같다고 볼 수도 있다. 그러나 자신들이 분명하게 말하지는 않았지만, 그들은 이차성 자기애에 속한 현상만을 말하고 있다; 이런 점을 감안하면서 나는 그들의 결론에 대체적으로 동의한다.

이번 장에서 발견할 수 있는 요점은 정신분열병 환자가 이론적인 기대와는 달리 가장 퇴행된 상태에서 조차 자신의 환경에 반응할 수 있으며, 따라서 분석치료의 시도에 영향을 받기 쉽다는 것이다. 하지만, 그 반응은 '조화로운(harmonious)' 관계에 대한 절박한 욕구(compelling need)에 밀려서 미미하고 불확실한 것이 된다. 이는 그들의 자기애적 철수(narcissistic withdrawal)가 좌절에 뒤따르는 이차적인 것임을 시사한다. 이 장에서 짧게 살펴본 다른 상태들 – 알코올 중독 환자들과 '깊은 장애가 있는(deeply disturbed)' 환자들 혹은 '자기애적' 환자들 – 은 동일한 양상 즉, 어디에서나 조화로운 상태에 대한 원초적 욕구, 일반적으로 파트너 특히 분석가의 가혹한 요구 때문에 일어나는 좌절, 그리고 이차성 자기애 속으로의 철수 등을 나타낸다.〈58〉

제11장

출생 전 그리고 출생 후 초기 상태
(Ante-natal and early post-natal states)

자기애의 존재를 증명하기 위해 프로이드가 사용했던 임상적 사실들을 살펴본 후에, 우리는 두 가지를 제외하고는 그 모든 것들이 이차성 자기애의 분명한 사례들이라는 결론을 얻었다. 우리는 오로지 이차성 자기애에만 근거해서는 설명될 수 없는 두 가지 현상을 발견했다. 그것은 정신분열병에서의 퇴행상태와 꿈이 없는 숙면상태이다; 하지만 이들 두 사례에서 조차 퇴행이 향해가는 고착 지점은 반드시 일차 자기애가 아니고, 분화되지 않은 환경에 매우 강렬하게 리비도가 부착 되어 있는 원초적 형태의 관계인 것으로 보였다.

하지만, 이런 점은 1914년에 프로이드가 이미 예견하였다: '우리가 가정해 왔던 아이들의 일차 자기애와, 리비도 이론들의 가설 중 하나를 형성하는 일차 자기애는 어떤 것으로부터 *추론하여* 파악한 것이며, 직접적인 관찰로 확인하기는 쉽지 않다' (Standard Edition, XIV, p. 90. 이탤릭체는 내가 표시한 것임). 다음과 같이 프로이드의 마음을 보여주는 설득력 있는 언급이 있다 : 이론가는 낙천적이며 자신의 이론을 적절히 다루어 쓰는 데 반해, 임상가는 회의적으로 말하지 않는다 해도 적어도 신중하게는 말한다.

더 나아가, 여기서 말하는 정신분석 이론은 *출생 전 상태에서의 일차 자기애*를 고려하는데 반해, 프로이드는 *아이들의 일차 자기애*에 관해 이야기 한다. 미리 예측하는 이런 경향은 분석 이론에서 꽤 일반화된 것이다: 만약 가설이 임상적인 관찰과 맞지 않는 것으로 증명된다면, 지지할 수 없거나 혹은 재조사해야 할 것으로 그것을 거부하는 대신에, 어떠한 임상적 관찰도 하지 못할 만큼의 초기 발달 단계라고 할 것이다.

나는 이 주제와 연관된 필리스 그린에이커(Phyllis Greenacre)의 개념에 관하여 주로 논의하고자 한다. 그녀는 이 분야에 있어 잘 알려진 권위자이며 외상. 성장과 인격(Trauma. Growth and Personality, 1953)이라는 책에서 이 주제를 폭 넓게 다루고 있다. 비록 이 장에서 논의되는 모든 생각들이 그녀의 고유한 것은 아니지만, 나는 가능한 한 많은 부분들을 그녀의 글에서 인용하고자 한다.〈59〉 다음과 같이 세 가지 군으로 묶어 이 개념들을 논의하려고 한다:

(1) 완전한 태아 상태와 연관된 것들;

(2) 출생으로 인해 일어난 변화와 연관된 것들;

(3) 자궁 밖 삶의 가장 초기 단계와 연관된 것들이 그것이다.

그린에이커는 아주 단언적으로 다음과 같이 말한다: '생물학적인 관점에서 자기애는 성장의 리비도적 구성요소라고 정의할 수 있다' (op. cit., p.20). 프로이드를 따라 그녀는 다음과 같이 언급하고 있다. '자기애는 인생 전반에 걸쳐 일어나는 것이다. 자기애적 리비도는 사실 상 활기가 있는 곳이라면 어디에서든 발견될 수 있다' 혹은 좀 더 구체적으로는 '태아상태에서 자기애는 거의 혹은 전적으로 정신적 내용물이 결여되어있는 가장 단순한 것으로 축소된다' 고 하였다(op. cit. p.45).〈60〉

문제는 그린에이커의 언급들이 그럴 듯하고 이해할 수 있는 것이지만, 관찰에 의해 입증되거나 반증되지 않은 가설에 근거하고 있을 뿐이라는 점이다. 그녀와 다수의 분석가들은 자궁 내 생활에서 리비도의 분포, '성장의 리비도적 구성요소(libidinal component)', '전적으로 정신적 내용물이 결여된 자기애' 에 관해 확실한 사실은 없이 단지 관점들과 막연한 개념들만 가지고 있다는 점에 동의하면서도, 이런 종류의 언급들이 다양한 임상적 그리고 생물학적 관찰로부터 나온 정당한 추론이라고 생각한다. 전체 문맥에서 일부 구절들을 따로 떼어내어 보는 것은 저자에게 다소 부당하다. 하지만 이런 종류의 구절들이 임상에서 실제 발견한 것이 아니라 자신의 견해일 뿐이라고 밝히지 않는 것은 독자들에게 적절치 못한 일이다.

그녀의 책에서 그린에이커는 사람이 느낄 수 있는 탄생의 '기억들과 느낌을 표현하기 위해 사용하는 이미지에 관하여 탁월한 묘사를 하고 있다. 예를 들면, '존재의 한 방식에서 또 다른 방식에 이르는 다리', '교차(chiasma)', '균열(hiatus)', '죽음과 매우 밀접하게 닮아있는 일종의 일시적 기억상실(blackout)' 등이 그것이다(op. cit., pp. 20-21).

그리고 나서 그린에이커는 탄생의 경험은 이 모든 이미지들이 모여 복합적으로 이루어지지만, 기본적인 특징은 삶의 어떤 방식에서 또 다른 방식으로의 변화가 성공적으로 이루어지는 점이라고 하였다. 그녀는 다음과 같이 기술하고 있다: '탄생 시에 일어나는 태아가 가진 자기애적 리비도의 전반적인 균형의 혼란은 다음과 같이 생각할 수 있다: 자궁 내 삶이라는 거의 완전한 의존성에서 개별화(individuation)의 바로 그 시작점에 이르는 어떤 전환, 적어도 엄마의 신체 내부에서 일어나는 완전한 의존성 대신 신체 외부에서 일어나는 유사 의존성으로의 어떤 이행(transition)이라고 말이다' (op. cit. p. 45).〈60〉

그녀는 탄생 시의 경험이 한 개인의 불안 형태를 조직화하는 듯 보인다는 프로이드의 의견을 반복하면서 '불안 양상의 확립이 위험에 대한 보호인 반면에 자기애의 조직화는 적극적인 공격의 도구, 추진력 있는 공격적 욕동을 형성하는 것이다' 라고 덧붙이고 있다(op. cit., p. 19).

이 모든 기술들은 다소의 어려움이 있기는 하지만 일차 자기애 상태를 나타내는 지침으로 해석될 수 있다. 그리고 이것은 그린에이커가 그 기술들을 사용하는 방법이기도 하다. 하지만 그것들은 태아와 환경 사이에 일어나는 초기의 강렬한 상호작용에 대해 강한 의문을 제기하는 것으로 해석될 수 있다. 이것은 내 멋대로의 해석을 덧붙인 것이 아니다. 탄생은 지금까지의 아직 대상이 없고 일종의 구조화되어 있지 않은 '바다(ocean)' 와 같은 환경과의 만족스러운 관계가 갑자기 단절되는 것을 의미한다. 우리는 지금 이런 일련의 생각들을 다시 검토해볼 것이다.

다시 그린에이커의 책으로 돌아가서, 나는 성인에서 증상으로까지 발전하는 추정적인 혹은 실제적인 출생 시 외상과 관련된 여러 가지 흥미로운 임상적 관찰들을 생략해야 한다. 왜냐하면 이것은 완전히 내 분야와는 동떨어져 있기 때문이다. 반면에 나는 출생 후 사건들의 효과에 관해 언급하고 있는 그린에이커의 모든 임상적 기술들이 환경에 의한 좌절감으로 일어나는 자기애의 이차적 속성에 대한 근거가 될 수 있다는 점을 지적하고 싶다. 이에 대한 설명을 위해 그녀의 논문 '생식기 전 양식(Pre-genital Patterning)' (1952)의 한 구절을 인용하고자 한다. '영아(infant)를 초기에 반복적으로 과도하게 자극하면 일차 자기애가 증가하게 되면서, 일차 동일화(primary identification)가 연장되고 강화되며 신체적인 반응능력과 자극의 수용이 수반되는 현실감의 발달이 손상된다' (p. 414).

조기 영아기는 흔히 개인과 환경 사이에 경계가 없는 미분화의 상태로서 기술된다. 이는 12장에서 더 논의될 것이지만 수용할 만한 개념이다. 이와 대비되거나 병행하는 개념이 초기 유아기를 일차 자기애와 일차 동일화로 보는 것인데, 가끔 일차 동일화를 일차 자기애의 기능적인 측면으로 보기도 한다. 여기에서 말하는 '동일화(identification)' 가 정상적인 뜻을 갖고 있다고 볼 때, 일차 동일화와 일차 자기애의 공존을 인정하는 것은 논리적인 모순이 있다.〈61〉 앞서 말했던 것처럼 프로이드는 이 사실을 전적으로 인식하고 있었으며, 자아와 이드(The Ego and the Id)의 제 3장에서 그에 관해 논의한 바 있다. 어떤 동일화는 통상적으로 이전에 강렬히 리비도부착 된 몇몇 외적 대상이나 어떤 일부 환경의 영향 하에서 일어나는 자아의 변화를 의미한다. 대부분의 일차 동일화는 개인의 외부에 있는 뭔가에 대한 것이다. 그리고 어떤 외부 양상(pattern)에 따라 자아의 변화가 일어나기 위해서는 이런 양상이 그 개인에게 많은 것을 의미해야 한다. 따라서 나의 쟁점은 어떠한 일차 동일화(primary identification)도 있을 수 없다는 사실이다. 모든 동일화는 정의에 의하면 어떤 대상이나 환경에 대한 리비도부착에 이차적으로 일어나는 것임에 분명하다. 설령 존재한다 하더라도, 일차 자기애와 일차 동일화는 동시에 존재할 수 없다.

자주 사용되는 일차 자기애에 대한 또 다른 논쟁은, 아주 초기 영아기에는 외부 세계를 인식할 수 없다는 점이다. 그에게 리비도부착 된 외부 세계가 없기 때문에 그는 일차 자기애의 세계에 살고 있는 것처럼 생각된다. 이런 논쟁은 관찰된 사실들과 갈등을 보이게 되면서 종종 약화된다. 만족해하는 영아는 깊은 잠에 빠져들어서 외부 세계의 영향으로부터 '벗어나(away)' 있거나, 만약 깨어있다면 그것은 - W. 호퍼(W. Hoffer, 1959)가 예를 든 것처럼 - '환경-엄마(environment-mother)가 아이의 일차 자기애를 보조하고 있어서 아직 거기에는 자아가 없고 위험, 불안 혹은 방어에 대한 생각도 없으며...' (p. 8)와 같은 상태일 것이다. 따라서 '일차 자기애의 상태를 유지하는 것이 필요하며 이것은 출생 전에 받았던 어머니의 보호와 같은 것이다' (p. 9).

같은 논문에서 호퍼(Hoffer)는, 포대기에서 이루어지는 유아의 경험에 대한 그 시대의 이론에 프로이드가 영향 받았을지도 모른다는 점을 부각시키고 있다. 그는 포대기가 '자아 발달을 제한하는 자기애적 외피(rind)로서 작용 한다' (p. 10)고 하였다. 예를 들면, 포대기가 유아들을 외부 자극으로부터 방어하여 결과적으로 그들의 외적 관계는 지체될 수도 있다. '포대기를 제거하면 영아의 일차 자기애는 위험해질 수 있다: 이 점은 누구나 알 수 있는 것이 아니라, 일차 자기애를 덮고 있는 대상 관계를 보는 관찰자만이 알 수 있다' 그리고 그는 다음과 같이 덧붙이고 있다. 현재의 상황들(양육 습관들에 관한 것)에 대한 이론이 정신분석의 발달에 기여하지 않았다고 하는 말에는 의문이 있다)(p. 11).〈62〉

이 모든 논쟁들은 확실한 답을 얻기가 어렵다. 무엇보다 일차 자기애 상태는 존재하고,

(a) 환경-엄마(environment-mother)는 영아를 안아줌으로써 일차 자기애의 상태를 지켜야 하며

(b) 아이가 이런 '안아주기(holding)' 에서의 변화를 알아서는 안되고

(c) 환경과의 어떤 *관찰된* 관계(observed relationship)와 '안아주기(holding)' 의 변화(예, 포대기가 없어지는 것)에 대한 어떤 *관찰된* 반응(observed response)은 거짓된 것으로서 무시되어야 한다.- 그렇지 않으면 일차 자기애의 전체적인 이론적 구조는 붕괴될 것이다.

환경과의 관계는 시작부터 원초적인 형태로 존재하며, 영아는 그

안에서 어떤 상당한 변화를 인식하고 거기에 반응할 수 있게 된다는 개념을 수용하는 것이 훨씬 간단하다고 생각한다. 하지만 호퍼(Hoffer)의 주장을 사용하자면 이것은, 일차 자기애의 이론이 너무 둔감하게 양육되어(예를 들면, 뻣뻣한 포대기와 경직된 일상적 양육 등) 결과적으로는 환경과의 혼란스런 관계에 대한 반응으로 너무 이른 단계에 이차성 자기애를 발달시킬 수밖에 없었던 영아들과의 경험에 주로 근거를 뒀다는 사실을 의미하기도 한다.〈63〉

제12장

일차 사랑
(Primary love)

비록 일차 자기애의 가설이 깔끔하고 잘 정리되 있고 논리적인 이론을 우리에게 제시하고 있지만, 풀리지 않는 모순과 불확실성 속에 우리를 빠뜨리기도 했다. 이론적인 가정으로 우리는 소위 이드(id)라고 불리는 리비도의 원천을 쉽게 제시할 수 있다. 하지만 그것의 위상을 '리비도의 엄청난 저장고(the great reservoir of the libido)' 혹은 일차 자기애의 정착 지점으로 정의하는 것은 불가능하다고 입증되었다. 프로이드 자신의 다양한 기술들은 모순되고 일관성이 없으며, 하트만(Hartmann), 크리스

(Kris), 로벤슈타인(Loewenstein) 등의 새로운 제안과 제임스 스트라치(James Strachey)에 의한 다른 한 편의 제안은 몇 가지 문제들을 해결하는 새로운 국면을 만들어왔다. 또 다른 풀리지 않는 모순은 시간상의 순서에 관한 것이다. 일차 대상관계, 일차 자가성애(auto-erotism), 일차 자기애는 환경과 개인이 관계를 맺는 가장 초기의 극히 원초적인 형태로서, 프로이드가 순서대로 동등하고 명확하게 각각을 기술하였다.

이런 곤경에 처해서, 분석 이론은 예상하기(antedating)라는 잘 입증된 탈출구에 호소했다. 프로이드는 '아이들의 일차 자기애(the primary narcissism of children)' 를 말했던 반면에, 현대 이론은 일차 자기애가 태아에 기여하는 그 필요성을 발견했다. 이전 장에서 나는 이런 시도에 의해 얻어지는 것이 '여행가방 이론(suitcase theory)' 임을 보여주고자 했다. 당신은 가방 안에서 당신이 무엇을 집어넣었는지 만을 발견할 수 있다.

자기애의 정신분석적 개념을 소개한 이후 1950년대 내내, 어떠한 새로운 임상적 관찰도 일차 자기애의 존재나 수용 가능성을 증명하기 위해 기술된 바 없었다. 일차 자기애에 관한 문헌은 부족하였고 프로이드의 다양한 언급과 제안들을 반복하는 그 이상의 것들은 거의 없는 반면, 이차성 자기애에 관한 문헌은 매우 풍부하였고 그것들은 뛰어난 임상적 관찰들을 근거로 한 것이었다.

훌륭한 이론은 적어도 다음과 같은 몇 가지 질적인 면들을 갖추어야 한다:

(1) 먼저, 타고난 모순들로부터 자유로워야 한다. 우리가 보아 온 것처럼, 일차 자기애 이론은 그 시작부터 이런 면에서 결함이

있으며, 그 결함을 바로 잡으려는 반복적인 노력들도 실패했다.〈64〉

(2) 흩어져 있는 관찰들을 통합하여 그들 각각을 더 잘 이해할 수 있게 만드는 미적인 구조가 있어야 한다. 더 정확하게 말하자면, 일차 자기애의 이론은 그럴 듯하지만 이전 장에서 보여주듯이 그렇게 하는 데는 실패했다.

(3) 이론적인 기초 하에서 예측이 가능해야만 한다. 논증이나 반박이 가능한 결론 혹은 추론을 내릴 수 있어야 한다. 내가 아는 한 일차 자기애의 이론은 논증할 수 없는 더 깊은 억측으로만 이끌었다. 이 중 몇몇은 위에서도 논의된 바 있다. 한 가지 예를 들면, 분석치료로 정신분열병에 접근하지 못한다는 것은 거짓으로 판명되었으며 포기되어야 한다.

대안은 무엇인가? 내 견해로는 두 가지 면이 있다. 먼저, 나는 일차 자기애의 이론이 자기 모순적이며 비생산적인 것으로 증명되었다는 사실을 말하고 싶다. 그것은 문제 해결을 위한 도움 보다는 더 많은 문제들을 만들어 냈다. 50년 이상의 냉정한 사고와 비판적 관찰들조차 그 안에 전해 내려오는 내적인 모순들을 해결할 수는 없었다. 결과적으로 나는 그 이론에 매달릴만한 어떠한 이유도 찾을 수 없었다. 두 번째 견해는 환자들과의 임상적 경험을 통하여 일차 자기애를 대체할 수 있는, 그리고 직접적인 관찰에 의한 논증이나 반박에 보다 적합할 수 있는 새로운 이론을 구축해야 한다는 것이다. 나의 여러 글을 알고 있는 사람들은 내 견해가 환경과의 일차적 관계, 간략히 말해 일차 사랑(primary love)에 대한 이론이라는 사실을 예측할 것이다.

가능한 어떠한 오해도 피하기 위해, 나는 '일차 사랑(primary love)' 으로 불리는 내 이론이 인간의 삶에서 가학증(sadism)이나 증오(hate)가 존재하지 않는다거나 혹은 그 존재가 미미하다는 생각을 의미하지 않음을 지적하고 싶다. 반면에 나는 가학증이나 증오가 이차적인 현상이며 피할 수 없는 좌절의 결과라고 생각한다. 인간은 자신의 환경과 포괄적인 조화를 확립 혹은 아마도 재확립하고 평화롭게 사랑하기 위해 노력한다. 가학증과 증오는 이런 욕구와 맞지 않는 것처럼 보이지만, 공격성 - 그리고 폭력이 사용되기도 하고 이를 즐기기도 하며 원하던 조화가 이루어지기 직전에 이것이 일어나기도 하는데, 조화 자체가 있는 동안에는 일어나지 않는다. 그런 이유들로 내 이론을 '일차 사랑(primary love, a fortiori fiat denomination)' 이라고 하였다.

비록 이 이론이 현재의 형태에 도달하기까지 수 년 간의 임상적 경험이 필요하긴 했지만, 나는 1932년에 내 첫 시험적인 이론들을 보고했다. 나는 여기에 그것을 짧게나마 어느 정도 분명한 형태로 소개하고자 하며 그 이상의 내용은 나의 책 '전율과 퇴행(Thrills and Regressions, 1959)' 에 상당히 자세하게 논의되어 있다.〈65〉

일차 자기애의 이론에 따르면, 개인은 자신의 환경과 거의 어떠한 관계도 갖지 않고 태어난다. 이 세상에는 오직 한 가지 대상만 존재한다. 그것은 자기(self), 자아 혹은 이드이며 경우에 따라 다를 수 있다. 모든 리비도는 어느 하나에 집중되거나 그들 세 가지 모두에 집중된다. 생물학적인 사실들을 먼저 말하자면, 환경에 대한 태아의 의존성은 절대적이고 분명히 영아나 성인에서보다 더 강렬하다. 결과적으로 태아의 행복과 정상적인 발달을 위해서는 환경이 태아가 요구하는 것들에 항상 매우 근접해 있어야 한다. 욕구와 공급이 심하게 맞지 않을 경우, 심각한 영향이 뒤따르게 될 것이며 생명을 위태롭게 할 수도 있다.

만약 우리가 이런 생물학적 상황을 태아기에서 리비도 분포의 모델로 삼을 수 있다면, 그것이 심리적 상태이며 우리는 태아의 환경에 대한 리비도부착이 분명히 아이나 성인의 것 보다 매우 강렬할 것이라는 가정에 이르게 된다. 하지만 이런 환경은 아마도 분화되지 않은 것이다. 한편으로는 그 안에 아직은 어떠한 대상들도 없다. 다른 한편으로 그것은 어떠한 구조도 갖고 있지 않으며 특히, 개인을 향한 뚜렷한 경계가 없다. 환경과 개인은 서로에게 영향을 미치며 '조화로운 혼합(harmonious mix-up)' 상태로 함께 공존한다. 이런 조화로운 상호 영향의 혼합 상태(harmonious interpenetrating mix-up)에 대한 중요한 예시는 바다에 사는 물고기이다(가장 오래되고 널리 사용되는 상징들 중 하나). 아가미나 입 안에 있는 물이 바다의 일부인지 혹은 물고기의 일부인지를 묻는 것은 무의미하다. 엄밀히 말해 태아에 관해서도 그렇다. 태아, 양수 그리고 태반은 태아와 환경-엄마 사이의 그런 복잡한 상호 영향의 혼합(complicated interpenetrating mix-up)인 것이다. 그것의 조직학과 생리학은 의학 시험에서 가장 어려운 문제들 중 하나이다.

마지막으로, 우리를 둘러싼 공기와 우리와의 관계는 정확하게 동일한 양상을 가지고 있다. 우리는 공기를 사용하며 사실 상 공기 없이는 살 수가 없다. 우리는 그것의 일부를 이용하기 위해 숨을 들이

쉬고 원하는 만큼 그것을 사용한다. 그러고 나서, 우리가 없애고 싶은 물질들을 공기 중으로 배출하면서 숨을 내쉰다. 그러는 동안 우리는 그런 행동에 최소한의 주의도 기울이지 않는다. 사실 상 공기는 우리를 위해 거기 있음에 분명하고 거기에 충분한 양이 공급되는 한, 우리는 그것에 어떠한 주의도 기울이지 않는다. 이런 종류의 환경은 단순하게 거기 있어야 하고, 거기에 있는 한 – 예를 들어, 만약 우리가 충분한 공기를 가진다면 – 우리는 그것의 존재를 당연한 것으로 생각하고 분리된 대상으로서 보지 않는다. 우리는 그것을 이용할 뿐이다.〈66〉 그 상황은 만약 환경이 달라진다면 갑자기 바뀌게 된다. 예를 들어 성인의 경우에서 공기가 제대로 공급되지 않는다면, 겉으로 봐서는 리비도부착 되어있지 않은 환경이지만 공기는 엄청난 중요성을 갖는다. 즉, 그것의 잠재되어 있던 리비도부착이 드러난다.

물고기와 물의 관계에서처럼, 공기와 우리와의 관계에서 분명한 경계는 없다. 폐(lungs) 안이나 장(bowels) 안에 있는 공기가 우리의 것인지 아닌지를 묻는 것 혹은 우리와 공기 사이에 정확한 경계가 어디인지를 묻는 것은 무의미하다. 우리는 여전히 거의 조화로운 상호 영향의 혼합 속에서 공기를 마시며 살아간다. 분석기법에 있어 이런 종류의 관계를 연상시키는 상태의 중요성은 3, 4, 5부에서 논의될 것이다.

내 이론에 따르면, 개인은 생물학적으로나 리비도적으로 자신의 환경과 매우 긴밀한 관계를 갖고 태어난다. 탄생 이전에 자신과 환경은 조화로운 '혼합 상태' 에 있으며 사실 상 서로에게 영향을 준다. 이미 언급했듯이 이 세상에는 아직 대상이 없으며 단지 무한한 물질들 혹은 공간만이 있을 뿐이다.

탄생은 근본적으로 환경을 변화시킴으로써 이런 평형 상태를 깨뜨리고, 실제적인 죽음의 위협 하에 새로운 형태의 적응을 강요하는 외상이다. 이것은 개인과 환경 사이에 분리의 시작이거나 혹은 적어도 분리를 상당히 촉진시키는 것이다. 자아를 포함한 여러 대상들은 물질들의 혼란 속에서 혹은 무한한 공간의 조화가 깨지면서 나타나기 시작한다. 보다 친근한 물질들과는 대조적으로, 그 대상들은 향후 인식되고 존중될 견고한 외형과 명확한 경계를 가진다. 리비도는 이드로부터 환경에 이르기까지 더 이상 동질적인 흐름을 갖지 않는다. 대상 출현의 영향 하에서, 집중(concentrations)과 희박화(rarefactions)가 그것의 흐름 안에 나타난다.

보다 초기의 방해 받지 않는 조화와는 대조적으로 환경의 일부나 대상과의 관계가 발달하는 경우에는 언제나 고통이 있고, 리비도가 자아로 철수되기도 하며, 이는 이전의 느낌인 첫 단계의 '일체감(oneness)' 을 회복하려는 노력을 불러일으키거나 촉진시키기도 한다. 아마도 이는 새로운 적응을 강요하게 될 것이다. 리비도의 이런 부분은 확실히 자기애적 이지만, 최초의 환경 리비도 부착(original environment cathexis)에 이차적인 것이기도 하다. 따라서, 초기 영아기에 관찰되는 리비도 부착(libidinal cathexes)은 다음의 네 가지 종류가 될 것이다:

(a) 출현한 대상들로 옮겨가는 처음의 환경 리비도부착의 잔존물들(remnants)

(b) 좌절감에 맞서 이차성 위안물(comforter)이 되는, 자아로 철수한 처음의 환경 리비도부착의 다른 잔존물들 즉, 자기애

적이고 자가성애적인 리비도부착 그리고

(c) 자아의 이차성 자기애로부터 나오는 리비도 재부착(re-cathexes)이 그것이다.〈67〉 상당히 잘 연구된 이들 세 가지 리비도부착의 형태에 더해서,

(d) 세상의 오크노필리아적(ocnophilic)인 구조와 필로바티즘적(philobatic)인 구조의 발달을 만들어 낸다(Balint, 1959). 오크노필리아적인 세계에서 일차 리비도 부착은 비록 엄청난 양의 불안과 혼합되어 있긴 하지만, 출현한 대상들에 들러붙는 듯 보인다. 이들은 대상과 떨어져 있게 되는 공간에는 위협과 공포를 느끼지만, 대상들에게는 안전과 편안함을 느낀다. 필로바티즘적인 세계에서 대상이 없는 공간은 최초의 일차 리비도부착 상태를 유지하며 안전하고 친근한 상태로 경험되는데, 반면에 대상들은 믿지 못할 위험들로 느껴진다.

대상들의 출현에 대한 오크노필리아적 반응은 그들에게 집착하고 그들을 함입(introject)하는 것이다. 왜냐하면 그들 없이는 상실감과 불안정감을 느끼기 때문이다. 분명히 그것은 대상관계에서 리비도 과부착(over-cathects his object relationships)을 선택한다. 다른 형태는 필로바티즘적인 것인데, 이는 자신의 자아기능에 리비도 과부착(over-cathects his own ego-functions)하는 것으로 대상들로부터 거의 도움을 받지 않거나 혹은 어떠한 도움도 없이 자기 자신을 홀로 유지해가기 위해 이런 식의 기교들을 발전시킨다. 오크노필리아와 필로바티즘은 아마도 기본적 오류의 예들이라고 할 수 있으며, 물론 이것이 유일한 예들은 아니다. 그것은, 한편으로는 에디푸스 콤플렉스가 구축되는, 그리고 다른

한편으로는 아마도 창조의 영역이 구축되는 토대가 된다(제 5장 참조). 후자는 첫 단계로서 지나치게 가혹하고 절망을 일으키는 대상들로부터의 퇴행적 철수를 수반하며 보다 초기 상태에서 보였던 조화로운 혼합을 일으키고 실제 존재하는 대상들보다도 더 좋고 친절하고 더 잘 이해할 수 있으며 아름답고 무엇보다도 더 일관되고 조화로운 어떤 것을 만들어내려는 시도가 뒤따른다. 불행히도 이런 시도는 매번 성공하지 않는다. 그런 창조성은 너무도 자주 고통스런 현실보다 더 낫지 않으며 오히려 더 안 좋기도 하다.

아마도 처음에는 대부분의 대상들이 관심을 보이지 않거나 심지어는 좌절을 주기도 하지만 그들 중 몇몇은 만족을 주기도 한다. 영아기에 받은 보살핌이 너무 결핍되어 있거나 둔감한 것이 아니고 환경의 일부가 최초의 일차 리비도부착을 계속 유지하면, 그들이 내가 말하는 일차 대상들(primary objects)이 된다. 인생 후반기에도 그들과 그들의 파생물과의 관계는 다른 대상관계와는 다르게 매우 원초적인 성격을 갖는다. 그런 일차 대상들의 대표적인 것은 자신의 엄마이며, 많은 사람들을 위한 4대 '요소들(elements)'의 대부분은 분명한 고전적인 엄마의 상징들이었다. 여기에서 4대 요소는 물, 대지, 공기 그리고 좀 덜 자주 언급되는 불이다.〈68〉 만족스런 분석치료의 어떤 단계에서 분석가는 일차 대상의 역할을 하고, 사실 상 그 역할을 추정해야만 한다는 것을 예측할 수 있다. 나는 13장과 4부, 5부에서 이 주제로 다시 돌아가고자 한다.

이야기를 더 진행하기에 앞서, 나는 여기에서 도이(T. Doi, 1962)의 몇몇 임상적이고 언어적인 관찰들을 언급하고 싶다. 그에 따르면, 일차 사랑의 뜻에 있어 '사랑 받고 싶은 희망이나 기대'를 나타내는 자동사로, 매우 간단하고 일상적 용어인 아매루(amaeru)라는 일본말이 있다고 한다. 아매(amae)는 거기에서 파생된 명사인데 반해 형용사인 아마이(amai)는 '달콤한(sweet)' 이란 의미이다. 이 단어들은 너무 통상적으로 사용되어서 '사실 일본인들은 유럽말에 아매루(amaeru)와 같은 단어가 없다는 사실을 믿기 어려워한다'. 게다가, 일본 말에는 만약 아매루에 대한 바람이 좌절되거나 억눌려야 될 경우 발생할만한 다양한 태도나 기분을 기술하는 풍부한 어휘들이 있다. 이 모든 태도들은 서양에 알려져 있지만 단순한 단어들로 표현될 수 없었으며, '자신이 원하는 만큼 아매루에 대한 바람을 표현하지 못한다고 느끼기 때문에 속상해 하거나 뿌루퉁한, 따라서 스스로 정신적인 고통, 아마 피학적인 속성을 가슴을 품게 되는 것' 등등과 같은 복잡한 문구들에 의해서만 표현될 수 있었다. 도이(Doi)는 아마도 같은 뜻의 중국말이 있는 것처럼, 한국과 아이무(Aimu) 말에도 같은 뜻의 단어가 있다고 덧붙이고 있다.

이제 주된 주제로 다시 돌아오면, 출생 후 초기 단계에서 두 사람만의 관계가 원초적인 형태를 유지하는 것이 영아의 능력 발달의 한계일 것이다. 10장에서 논의된 것처럼, 이것이 아마 정신분열병에서의 퇴행 지점일 듯하다. 여러 해 동안 나는 두 사람 관계에서 이런 원초적인 단 하나의 유형만이 있다고 생각했는데, 이제는 그 유형을 오크노필리아라 부른다. 기술한 바와 같이 이런 관계에서 대상은 정말이지 중요한 지지물로서 느껴진다. 대상으로부터 분리되는 어떤 위협도 극도의 불안을 만들어 내며, 그에 대항하여 매우 빈번하게 사용하는 방어가 매달리기(clining)이다. 반면에 대상은 일차 물질들(substances)로부터 많은 리비도부착을 물려받아 너무 중요한 존재가 되어서, 그 대상에 대한 어떤 걱정이나 염려도 할 수 없고 자기와 다른 것으로 생각해서도 안 되고 그냥 거기에 있어야 하며 당연하게 이용한다. 이런 종류의 대상관계 결과는

(a) 대상에 대한 과대평가(overvaluation)- 이것이 항상 자기애적 리비도에 의한 리비도-과부착(over-cathexis)은 아니다 - 와

(b) 대상으로부터 독립할 수 있는 개인적 기술들(skills)을 억제하는 것이다.〈69〉

지난 15년 동안 나는 대상들과의, 아마 더 정확하게는 환경과의 원초적 관계에 있어 이차적 유형을 발견했다. 나는 그것에 대해 '필로바티즘' 이라는 용어를 제안했다. 여기에서 대상들은 냉담하거나 혹은 심지어 기만적이고 믿을 수 없는 위험으로, 그래서 피하는 게 더 나은 것으로 여겨진다. 여기에 이르면 개인은 산, 사막, 바다, 공기 등과 같은- 이들 모두는 잠재적인 일차 대상들, 더 정확히는 일차 물질들의 무리에 속한다 - 대상이 없는 공간들과의 조화와 움직임의 자유를 지속적으로 유지하거나 회복하기 위해 몇몇 개인적인 기교들 다시 말해, 자아를 발달시켜야 한다. 하지만 이와 함께 그의 대상관계들은 방해 받기도 한다.

이 모든 원초적 형태들의 대상관계에서 보이는 통상적인 양상은 관계에 있어 대상을 당연하게 여긴다는 점이다; 냉담한 대상이 존재하며, '정복 작업(work of conquest)' 에 의해 협조적인 파트너로 바뀌어야 한다는 생각은 아직 일어나지 않는다. 이런 조화로운 두 사람 관계에서 단지 한 쪽 파트너만이 자신의 희망, 관심 그리고 요구를 가질 수 있다. 더 이상 시험할 필요도 없이, 다른 파트

너나 대상 혹은 친근한 공간은 당연히 자동적으로 자신과 같은 희망, 관심 그리고 기대를 가질 것이라고 생각된다. 이는 이것이 흔히 전능(omnipotence)의 상태로 불리는 이유를 설명한다. 하지만, 이런 기술은 다소 잘못된 것이다. 그것은 힘이라는 느낌이 없고 사실 상, 모든 것들이 조화로운 상태에 있는 것으로 힘이나 노력에 대한 요구는 없다.

만약 당사자(subject)와 대상 간에 어떤 걸림이나 부조화가 일어난다면, 그에 대한 반응은 매우 공격적이고 파괴적이거나 극도로 붕괴되는 즉, 마치 자기를 포함한 전 세계가 박살이라도 난 듯한, 혹은 자신이 완전히 그리고 진정이 안 되는 공격적-파괴적 충동들로 가득 차 있는 듯한 일련의 변화를 암시하는 소란스럽고 격정적인 증상들로 나타날 것이다. 반면에 만약 외부로부터 많은 방해 없이 조화가 유지된다면, 그에 대한 반응은 오히려 눈에 띄지 않고 관찰하기 어려운 평온하고 조용한 행복감으로 나타나게 된다.

이런 차이를 성인 언어로 말하면 어느 정도 다음과 같은 내용을 전하는 것이다: '나는 어떤 노력을 요구하거나 대가를 바라는 사람 없이 내게 중요한 모든 사람, 모든 것들에 의해 모든 면에서 사랑과 보살핌을 받고 있음에 분명하다. 문제가 되는 것은 오직 내 자신의 희망, 관심 그리고 요구일 뿐이다.〈70〉 내게 중요한 사람은 어느 누구도 나와 다른 관심, 희망, 요구를 가지고 있지 않다. 만약 그들이 조금이라도 다른 어떤 것을 가지고 있다면, 그들은 어떠한 분노나 속상함도 없이 자신의 것을 나에게 양보해야 한다. 사실 상, 내 희망들에 자신의 것을 맞추는 것은 분명 그들의 기쁨이고 즐거움이다. 만약 이런 일이 일어난다면, 나는 기분 좋고 기쁘고 행복하겠지

만 그것으로 전부이다. 하지만 이런 일이 일어나지 않는다면, 세상과 나 모두에게 끔찍한 일이 될 것이다.'

우리가 이 단계에서 자신과 대상 혹은 공간 사이에 조화로운 관계가 계속되는 것이 공기를 계속 공급하는 것만큼 중요한 일이라는 사실을 명심한다면, 당사자와 그것의 일차 대상이나 물질 사이에 조화가 방해 받을 때 소란스럽고 격정적이고 공격적인 증상들이 발생한다는 것을 이해할 수 있다. 이런 일차 관계는 자신에게 너무 중요해서 그는 그 관계를 방해하는 외부로부터의 어떤 것도 참아낼 수 없다. 만약 그의 욕구나 희망에 위배되는 어떤 것이 발생한다면, 그는 오로지 무모한 방법들에만 호소해야 한다.

미움이 어떻게 이 관계 안에서 싹트게 될까? 미움은 일차 사랑에 무조건적으로 의존하여 영속한다. 한 가지 차이점은 사랑의 신호가 부정적으로 변화된다는 것이다. 내 논문 '사랑과 미움에 대하여(On Love and Hate, 1951)' 에서 지적한 바와 같이 뿌리 깊은 미움으로부터 자유로워지기 위해서는 환경과의 협조가 반드시 필요하며 내적인 변화만으로는 충분하지 않다. 드문 경우에서 외적인 사건들이 필요한 환경의 변화를 우연히 제공하기도 한다. 하지만 이를 위한 조건들은 너무 까다로워서 그 가능성이 실제로는 매우 희박하다. 의도적으로 그리고 체계적으로 환경이 이런 힘겨운 요구를 따를 것으로 기대할 수 있는 유일한 상황은 분석 상황 특히, '새로운 시작(new beginning)' 의 단계 동안이다. 만약 분석가가 원초적이고 비현실적인 희망들에 올바른 방식으로 반응하는데 성공한다면, 환자는 자기 자신과 대상 사이에 존재하는 가혹한 불평등을 줄이는데 도움을 받을 수 있다. 이런 불평등의 완화와 함께, 분석과정의 새로운 시작 단계에서 다시 일어나는 일차 대상에 대한 환자의 의존은 눈에 띄게 줄어들거나 심지어 모두 없어지기도 한다. 불평등과 이에 동반되는 의존성이 감소하게 될 때, 그것들에 대한 어떠한 방어도 더 이상 필요하지 않을 것이다. 미움은 대체적으로 포기될 수 있으며 이와 함께 공격적이고 파괴적인 충동도 사라질 수 있다.

만약 내 이론이 옳다면, 그 다음에 우리는 다음과 같은 세 가지 유형의 대상관계들과 마주해야만 한다.〈71〉 그것은 가장 원초적이며 조화로운 상호 영향의 혼합(the most primitive harmonious interpenetrating mix-up), 대상에 대한 오크노필리아적 매달림(the ocnophilic clinging to object), 그리고 대상이 없는 공간에 대한 필로바티즘적 선호(the philobatic preference for objectless expanses)로 어떤 지점을 넘어선 퇴행을 허락하는 모든 분석치료에서 마주하는 것들이다. 일반적으로 분석 외래에서 나와 환경에 대한 세 가지 유형의 관계를 오랜 기간 관찰하면서 내 이론에 도달했다.

이 이론에서 자기애의 위치는 어디인가? 내 견해로, 모든 자기애는 가장 원초적인 이들 관계 즉 조화로운 상호 영향의 혼합에 이차적으로 따르는 것이다; 그것의 직접적인 원인은 항상 개인과 환경 사이에 발생하는 장애이다; 이러한 장애 때문에 그때까지 자기와 환경의 조화로운 결합이 무엇이었고 어떤 것이 환경으로부터 자신의 리비도부착 일부를 철수시켰으며, 무엇이 발달 중인 자아에 자신의 리비도부착을 하게끔 했는지 구분하게 되면서 좌절을 느끼게 된다.〈72〉

제13장

성인 사랑

(Adult love)

'자기애에 대하여(On Narcissism)' 에서 프로이드는 다음과 같이 썼다. '... 자기애성 대상-선택에 있어 그 목적과 만족은 사랑받는 것이다' (Standard Edition, XIV, 98). 물론 이것은 또 하나의 나무랄 데 없는 임상적 관찰이지만 다소 이론적이며 불합리한 추론이기도 하다. 자기애성 대상-선택은 당사자(subject)가 자기 자신이나 자신으로부터 파생된 혹은 자신을 대신하는 누군가를 사랑하는 대상(love-object)으로 삼는 것을 의미한다. 하지만 그가 다른 사람에게 사랑 받기를 갈구해야만 한다는 자기애의 이론에 꼭 맞지는 않는다. 반면에, 외부 세계로부터 자신의 리비도를 철수시켰기 때문에 혹은 아직 리비도부착을 시키지 않았기 때문에 전적으로 자기 자신이나 자신을 대신하는 누군가만이 문제가 되고, 나머지 환경은 별로 중요하지 않다고 생각한다. 분명히 이것은 일차 자기애 이론에서 유래하는 또 하나의 내적인 모순이다.

자기애 즉, 이차성 자기애에 관한 모든 임상적 문헌은 훌륭하고 잘 확인된 관찰들이 무리하게 일차적인 자기애의 이론으로 짜 맞추어진 모습들을 보여준다. 그 예로, 애니 라이히(Annie Reich, 1953)는 생식기 전의 성적 수준(pre-genital sexual level)에서 대상들은 자기 자신의 만족을 위해 사용된, '이기적인' 것이라고 말한다. 대상들의 관심은 아직 고려될 수 없으며, '우리가 그런 행동을 생식기 전 수준에 고착된 것으로 혹은 대상관계로 혹은 자기애적인 것으로 정의하든 말든 이는 용어상의 문제이다'. 그녀는 다음과 같이 덧붙인다. '이들 초기 수준에서 수동적인 태도는 대상을 얻으려는 능동적인 노력보다 좀 더 자주 발견 된다' (pp. 22-24).

수동적으로 사랑 받고자 하는 희망, '이기적으로(selfishly)' 대상들을 이용하는 것, 그들의 관심 밖에 있는 것, 능동적으로 만족을 얻는 것에 대한 수동적이며 방관자적인 태도의 확산, 그리고 일차 자기애의 이론 사이에서 어떤 논리적인 연결이 발견되는지에 대해 나는 오히려 의심스럽게 생각한다. 이들은 모든 리비도가 자아 안이나 이드 안에 혹은 자기 안에 집중되는 상태이다.

이와 같이, 이들 임상적 관찰을 생식기 전 수준으로의 고착으로서 기술할지 혹은 대상관계나 자기애로서 기술할지 여부가 우리 이론을 위해 왜 문제가 안 되는지 우리는 이해하지 못한다. 아울러 왜

이 모든 것이 단지 용어상의 문제일 뿐인지도 이해하지 못한다.〈73〉 마지막 구절 대신에, 나는 이 모든 것이 일차 자기애의 이론 같은 '여행가방 이론(suitcase theory)' 을 사용한 자연스런 결과라고 재차 말하고 싶다. 여행을 준비하기 전에는 여행에 필요한 것이 무엇인지 결정해서 가방을 꾸려야 한다. 뭔가가 필요한 것으로 판명 나면 도중에라도 그것을 사야만 한다. 다른 해결책은 없다.

이 모든 관찰들은 일차 사랑의 이론에 잘 어울린다. 사실 상 그 관찰들은 일차 사랑의 이론에서 예견될 수 있으며, 따라서 보강증거로 간주될 수 있다. '수동적 태도들' 과 사랑 받는 것에 대한 욕구는 사랑의 '이기적인' 형태이며, 대상의 관심이나 행복에 신경을 쓰지 못하는 일차 대상과의 관계에서 없어서는 안 될 부분이다. 내가 몇 차례 지적한 바와 같이, 원초적인 관계의 세 가지 형태 - 조화로운 상호 영향의 혼합, 오크노필리아, 필로바티즘 - 에서는 자신의 대상이나 환경을 당연한 것으로 여기려는 마음이 있다. 그들은 단순히 자신만의 어떤 관심을 가질 수 없다. 그들의 유일한 관심은 무슨 대가를 치르더라도 조화로움을 보존하는 것이다.

모든 리비도적 분투의 궁극적인 목표는 따라서 근원적인 조화의 보존 혹은 회복이다. 극치감을 동반하는 황홀감의 느낌에 대해 기술한 애니 라이히(Annie Reich)의 말을 다시 인용해 보면 다음과 같다; '이런 상태에 있어 마치 여성의 개성은 사라진 듯, 그녀는 남성과 함께 그녀 자신이 내팽개쳐진 느낌 이었다' (op. cit., p.27). 그녀는 이런 신비적 합일(unio mystica)과 프로이드가 광대한 느낌(oceanic feeling)이라고 불렀던 것을 서로 비교했다. '자기 그리고 자기와 일차 대상의 세계가 함께 떠다니면서 경계의 구분을 일시적이나마 허물어야 한다' (op. cit., p.27). 나는 또한 이런 임상적 관찰이 일차 자기애의 여행가방 이론과는 따로 묶여져야 하지만, 이것은 일차 사랑 이론의 자연스런 결과라는 점을 거듭 말하고 싶다.

개인과 그를 둘러 싼 환경의 가장 중요한 부분들, 그의 사랑하는 대상들 간에 조화로운 상호 영향적 혼합의 재확립인 이런 신비적 합일(unio mystica)은 모든 인류의 갈망이다. 그것을 이루기 위해서, 냉담하거나 적대적인 대상은 내가 정복 작업(work of conquest, 1948)이라고 명명했던 것에 의해 협조적인 파트너로 틀림없이 변해간다. 이것은 이제 파트너로 바뀐 대상이 짧은 기간 동안 정해진 관심들만 갖는 것을 당연한 것으로 알도록 유도한다.〈74〉 개인마다 이런 '정복(conquest)' 에 필요한 기교들(skills)은 매우 다양하다. 결과적으로 모든 사람들이 주기적으로 극치감에 도달하거나 혹은 실제로 조화로운 협력을 이룰 수 있는 것은 아니다. 아직까지 이것은 일차적인 조화로운 혼합을 재확립하기 위한 가장 통상적인 방식이다.

성인의 삶에서는 이런 궁극적인 목표를 달성하기 위한 다소의 가능성들이 있다. 그들 모두는 상당한 기교들과 재능들을 요구한다. 이들은 종교적 황홀감, 예술적 창조의 장엄한 순간, 그리고 마지막으로는 비록 환자들에게 더 해당하겠지만 분석치료 동안 어떤 퇴행의 기간을 포함한다. 비록 이 모든 상태들에서 개인은 자기애적 철수(withdrawal)의 인상을 만들면서 혼자이지만, 그 상태들은 모두 공통적으로 매우 짧은 순간이나마 개인으로 하여금 진실로 그리고 정말로 모든 부조화가 없어지는 듯한 경험을 할 수 있게 하는 근본적인 특징을 가진다. 그와 그의 모든 세계는 방해 받지 않는 이해 안에서 그리고 완전히 조화로운 상호 영향의 혼합 안에서 이제 하나로 결합된다.

요약

1. 프로이드는 개인과 주변 환경 사이의 가장 원초적인 관계에 대한 세 가지 이론들을 분명하게 제안했다. 이들은 일차 대상관계, 일차 자가성애, 일차 자기애이다. 비록 이들 세 이론이 서로 모순이 있긴 하지만, 프로이드는 자신의 출판물에서 이 사실을 결코 논의하지 않았다.
2. 그는 일차 자기애를 선호하여 이것으로 세 가지 이론들을 통합하려는 시도를 했다. 자가성애는 일차 자기애 단계의 특징을 가진 만족감으로 기술되었고, 반면 의존성 유형이든 혹은 자기애성 유형이든 상관없이 어떤 유형의 대상관계도 이차적인 것으로 간주되었다. 이런 이론적인 구조는 몇 가지 타고난 모순을 가지고 있는데 그들 중 어느 것도 프로이드는 인식하지 못했다. 최근에 그것들은 특히 하트만(Hartmann), 크리스(Kris) 그리고 로벤슈타인 (Loewenstein)에 의해 지적되었다. 이들은 비록 몇몇 오래된 문제들은 해결하고 있지만 또 다른 문제를 일으키는 듯 보이는 새로운 용어를 제안했다.
3. 일차 자기애의 존재를 수용하도록 만들기 위해 프로이드와 그의 사후에 등장한 분석 문헌이 제기한 논쟁들을 재조사하면서, 그들이 오직 이차성 자기애의 존재만을 증명했다는 사실

을 발견했다. 완전히, 이차성 자기애에만 근거해서 설명할 수 없는 오직 두 가지 예외는 정신분열병과 수면 중 발생하는 퇴행 상태였다.〈75〉 하지만 이들 두 경우에서 조차 퇴행은 일차 자기애라기보다 원초적인 형태의 관계로 보였다.

4. 임상적인 관찰들이 일차 자기애 이론의 수용을 위한 충분히 안전한 근거를 제공할 수 없는 것처럼 보이기 때문에, 분석 이론은 좀 더 앞선 태생기로 관심을 옮겨갔다. 유용한 자료의 정밀한 조사 결과는 일차 자기애 이론과 다르지는 않으나 다 일치하는 것은 아니었다. 일차 사랑의 이론이 관찰된 사실들과 더 일치하는 것 같다고 하였다.
5. 이 이론을 사용하여, 다수의 임상적 관찰들은 각자의 타당성을 위해 논쟁하면서 서로 더 잘 이해되고 완성될 수 있다. 이 관찰들은 다음과 같다. 정신분열병, 알코올 중독자, '자기애적' 환자들과의 경험, 그리고 분석 상황에서 환자와 치료적으로 효과적인 관계를 확립할 수 있도록 몇몇 저자들에 의해 제기된 다양한 기법적 변용들이 그것이다.
6. 마지막으로, 남성의 색정적 생활(erotic life)에 대한 조사는 일차 사랑 이론을 지지한다.

제3부

관계의 간극과 그것에 대한 분석가의 반응들

(The gulf and the analyst's responses to it)

제14장

퇴행과 환자 안의 아이

(Regression and the child in the patient)

대개 분석가들은 말로 표현되는 의사소통뿐 아니라 치료 상황에서 발생하는 다양한 의사소통들을 잘 참고 견딘다. 이런 '참을성 있는' 방법은 확실한 결과들을 이끌어 낸다. 그들 중 가장 중요한 것은 행동화(acting-out)의 기회를 준다는 점인데, 행동화는 퇴행과 같은 의미이기도 하다. 왜냐하면, 말은 항상 행동이나 몸짓보다 더 성숙한 형태의 의사소통 수단이기 때문이다.

어떻게 보면, 성숙과 문명화의 과정은 물리적인 몸짓을 좀 덜 움직이는 것 즉, 동일한 생각, 효과 혹은 메시지를 표현하기 위해 근육 에너지를 덜 사용하는 것이다. 그것은 근육의 힘이 덜 개입할수록 움직임이 더 세밀해지고 정교해진다는 것을 의미한다. 모든 골격근들 중에서 아마도 언어 근육들이 가장 적은 덩어리를 가지고 있으면서 가장 세밀하고 정교하다; 결과적으로, 언어 근육들을 움직이는 것은 다른 근육들을 움직이는 것 보다 에너지를 덜 소비한다. 하지만, 성숙의 과정은 여기에서 멈추지 않는다. 어린 아이나 원초적이고 일차적인 반응에서는 행동화하는 대신 고함치거나 비명을 지르는데, 이 후 아이는 고함이나 비명도 덜 사용하도록 배우며 동일한 감정의 정도를 표현하는데 더 적은 양의 신체적 움직임과 근육 에너지를 사용하게 된다. 이런 자제(restraint)와 훈련(discipline)에 대한 보상은 의식적이고 전의식적인 정신생활에 걸쳐 세밀하고 다양한 표현이 지속적으로 증가한다는 점이다. 그것은 무의식으로까지 점점 더 범위를 확장시켜간다고 생각할 수 있다; 이는 프로이드가 본능의 교육이라고 불렀던 것의 또 다른 예라고 볼 수 있다.

이런 성숙과 문명화의 과정을 어느 정도 뒤집는 일이 분석 상황에서 일어난다. 미묘하게 생각을 나타내거나 암시하는 대신 환자는 종종 자신이 생각하고 느끼는 내용을 원색적인 정도로까지 명확하게 언급하는 것을 배우기도 한다; 그는 곧 사실들만을 기술하는 것으로는 충분하지 않으며, 그것들과 함께 일어나는 감정도 표현해야 한다는 것을 깨닫는다. 그리고 나서 그는 목소리의 음조와 강도를 다양하게 하면서 몸짓과 움직임을 사용하기 시작한다; 그는 심지어 감정에 휩싸여 물불을 안 가리기도 한다. 그 결과 전이(transference) 안에서 혹은 분석 상황 안에서 행동화(act-out)하

게 된다.〈79〉

이 모든 것은 불가피하게 환자와 분석가 모두 퇴행의 길을 가게 한다. 분석가의 반응에 따라 이제 무슨 일이 일어나게 될까? 물론 모든 분석가는 환자가 행동화를 통해 자신에게 무엇을 전달하고자 했는지 이해하려고 할 것이다; 하지만 행동화에 영향을 주기 위해서 분석가는 어떻게 해서든 의사소통 즉, 행동화에 대해 자신이 이해하는 바를 표현해야 한다. 하지만 자신이 이해하는 것을 표현하는 자기만의 방식 혹은 내가 부르기 좋아하는 표현처럼 환자의 '행동화', '행위(behaving)' 혹은 '되풀이(repeating)' 에 대한 분석가의 습관적인 반응들은 매우 다양하며, 그런 모든 다양성들은 그것이 일관되게 사용되었는지 여부와 관계없이 분석가의 진료안에서 '분위기(atmosphere)' 에 상당히 영향을 미칠 것이다.

일관된 '반응들' 을 보임으로써 만들어지는 분위기에 대해 기술했던 최초의 분석가는 물론 프로이드였다. 그는 그것을 잘 닦여진 거울이 투영하는 것에 비유했다. 만약 문자 그대로 보자면, 이는 분석가가 분석 작업 안으로 어떤 이질적인 자료를 가져오는 것이 아니고, 다만 환자에게서 나오는 것을 있는 그대로 왜곡 없이 반영한다는 것을 의미한다. 비록 이것이 명확하게 언급된 적은 없었지만, 만약 환자에게서 나온 자료가 오직 말 뿐이라면 분석가가 상황을 발전시키는데 있어 기여하는 것 또한 오직 말뿐 이라고 할 수 있다. 환자뿐 아니라 분석가에게서 나오는 이런 모든 말들은 성인들의 방식으로 사용되며 이해된다. 사실 상, 프로이드가 비언어적 현상들에 대한 관찰을 기록했던 '히스테리이아에 대한 연구(Studies on Hysteria, 1895)' 만큼 일찍 발표되기는 했지만, 그가 출판한 사레집에서는 환자로부터 나온 어떤 비언어적 자료에 대한 해석을 찾을 수 없었다. 그의 임상 작업에 관한 보고서들은 매우 정확한 것이었지만, 스스로에게 가한 이런 제한은 뭔가 다른 뜻이 있는 것처럼 보인다. 거울은 상(image)을 반영하지만 그것의 속성을 변화시키지는 않는다. 그처럼 말은 말에 의해 반영될 수는 있지만, 말 안에 녹아있는 비언어적 자료에 대한 번역은 분석 작업에서의 거울과 같은 기능을 초월해 이루어져야 한다.

점진적으로, 우리는 환자의 말로부터 나온 것 뿐 아니라 어느 정도는 말로 인해, 또 어느 정도는 말을 사용하는 환자의 태도로 인해, 그리고 어느 정도는 분석 상황에서 '행동화(acting out)', '행위(behaving)' 혹은 '반복(repetition)' 으로 불리는 모든 것들로 인해 만들어지는 소위 '분위기(atmosphere)' 를 이용하고 이해하도록 배웠다. 지적했던 것처럼, 이 후자들의 경우 항상 퇴행의 일면을 가지고 있다.

임상적으로 이것은 퇴행을 암시하는 현상들이 어떤 분석치료 기간 동안 간간이 관찰될 것이라는 사실을 의미한다. 그러나 이들 현상의 빈도, 의미 그리고 중요성에 관해서는 분석가들 사이에서도 매우 다양한 시각들이 있다.〈80〉 또한 이들 현상이 환자에 의해 즉, 그의 성격, 본성, 그리고 병의 심각도에 의해 혹은 분석가의 개인적인 기법에 의해 어느 정도 유발된다는 사실에 대해서도 보는 시각이 다양하다. 내 의견으로는 분석가와 환자는 모두 분석 상황 안에서 서로에 대해 주고 받지만 퇴행을 암시하는 이 현상들이 누구에게서 얼마만큼 기인한 것인지를 알아내는 것은 쉽지 않다. 오직 한 쪽 파트너의 것만을 찾으려는 노력은 시작부터 어려울 것이다. 하지만 이런 문제점을 인식한다고 할지라도, 이에 대한 견해는 저자의 개인적인 성향과 사용하는 치료기법의 영향을 받는 일상의 임상경험에 따라 좌우될 것이다. 나 역시 이런 규칙에서 예외가 되지는 않을 것이다.

물론 엄밀하게 본다면 똑 같지는 않겠지만, 치료 기간 동안 두 파트너 모두 전적으로 말만 가지고 치료에 기여하지는 않는다. 대개, 점진적으로 자신의 비언어적 기여들 – 자신의 퇴행적 성향 – 을 말로 표현하게 되는 것은 환자이다. 말하자면, '그의 반복행동을 회상기억으로 변화시키는' 것이다. 반면에 분석가는 대개 그런 압박감 하에 놓이지 않는다. 그의 전문적인 행동 즉, 자신의 세부적인 기법들은 너무 잘 표준화되어 있다고 느껴서 자신에게 너무 '자연스럽고' 상식적이며 과학적으로도 이치에 맞아 보인다. 따라서 부드럽게 진행되는 '정상적인' 경우에 있어서는, 치료적 상황에서 자신의 습관적인 행동을 말로 표현함으로써 '반복행동을 회상기억으로' 변화시킬 만한 어떤 필요성도 느끼지 않을 것이다. 그래서 이에 대한 정밀한 조사가 필요할 수도 있다. 여러 면에서 이런 방법은 상식적이며 현실적인 것이다. 분석가는 교육 기간 동안 자신의 행동이 과거에 이런 종류의 정밀한 조사를 거쳤다는 사실로 자기 자신을 안심시킬 수 있다. 이런 방식으로 분석가들은 '전형적인' 혹은 '적절한' 기법에 대한 개념에 도달한다.

먼저 환자에 대한 부분부터 시작해보자. 환자들은 퇴행에 관해서는 서로 상당히 다르다. 대개 환자들을 크게 두 가지 극단적인 유형으로 구별해 볼 수 있는데, 물론 다수는 그 중간 단계에 해당한다. 극단적 유형의 한 쪽은 에디푸스 수준보다 더 심한 퇴행 없이 꽤 만족할만한 치료적 결과들을 달성할 수 있다. 다른 한 쪽은, 꽤 오랫동안 거의 어떤 실제적이고 안정적인 결과들 없이 소위 일시적인 전이현상의 개선만을 얻을 수 있다;〈81〉 실제적인 치료 결과들은 퇴행 기간이 지나야 발생한다. 퇴행은 짧게 혹은 길게 지속될 수 있지만 에디푸스 수준[1]에 속하는 잘 알려진 현상들보다 항상 더 원초적 속성을 보인다.

주 | 1 이들 차이에 대해 가능한 이론적 설명 하나는 외상의 개념을 이용하는 것이다. 그에 따르면 개인은 외상에 의해 충격을 받았을 때, 그 충격 받은 시점까지는 어느 정도 정상적으로 발달했다. 그 시점 이후의 발달은 특정한 외상- 그의 기본적 오류 - 에 대처하기 위해 발달시켰던 방법에 기본적으로 영향을 받게 된다. 물론, 외상 그 자체가 늘 한 가지 사건인 것은 아니다. 반면 그것에는 항상 개인과 환경 사이의 - 적합하지 않은 -고통스런 오해로 발생하고 상당기간 지속된 상황들이 개입되어 있다. 대개 개인은 어린 아이이고 환경은 성인들의 세계로 구성된다.

이상적으로 적합한 정도는 아니어도 가끔은 성인들이 아이들의 입장에 서줄 때가 있지만, 미숙하고 나약한 아이들은 외상적 사건에 대해 스스로 적절히 대처해야만 한다; 그에게는 어떠한 도움도 유용하지 않거나 혹은 단지 더 이상의 오해를 계속 일으키지 않는 정도의 도움이어서 별로 쓸모가 없다.

따라서, 개인은 외상에 대처하기 위해서 자신만의 방법을 선택하게 된다. 그 방법으로 그는 절망에 대응 하거나 호의적인 성인 또는 무관심, 부주의, 적대감으로 대하는 성인과 만나게 된다. 그 이후의 개인적인 발전은 이 방법에 의해 정해지거나 어느 정도 제한될 것이다. 비록 어떤 면들에서는 도움이 되기도 하지만, 이것은 항상 희생을 치르며 무엇보다도 이질적이다. 그럼에도 그것은 기본적 오류로써 자아 구조 안에 통합될 것이며, 이들 방법 이외의 것이나 반대되는 것은 무엇이든 두렵고 다소 불가능해 보이는 제안으로서 그에게 충격을 줄 것이다.

분석치료의 과제는 재적응(re-adaptation)에 이르는 길을 가로막는 - 소위 '고착상태(fixations)' - 두려움들을 다루는 데 있으며, 환자가 잠재력을 넓히고 자신의 어려움에 대처하기 위한 새로운 방법들을 발전시키게 하는데 있다. 이런 과업의 결과는 물론, 외상이 그 개인의 어떤 점에 충격을 가했는지 그리고 그 당시에 선택했던 방법이 어떤 형태의 '생식기 사랑(genital love)'의 발달과 얼마만큼 잘 맞는지에 달려있다. 몇몇 사례들의 치료에 있어서는 외상 전 시기로 되돌아갈 필요성이 분명히 있으며, 환자가 '고착된' 리비도를 움직이며 관련된 문제들을 다루기 위해 새로운 가능성들을 찾도록 외상 그 자체를 재현하게 할 필요성도 분명 있다. 만약 외상이 비교적 발달의 최종 단계에서 일어났다면, 치료 시 되돌아가야 하는 시점은 에디푸스 수준의 영역 내에 있을 것이다. 따라서 이를 초월한 퇴행은 요구되지 않을 것이고, 아마도 분석 상황에서의 퇴행은 덜 관찰될 것이다. 반면에 만약 에디푸스 영역을 벗어난 시점에서 외상이 환자에게 충격을 가했다면, 상당한 퇴행이 일어나야 하며 이는 관찰될 가능성이 있다.

이제 앞서도 논의되었듯이 '분위기(atmosphere)'를 발전시키는데 기여하는 가장 중요한 부분인 분석가의 반응으로 방향을 돌려보자. 가능한 여러 가지 예들 중 가장 좋은 것은 분석 면담을 지속시키고자 하는 환자의 요구에 대한 분석가의 반응들이다.〈82〉 전통적인 치료 시간은 50분이며[1] 분석가는 대개 다음 분석 전에 5~10분간 자유 시간을 갖는다. 가끔 5~10분 정도 더 길게 분석 시간을 갖고 싶어 하는 환자의 요구에는 원칙적으로 동의해야 할까 말아야 할까? 혹은 환자가 5~10분 늦게 치료실에 도착했다면 그만큼 분석시간을 늘려야 할까? 또한 분석가의 융통성이 외부 환경에 의해 제한된다는 사실을 무시하고서(다음 환자가 이미 와서 기다리고 있을 수 있다; 반면에 분석가는 환자의 몇 가지 이유들 때문에 자유 면담(free session)을 가지기도 하는데 다른 사람은 이런 사실을 알거나 알지 못하기도 한다.), 면담 시간을 늘리는데 동의해야 할까? 만약 그렇다면, 면담 시간의 연장 여부를 결정하는 어떤 기준이 있을까?

좀 더 곤란한 형태의 동일한 문제는 주말 동안이나 퇴근 시간 이후, 혹은 심지어 분석가의 휴가 동안 번외 면담(extra session)을 요구하는 경우 발생한다. 나는 분석가가 어떤 식으로 반응하든지 이는 반박할 수 없는 문제이며, 그것은 환자뿐 아니라 또한 분석치료에서 '분위기'를 만드는데 기여하는 분석가에게도 역시 마찬가지일 것이다. 안나 프로이드는 평일 중 하루 혹은 심지어 주말 동안 어느 때라도 분석가에게 전화 하는 것이 허락된 환자의 경우를 종종 인용하는데, 그것은 어떤 퇴행적 경향 혹은 행동화의 수용과 만족이 '전통적인' 기법과 모두 안 맞는 것은 아니라는 사실에 대한 설득력 있는 증거라고 할 수 있다. 바꾸어 말하면 불가역적인 요소가 아니라는 것이다.

다음은 환자의 퇴행된 행동화에 대한 분석가의 반응들을 모아놓은 예들이다. 단순한 구조로 쉽게 논의할 수 있는 상황이어서 선택하였다. 제시가 조금 어려운 점은 있지만, 분석가가 환자의 미묘한 형태의 퇴행에 반응하는 수많은 방식이 있다는 것은 확실하다. 분석가는 무관심이나 찬성하지 않음 또는 아마도 다소간의 불쾌감을 보일 수 있다. 그는 행동화를 참아내지만 곧 그것을 교정하고 시의적절하게 해석한 다음, 환자로 하여금 분석가의 말을 배우도록 진행하고 더 이상의 행동화를 억제할 것이다. 공감적으로 퇴행을 허용하는 것이 안전하다고 생각할 수도 있다. 혹은 퇴행을 과정상 일어나는 당연한 일로 생각하고 말로 하는 연상과 다름없이 행동화를 해석하여 막을 수 있다.〈83〉

행동화와 말로 하는 연상들이 치료자가 다루는 의사소통 수단으로 동등하게 받아들여진 것은 분명히 이런 마지막 경우에서뿐 이었다.

분석가는 퇴행하려는 환자의 욕구를 이해할만한 의사소통과 환상으로서만 받아들이고, 나머지는 완전히 비현실적인 것으로 보기도 한다; 결과적으로- 명시적(explicit)이거나 암시적인(implicit) -분석가의 반응은 그런 욕구들에 대한 만족이 분석 상황과는 맞지 않음을 의미할 것이다. 다소 다른 방식들은 그런 욕구들을 분석 상황 내에서 정당한 것으로서 받아들인다. 그리고 마지

주 | 1 내가 20대 초반에 정신분석 훈련을 시작했을 때, 분석 시간은 보통 55분 정도였다.

막으로, 만족이 분석 상황을 방해하지 않는 한 일부 퇴행을 완전히 정당한 것으로서 수용할 뿐 아니라 만족시키기도 한다. 이것이 앞에서 인용된 안나 프로이드의 사례에서 보이는 것이다.

물론, 이 모든 반응들은 각각 그들만의 방식대로 치료의 '분위기'를 발전시키는데 기여한다. 어떤 반응들은 퇴행하도록 문을 넓게 열어두기도 하고, 다른 반응들은 문을 좁게 열어 두며 여전히 퇴행을 막으려고 시도하기도 한다. 따라서 분석치료 동안의 퇴행은 환자와 분석가 모두에 의해 좌우된다. 16~18장에서 우리는 몇몇 '표준화된' 반응들과 그 결과들을 세부적으로 다시 살펴보아야 한다. 하지만 그러기 전에 나는 에디푸스 수준 이전으로 나아가는 퇴행의 필연적인 결과들을 기술할 것이다.

정신분석적 환경의 영향 하에서 모든 환자들은 예외 없이 어떤 시점으로 퇴행한다. 즉, 그들은 어린 아이처럼 유치해지고 분석가와 연관된 강렬한 원초적 감정을 경험하게 된다; 물론, 이 모든 것은 일반적으로 전이라고 불리는 어떤 것의 일정한 부분이다.

이렇듯 고도로 충만한 감정들의 영향으로 분석가와 환자 사이의 관계에서 미묘한 불평등이 일어난다. 분석가는 자신이 강력하고 꼭 필요하며 중요한 사람이라고 느끼게 된다. 그러나 다만 그가 환자의 기대, 희망, 욕구 그리고 필요를 만족 혹은 좌절시킬 수 있거나 기꺼이 그렇게 하려고 하는 한에서만 그렇다. 분석가는 이런 범위를 초월하여 일상적이고 실제적인 인물로는 거의 존재하지 않는다. 물론, 환자는 분석가에 대해 모든 종류의 환상을 가지지만, 이것은 대개 분석가의 실제 생활과 성격이라기보다는 환자의 내면세계에서 만들어지는 측면이 있다. 분석가와 비교해볼 때 환자는 항상 자신을 약하고 한참 덜 중요한 사람으로 경험하지만, 정말 중요한 사람은 바로 환자 자신 뿐 이다; 그의 희망, 충동, 그리고 주목되어야 할 욕구들만이 중요한 것이다. 그리고 항상 주의를 기울여야 할 것은 그의 관심거리들이다.〈84〉

이런 양상은 일반적이다; 비록 그런 양상에 대한 예외가 없다 하더라도, 그것의 강도와 기간은 개개의 환자들마다 다양하다. 몇몇 환자들은 어떤 지점을 넘어가지 않는다; 이런 식으로 시작된 치료적 과정들은 충분히 재적응을 일으킬 만큼 효과적이다; 그런 다음 환자는 자발적으로 이런 원초적인 두 사람 관계에서 빠져 나오게 되고 치유가 된다. 하지만, 다른 환자들에서는 이미 기술된 것들 이외에도 부가적인 과정들이 발생한다.

제 1부에서, 나는 치료자에 의해 관찰된 것들로 이들 과정을 상당히 자세하게 개관했다. 여기에서 나는 이들 관찰에서 가장 중요한 것들만 열거하고자 한다: 말은 환자와 분석가 사이에 동의된 의사소통의 수단으로서 신뢰성을 잃는다; 특히, 해석은 적대감과 공격성의 신호로 혹은 감정의 신호로서 환자가 경험하는 경향이 있다. 환자들은 그들의 분석가에 관해 너무 많은 것을 알기 시작한다; 그들이 자신의 감정보다 분석가의 감정을 더 잘 알고 있다; 이와 함께 그들의 관심은 자신의 문제와 고통에서 점점 더 떨어져 나오게 된다. 이것은 본질적으로 그들로 하여금 분석적인 도움을 촉구하게 했다. 아울러 그들의 관심은 분석가가 말하는 것과 행동하는 방식 혹은 특정한 '기분' 을 갖는 것에 대한 '실질적인 동기' 를 예측하는데 모아진다. 이 모두는 상당한 양의 리비도를 흡수하고 아마도 환자들은 이런 상태에서는 더 나아지기 위한 그들의 많은 욕구와 아

울러 변화에 대한 그들의 희망과 능력마저도 잃어버린다. 이와 더불어 분석가에 대한 그들의 기대는 어떤 실제적인 부분에서 일어나는데, 긍정적인 느낌과 연민, 이해, 관심, 작은 선물과 같은 형태뿐 아니라 애정의 다른 신호들과 부정적인 느낌, 거센 공격들과 무자비한 보복, 냉정한 무관심, 극도의 잔인함과 같은 형태로도 나타난다. 이런 상황을 요약하면 환자에게 과거의 중요성은 거의 사라졌으며 오직 분석 현실만이 중요하다는 것이다.

관습적인 분석용어들에서, 이 모두는 치료적 상황을 완전히 좌지우지 해왔던 전이신경증(transference neurosis) 혹은 전이사랑(transference love)의 강화로서 기술되었다. 사실 상, 이것은 너무 강력한 것이어서 보통의 해석으로는 파고 들어가지 못한다. 어떤 분석가들은 이런 발달이 전이를 침범해오는 환자의 편집증, 피해환상에 의해 유발된다고 생각한다.〈85〉 내 의견으로는, 이 모든 기술들은 너무 취약해서 실제적인 논점은 빼먹고 있다(1958).

때로는 우리 중에 가장 숙련되고 경험 많은 분석가들조차도 몇몇 환자들에 대해서는 어려움을 느끼고, 심지어는 치료에 실패하기도 한다는 것은 잘 알려져 있다. 하지만, 불행히도 이러한 규칙에 예외는 없다는 사실을 수용해야 한다. 대부분의 어려움과 실패들은 이미 기술한 바 있는 신호들을 보여주는 환자들의 치료에서 일어난다는 것이 나의 논점이다. 이들 환자는 항상 '매우 혼란스러운', '극도로 분리된', '심각하게 분열된 혹은 편집증적인', '깊은 자기애적 상처를 경험한', '매우 취약하거나 미성숙한 자아를 가진' 등으로 특징 지워진다; 이 모든 기술들은 이런 환자들에서는 문제의 뿌리가 보통의 환자와 통상적으로 관련된 에디푸스 콤플렉스 보다 더 깊이 들어간다는 것을 의미한다.

여기에 속하는 환자들과의 치료 작업에서 부딪히게 되는 몇 가지 어려움들을 보다 잘 이해하기 위해 나는 세 영역 즉, 에디푸스 콤플렉스, 기본적 오류, 창조성으로 구성되는 인간의 마음 - 이것의 일부가 자아라고 불리는 - 을 잘 생각해 보도록 1부에서 제안했다. 각 영역은 그 안에서 작동하는 특정 형태의 정신적인 힘에 의해 그리고 결국에는 특정 수준의 정신적 과정에 의해 특징 지워진다. 짧게 요약해 보면 다음과 같다:

에디푸스 콤플렉스 영역에서의 특징적인 구조는 당사자와 두 대상들로 이루어진 삼각관계이다. 특징적인 힘은 갈등으로부터 유래한 것이며 정신 과정들의 수준은 전통적인 성인 언어에 부합하며 이들에 의해 적절하게 표현될 수 있다.

기본적 오류의 영역에서 널리 알려진 구조는 오직 두 사람 관계이며, 성인들 사이에서 일어나는 것보다 더 원초적이다. 정신적인 힘의 형태는 갈등의 힘이 아니다; 그 형태에 관해서는 나중에 4부와 5부에서 논의될 것이다. 하지만 이미 여기에서 나는 이 수준에 작동하는 힘이 어떤 조건들 하에서는 중독과 비슷한 상태를 만들고, 이것은 문헌에서 탐욕(greed)으로 기술되었다. 정신 과정들의 수준은 특히 그들이 치료적 상황에서 나타날 때, '에디푸스 전(pre-Oedipal)', '생식기 전(pre-genital)', '언어 전(pre-verbal)' 등과 같은 용어로 표시된다. 나는 내가 왜 이들 용어가 잘못되었다고 믿는지 그리고 그것을 왜 기본적 오류의 수준으로 명명할 것을 제안했는지 그 이유에 대해 4장에서 자세히 논의했다.〈86〉

그리고 마지막으로 창조의 영역인데, 이것은 어떠한 외부의 대상도 존재하지 않는 것이 특징이다. 우리의 분석적 방법이 전이에 근거를 두고 있기 때문에 즉, 반드시 당사자뿐 아니라 적어도 외부에 존재하는 하나의 대상과 연관되어 있기 때문에, 기존의 분석방법으로는 이 영역에서 정신 과정들의 수준 혹은 그 안에서 작동하는 힘의 형태에 관한 연구를 하지 못한다. 침묵하는 환자에 의해 발생한 문제들을 가지고 예를 - 많은 다른 예들 중에서도 - 들었듯이, 이 영역에서 발생하는 과정들은 치료기법 상 중요성을 가진다.

따라서, 마음속에서 일어나는 세 가지 치료과정과 마음의 각 부분에 관계되는 세 가지 치료기법을 생각할 수 있다. 분석 상황은 필연적으로 두 사람 관계이며 에디푸스 수준에 속하는 것들 보다 더 원초적인 다양한 성질이 있으므로, 기본적 오류에 대한 이론적 지식과 이를 다루는 치료적 기법이 다른 두 영역에 대한 것보다 더 발달되고 확립되어야 한다는 것을 알 수 있다.

물론, 이와는 다른 영역도 있다. 우리의 전체 이론은 거의 에디푸스 수준에 속하는 정신구조와 과정에 속한다. 그리고 '전형적인(classical)' 분석기법- 의심할 여지없이 모든 다양한 분석기법들에서 가장 잘 발견되는 - 이라고 불리는 것은 거의 예외 없이 어떤 갈등이나 갈등들에 의해 활성화된 역동적 구조가 있는 문제들을 다룬다. 그리고 이런 에디푸스 영역에 속하는 문제들은 전통적인 언어로 별 어려움 없이 표현될 수 있다.

에디푸스 영역과 기본적 오류 영역의 치료기법 사이에 어떤 차이가 있는지 보여주기 위해 또 다른 각도에서 퇴행의 현상들을 개관해 보자. 분석치료 기간 동안 어떤 시점에서 환자들이 협조하려고 하지 않는 현상은 초기에 볼 수 있는 임상적 관찰들 중 하나이다. 이런 현상은 움직이고 변화하는 것을 거부하며, 어떤 불리한 외부 상황을 완전히 수용할 수 없거나 어떤 긴장감을 견뎌낼 수 없는 형태로 나타나기도 한다. 만약 비순응적인 기간이 제한되어 나타난다면, 저항이 지나갔거나 '분리(splitting)' 에서 기인한 것으로 본다. 하지만 그것이 지속된다면, 분열-편집 기전들(schizoid-paranoid mechanisms)이 발생한 것으로 볼 수 있다. 다른 쪽의 해석은 환자가 마땅히 경험했어야 할 사랑, 연민, 그리고 이해를 엄마에게 받지 못해서, 엄마와 그녀의 표상에 대항하는 해결되지 않은 분노에서 나온 것으로 본다.〈87〉

모든 환자에서 비협조적인 부분이 있다는 점은 항상 인정되었지만, 주어진 시기에 특정한 분석 상황에서 특정 환자가 얼마나 많이 혹은 적게 협조하는가를 결정하는 것이 무엇인지에 대해서는 거의 논의된 바 없다. 심한 경우의 퇴행에 있어 환자는 우리가 그에게서 기대하는 것, 예를 들면, 우리의 '기본 원칙(fundamental rule)' 에 순응하는 것이 무엇인지 이해할 수 없는 것처럼 보인다. 그런 경우 사실 상 분석적 도움을 찾게 했던 원래의 불편함 들을 상기하게 하는 것은 소용없다. 왜냐하면 그는 오로지 분석가와의 관계와 여기서 기대할 수 있는 만족이나 좌절에만 몰두하기 때문이다. 분석 작업을 유지시키기 위한 모든 감각들은 잃어버린 듯 보인다. 환자의 거의 모든 리비도를 흡수시켜버리는 이런 종류의 전이는 오직 두 사람 관계의 구조를 가진다는 - 이에 비해 '정상적인' 에디푸스 전이는 분명 삼각관계이다 - 사실을 깨닫게 될 때, 분석가는 환자가 기본적 오류의 영역에 이르렀다는 또 다른 진단적 신호로 인식한다.

이점에서 어떻게 개인의 비순응적인 부분을 순응적으로 만들 수 있는지, 다시 말하면, 분석적 도움을 받아들이게 할 수 있는지를 생각해보자. 여기에서 의미하는 것은 저항의 해결 즉, 에디푸스 수준에서의 갈등들을 해결하거나 '분리(split)'를 해소하는 문제와는 다른 것이다. 그것은 환자 내부에 현실을 수용하고 그 안에서 살고자 하는 새로운 의지를 자극시키거나 심지어는 창조하는 것과도 유사하며, 전이신경증 안에서 완고함, 어색함, 어리석음, 헐뜯기, 신경질, 탐욕, 극도의 의존성 등으로 나타났던 일종의 분노와 무력감 등을 감소시키는 것이다.

내가 소위 기본적 오류라고 말할 만한 뭔가가 있다고 가정했던 것은 전적으로 이러한 서로 다른 임상적 인상을 설명하기 위해서였다. 이는 콤플렉스도 아니고 갈등이나 분리도 아닌 기본적인 성격 구조의 오류이며, 결손이나 상처와 유사한 어떤 것이다. 물론 대부분의 환자들은 그들의 분노, 활기 없음, 의존성을 유발시키는 것이 무엇인지 즉, 그들 안에 무슨 결함과 오류가 있는지에 대해 우리에게 말하지 않는다. 하지만, 어떤 환자들은 그것의 반대편에 있는 것 즉, 완벽한 파트너에 대한 환상이나 그들을 둘러싼 환경과의 완벽한 조화, 아무 문제없는 완벽한 행복, 그들 자신 그리고 세상과의 완벽한 만족 등을 통해 우회적으로 그것을 표현할 수 있다.〈88〉 그러나 가장 흔한 형태는 환자가 의기소침해 있는 모습과, 만약 그에게서 사라지거나 억눌려 진 어떤 것 – 항상 현재는 얻기 어려운 것 – 이 회복되지 않는다면 세상의 어느 것도 아무런 가치가 없다는 느낌을 계속해서 반복하는 것이다. 그리고 심한 경우에는, 그의 상실감이 완전히 좋게 회복되지 않으면 더 이상 살 가치가 없는 인생이라 말하고 마치 그것이 사실인 듯 행동한다.

나는 같은 날 밤 동안 환자가 경험했던 두 가지 꿈들[1]을 예로 들어 이런 종류의 분위기를 보여주고자 한다. (1) 그녀는 숲 속을 걷고 있었다. 갑자기 살색의 거대한 새 한 마리가 내리 덮치며 난폭하게 그녀를 때리고 이마에 깊은 상처를 남겼다. 환자는 기절했으며 땅에 쓰러져 의식을 잃었다. 끔찍한 것은 그 새가 뒤도 돌아보지 않았다는 것이다. 새는 무슨 일을 했는지 전혀 관심이 없었다. (2) 그러고 나서 그녀는 함께 즐기곤 했던 게임을 하고 있는 여러 친구들과 방안에 있었다. 아무도 그녀에게 주의를 기울이지 않았다. 무서운 것은 그 새가 주위를 둘러보지 않았다는 생각을 결코 지워버릴 수 없었기 때문에, 그녀가 계속해서 혼자였다는 것이다. 이런 양상의 많은 꿈들이 특정 시기 동안에 나타났다.

또 다른 양상에서, 환자는 그가 순응해야 한다는 것을 알고 있지만 그렇게 하기 전에 더 좋아지거나 완전히 좋아져야 한다고 끊임없이 반복한다. 동시에 그의 협조가 없이는 좋아지는 것이 불가능하다는 현실도 충분히 인식한다. 하지만, 이런 깨달음은 그에게 절망만을 더 악화시킬 뿐이다. 환자는 이런 악순환의 고리는 나쁘게 진행되던 어떤 것이 다시 되돌려지거나, 그가 한 때 가지고 있었지만 지금은 잃어버린 어떤 것을 다시 손에 넣을 수 있는 경우에만 끊을 수 있다고 믿고 있다.

현학적인 환자나 분석가들은 이런 사항을 마술적인 성질을 가진 남근이나 젖가슴같이 영원히 사라지거나 나빠지는 것이라고 하고

주 | 1 나는 이 임상적인 자료에 대해 아내로부터 도움을 받았다.

남근이나 젖가슴에 대한 질투, 거세공포라고 한다; 존스(Jones, 1927)의 아파니시스(aphanisis, 주체의 사라짐) 멜라니 클라인(Melanie Klein, 1957)의 타고난 질투와 선망이 여기에 속한다; 하지만, 거의 모든 사례들이 만약 손실이 회복될 수 없다면 환자 자신이 좋지 못한 상태로 남겨질 것이며 오히려 미쳐버리거나 심지어 죽는 게 더 낫다고 느낀다.〈89〉

분석 상황에서 관찰된 것처럼 모든 퇴행 현상은 어린 시절의 유치한 행동들을 연상시키는 원초적인 것으로, 어쩔 수 없이 누군가와 충돌을 일으킨다. 어떤 신경증 혹은 정신증은 필수적으로 다소 유아적인 양상을 동반하며, 정신치료자는 '환자 안의 아이(the child in his patient)'를 – 여러 가지 방식으로 –다뤄야만 할 것이다.

우리는 '환자 안의 아이'가 에디푸스 콤플렉스의 연령에 해당할 때 상당한 어려움이 있다는 것을 알고 있다. 하지만 기본적 오류의 연령에 있는 '환자 안의 아이' – 진정한 의미의 '영아' 즉, 성인의 언어를 조금이라도 말할 수 없는 아이 – 로부터 우리 성인들을 분리시키는 간극은, 어쨌든 모든 사람이 동의된 전통적인 말을 사용하는 에디푸스 수준에서 부딪히게 되는 것 보다 상당히 더 깊고 넓다. 이렇듯 어려움이 증가함에도 불구하고, 환자와 분석가를 분리시키는 간극(gulf)은 치료 작업이 지속된다면 분명히 연결된다. 하지만 환자는 즉, 기본적 오류의 연령에 있는 '환자 안의 아이'는 자신의 힘으로 그 간극을 연결할 수 없다는 사실을 틀림없이 깨닫게 된다. 대단히 기법적인 질문이지만, 이러한 간극을 어떻게 연결할까? 이러한 과제의 어떤 부분을 분석가가 맡아야 하며 어떤 부분이 환자에게 남겨져야 할까?

여기에서 기본적 오류의 수준까지 퇴행한 환자에게서 부딪히게 되는 기법적인 문제들을 토의하려고 한다. 이것은 그저 소위 '깊은' 퇴행의 한 가지 유형일 가능성이 있다. 나는 진정한 정신분열병 환자들 – '분열형 성격(schizoid characters)' 이 아니라 – 에 대한 보다 면밀한 분석 연구가 아마도 '정신분열적(schizophrenic)' 퇴행과 우리가 여기에서 관심을 두는 형태 사이에 서로를 구분 지을 만한 특징들을 밝힐 수 있다고 생각한다.

물론, 분석가들은 이들 두 가지 기법적 문제들 – '환자 안의 아이' 와 성인들을 분리시키는 간극을 연결하는 능력과, 현실을 수용하고 치료 작업에 협조하는 능력의 결함을 극복하는 과제 – 을 오랫동안 인식해 왔다. 그리고 그것들을 대하는 다양한 방법들을 발달시켜 왔다. 이런 주제에서 기본적 오류의 영역에까지 퇴행된 환자와 분석가를 분리시키는 간극을 연결하기 위해 노력하는 치료자를 위협할만한 몇 가지 위험요소들이 있다는 것이 문헌에서는 충분히 강조되지 않았다. 그리고 모든 위험요소들은 이 영역에 속하는 현상들에 대한 그의 반응들에 의해 유발된다.⟨90⟩

15장에서는 분석 상황에 있어 말의 일반적인 영향에 대해 토의한다. 그러고 나서 퇴행된 환자에 대한 몇 가지 '표준화된' 반응들과 그 결과들을 16~18장에 기술한다. 4부와 5부에서는 퇴행된 환자들과의 임상적 경험들과 이들 상황에서 유용하다고 발견했던 기법들에 대한 논의가 뒤따를 것이다.⟨91⟩

제15장

양육과 정신분석적 치료에서 말의 문제
(The problem of language in upbringing and in psychoanalytic treatment)

이 문제에서 가장 일반적이면서도 항상 완전하게 파악하기 힘든 어려움이 생기는 것은 분석가가 퇴행된 환자에게 일상적인 언어로 반응하기 때문이다. 물론 이것은 분석 상황에서 나타나는 언어문제이다. 영국 사람이나 미국 사람은 영어로 말하는 환자를 영어로 분석할 것이고, 환자와 분석가가 서로를 이해할 것이라는 데는 의문의 여지가 없다. 명백하게 분석가는 각각의 환자에게 다소 다른 일련의 단어와 어구 그리고 진부한 표현들을 사용할 것이다. 하지만, 대체로 대부분의 이런 '통용어들(dialects)' 은 서로 이해가 될 것이다. 반면에, 그것들은 분명 프랑스 사람이나 독일 사람에게는 이해되지 않을 것이다; 먼저 번역이 되어야 한다.

이것은 영어나 독일어, 프랑스어가 더 우월하다는 것을 의미하지 않으며 다만, 서로 다른 말이라는 사실만을 의미한다. 이런 차이가 생기는 이유는 역사적인 것이다. 영국 사람과 프랑스 사람 그리고 독일 사람은 초년기에 부모로부터 서로 다른 말을 배웠다.

대체로 대부분의 사물, 대상, 관계, 감정 등은 다양한 언어들로 동등하게 잘 표현될 수 있다. 나는 그들의 대부분이 그럴 수 있다는 점을 강조하고자 한다. 왜냐하면 그들 중 몇몇은 그럴 수 없다 라는 사실을 덧붙이고 싶기 때문이다. 특히, 이것은 사실 감정적으로 몹시 강렬한 의사소통에서 그렇다. 이런 종류의 좋은 예들은 서정시나 노래의 가사이다. 이들 중 어떤 것은 번역하는 것이 거의 불가능하다. 이미 잘 알려진 것처럼, 오페라는 가급적 본래의 언어로 불려진다. 이런 어려움에 대해서 내가 선호하는 설명은 '연상군(cluster of associations)' 의 개념을 사용하는 것이다. 이 연상군은 각 단어를 둘러싸고 있으며 모든 언어에서 다르고, 같은 언어를 사용해도 인간관계에 따라 다르다. 다양한 상업이나 전문직에서 사용하는 거의 비밀스런 언어들이 분명한 예들에 속한다. 속어는 같은 학교와 같은 부대, 어떤 감옥에 함께 있는 사람들에 의해 혹은 같은 분석 연구소에서 훈련 받은 사람들에 의해 사용된다.〈92〉 또 다른 설득력 있는 예가 정확한 정의를 찾아내는데서 겪는 어려움이다. 특히 심리학에서 그렇다. 정확한 정의는 바람직하지 않거나 원하지 않는 모든 연상들이 사용된 단어들을 찾아내는 것을 목표로 하지만 그러한 과제는 거의 성공하지 못한다.

어쩌면 모든 아이와 환자 – 혹은 모든 분석수련자(candidate) – 는 어떤 언어라도 배울 수 있다. 그가 실제로 배우려고 하는 어떤 언어는 부모와 치료자 – 혹은 그를 훈련시키는 분석가 – 에게 의존한다. 그것은 그의 선택이 아니다. *사실 상, 그는 무엇이 되었든 선택권을 가지지 못한다* ; 그는 자신의 환경 안에서 언어를 배워야 한다.

이것은 우리의 분석 수련과 이론을 위해서 매우 중요한 사실이다; 환자들(그리고 분석수련자들)은 배워야만 하고, 사실 상 분석가들의 언어를 배우고 있다. 분석가 역시 항상 그의 모든 환자들로부터 배운다. 하지만 이런 배움이 매우 중요하다고 할지라도, 자상한 부모가 아이에게서 배울 수 있는 것과 비교해 보면 실제로는 매우 제한되어 있다. 비록 이런 배움이 아무리 많다고 하더라도 만약 부모가 영어를 사용한다면 결과적인 언어는 어쩔 수 없이 영어가 될 것이며, 결코 헝가리어나 중국어를 말하지는 않을 것이다. 이것은 아이가 자신들의 부모가 자주 경험하고 영어로 표현하는 느낌, 생각, 경험들만 쉽게 표현할 수 있다는 것을 의미한다. 영어에는 없지만, 헝가리 아이나 중국 아이가 자신의 모국어로 쉽게 표현할 수 있는 것들은 영국 아이들이 표현할 수 없고 그 반대도 또한 마찬가지다.

내가 말하고 싶은 것은 이런 단순한 사실이 우리의 이론적인 연구에서 체계적으로 억압되어 왔다는 점이다. 대개 환자의 연상은 분석가가 생각하는 것들의 정확성을 위한 증거로서 제시되었다. 무엇보다도 환자는 이해받으려 하기 때문에, 그는 분석가가 이해할 수 있는 말을 해야 하고 이것은 분석가의 개인적인 대화 상대자가 된다는 것을 의미한다. 영국인 부모가 자신의 아이가 영어로 말하는 것을 당연하게 여기는 것처럼, 모든 분석가들은 자신의 개인적인 말이나 집단에서 쓰는 말을 환자들에게 사용하고 이를 아주 당연한 것으로 생각한다.

분석가들은, 그것이 더 풍부해지고 정확해지고 표현적이 되며 더 효과적이고 쉽게 이해될 수 있기 위해 변화하고 성장한다 할지라도 그것을 공부해왔던 사람들에게는 기본적으로 동일한 구조를 갖는, 분석적 언어를 발달시킨다.〈93〉 반면에, 다른 사람들은 분석적 언어를 이상하고 불편하다고 느낀다. 하지만 우리가 결코 잊지 말아야 할 것은 사람들이 어떤 언어를 말하고 이해한다고 해서 그것이 전 세계인의 언어로까지 떠오르는 것은 아니며, 아무리 많은 사람들이 이런 일이 일어나기를 원한다 하더라도 그렇게 되지는 않는다.

만약 우리가 당연하게 이 사실을 수용한다면, 그것에 관해 할 수 있는 것은 무엇일까? 우리의 이론에서 그 답을 찾는 것은 무척 힘든 일이다; 첫째, 우리는 사전과 문법책에 있는 모든 분석 언어를 수집해야만 한다. 즉, 가능한 한 완벽하게 단어들을 수집하고 단어들 간에 여러 가지 가능한 연관성을 수집해야 한다; 둘째, 그러고 나서 이들 다양한 사전과 문법책들을 비교할 때, 모든 언어에는 번역할 수 없는 수많은 단어와 구문들이 있으며 특정 언어에는 특징적인 문법 구조들이 있다는 사실을 발견하게 될 것이다; 셋째, 그 다음 우리는 무언가를 표현하는 방식으로서 어떤 말이 더 적합한지 알아보기 위해 다양한 언어를 비교할 수 있다. 연구에서 가장 중요한 부분인 이것은 이전의 두 가지 과제가 어떤 단계에 이른 뒤에야 비로소 다루어질 수 있다.

더군다나 모든 단어들은 자신 만의 연상 군을 가지고 있는데, 어떤 것은 분산되어 있고, 어떤 것은 좀 더 집중되어 있으며, 어떤 것은 애매하면서도 확장되어 있고 유동적이기도 하다. 다른 것들은 오히려 응축되어 거의 굳어있기도 하다. 하지만 그들 모두는 매우 개별적(individual)이다. 두 개의 다른 언어들에서 전적으로 동일한 단어들을 찾아낼 가능성은 거의 없다. 이렇듯 일치성이 존재하지 않는 많은 예들이 있다. 따라서 나는 내가 의미하는 것을 설명하기 위해 심리학에서 사용되는 소수의 어색한 기법적 용어들을 언급하기도 한다. 독일어로 *Besetzung*은 영어로는 '점유(occupation)', '책임(charge)', '리비도부착(cathexis)' 을 의미한다; 독일어로 *Lust*와 *Unlust*는 간단하게 번역될 수 없다. 영어로 'pleasure(즐거움)' 는 전적으로 다른 어떤 것을 의미하는데, 반면에 'unpleasure(불쾌함)' 는 어색한 신조어이다. 그리고 'pleasurable' 과 'unpleasurable' 도 마찬가지이다; 독일어로 *Angst*는 '공포(fear)', '불안(anxiety)' 그리고 심지어 '공황(panic)' 을 의미하기도 한다. 이들 모든 영어 단어들은 그들에 상응하는 독일어들과는 대부분 다른 그들 자신만의 연상 군을 가지고 있다. 반대로 영어 단어 '정취(sentiment)' 는 어떤 독일어와도 같은 뜻을 갖지 않는다. 그리고 영어 단어 '우울한(depressed)' 은 분명 그것의 독일어에 해당하는 말인 *deprimiert*와는 상당히 다른 어떤 것을 의미한다. 영어로 '기교(skill)' 와 '전율(thrill)' 은 내가 알기로 어떠한 다른 유럽 언어에서도 실제 같은 뜻을 가진 단어가 없다. 마지막으로, 특히 독일 말에는 '마음(mind)' 이란 단어가 없다. 이것을 만약 성직자를 제외한 누군가가 '영혼(soul)' 과 같은 뜻으로 생각한다면 영국인들은 난처하게 느낀다.〈94〉 영어로는 '마음의 질병(diseases of the mind)' 이라고 말한다; 독일어로는 이와 같은 말인 *Geisteskrankheiten*을 쓰는데 이는 '정신의 질병(diseases of the spirit)' 을 의미한다.

*Selbstgefühl*과 *Selbstbewusst*는 비록 독일어로는 단순한 개념에 불과하지만 영어에서는 사뭇 다른데, 왜냐하면 두 언어에서 폭 넓은 다른 연상 군을 가지고 있기 때문이다. *Selbstbewusst*은 자신의 개인적인 특성을 인식하는 사람을 말하는데, 현실적으로는 자신의 능력에 대한 확신을 뜻한다. 같은 말의 영어 단어인 'self-conscious(수줍음)' 는 정확하게 반대의 뜻을 의미한다. 문자 그대로 '자기 자신에 대한 느낌(the feeling of oneself)' 을 나타내는 *Selbstgefühl*은 - 고맙게도 호감을 갖게 하는 효과를 지닌 연상 군인 - '자긍심(pride)' , '남자다움(manliness)' , '위엄(dignity)' , '신뢰(confidence)' 를 의미한다. 분석 이론에서는 그것을 '자존감(self-esteem)' 으로 번역했으며 그러다 보니 'esteem(존중하다)' 이란 단어를 둘러싼 연상 군(cluster)의 영향 하에서 그것의 의미가 상당히 바뀌었다. 이는 *Gefühl* 즉, 'feeling(느낌)' 과는 꽤 의미가 다른 것이다.

나는 모든 예시들을 영어와 독일어 사이에 서로 상응하는 말들로부터 가져왔다; 물론, 어떤 쌍의 언어들은 유사한 문제들을 보여줄 것이다. 그리고 이와 같은 점은 두 분석 학파들의 언어에 대해서도 마찬가지다.

불행히도 - 혹은 다행스럽게도 - 자유연상에 있어서는 단어의 문제뿐 아니라 매우 중요한 방식에서 단어의 전체적인 연상군도 문제가 된다. 이에 관한 좋은 예시로는 위에서 언급한 기법적 용어들이 있다. 프로이드도 *Besetzung* 이론을 영어로는 결코 발전시킬 수 없었을 것이다. 왜냐하면 그가 의미했던 뭔가를 표현할만한 유용한 단어가 영어에는 없기 때문이다. 잘 알려진 것처럼, '리비도 부착(cathexis)'은 이 틈을 메우기 위한 방법으로 만들어진 말이다. 하지만, 그것이 아직까지 살아있는 단어가 될 줄은 아무도 몰랐다. Lust와 Unlust에 관해서도 사실 마찬가지이다. 반면에 '우울증(depression)'에 대한 현대적 이론은 단지 영어로만 발달할 수 있었다. 이 단어는 *Besetzung*이나 *Abwehr* 같은 독일 말이 그런 것처럼 이와 동일한 방식으로 애매하고 폭 넓게 확장된 분야를 포함한다. 한정되고 거의 굳어진 연상 군을 가지는 독일 말 *deprimiert*는 시작부터 이런 방식으로 사용될 수 없었다.

따라서 각각의 분석적인 말들에 대한 어휘와 문법뿐 아니라 각 단어를 둘러싼 연상 군의 수집도 필요하다. 이것은 아마도 가장 어려운 과제가 될 것이다. 이 문제에 해당하는 언어학의 의미론에서 조차 새로운 것을 수집하는 초기 단계 이상을 넘어서지 못하고 있다. 그럼에도 이 과업은 실행되어야 한다.

그래도 모든 분석 언어들은 동등하게 수용되어야 했다;〈95〉 비록 분명 그들 중 어떤 것은 보다 잘 발달되었지만, 반면에 다른 어떤 것들은 여전히 원초적이고 부족한 상태에 있고 아마도 결코 그 상태에서 벗어나지 못할 것이다. 하지만 그들 각각은 중요하고 세부적인 분석 경험을 표현한다. 아울러, 한 언어로 표현된 의사소통을 확실하고 믿을 만하게 다른 언어로 번역할 수 없는 한 우리는 그들 모두를 받아들여야 한다.

이 시점에서 항상 논쟁이 일어난다. 쟁점은 프로이드가 모든 분석가들이 쉽게 이해할만한 꽤 훌륭하고 효율적인 언어를 남겨주었다는 것이다; 프로이드가 말한 것을 정신분석의 표준으로 받아들이면, 새로운 개혁자는 어떤 점에서 어떻게 프로이드의 말과 달라지는지를 분명하게 보여주는 새로운 사전과 문법을 만들어야 한다. 이런 제안은 매우 논리적으로 들리지만 수용할만한 것은 아니라는 점이 우려 된다. 1장부터 3장에서 보여주려 했던 것처럼 프로이드의 전형적인 연구조사는 핵심적인 문제를 충분히 다루지 못하였다. 반면에 모든 '현대적(modern)' 관용구들은 기본적 오류의 영역과 연관된 발견들을 기술하려고 한다. 결과적으로 '현대적(modern)' 인 분석 언어에서 임상적 발견들에 대한 다양한 기록들은 프로이드의 '전형적인(classical)' 기록들과 비교될 수 없다. 우리는 '동료들(pares)' 만을 가지고 있을 뿐 그 중 '최고(primus)' 는 가지고 있지 않다. 하지만 달갑지 않은 이런 사실을 서로가 받아들여야 한다.

임상실기에서 그 결과들은 똑같이 중요하다. 사실 차이점이 있다는 것이 서로에게 항상 이해할만한 일은 아니며, 에디푸스 수준에서 이루어지는 치료 작업에 대한 분석언어는 무시되기도 한다: Angst, Besetzung, Lust, 'depressed' 와 같이 번역할 수 없는 단어들을 예시로 든 것처럼 비록 우리가 몇몇 어려움들에 부딪히게 되더라도, 그것들이 실제 기법적인 문제들을 의미하는 것은 아니다. 하지만, 이런 어려움들은 환자와의 작업이 성인의 전통적인 언어 영역을 초월하여 기본적 오류의 영역으로 들어가게 될 경우 즉각적으로 나타난다. 이런 영역에서 환자의 비언어적 의사소통은 언어적 연상만큼이나 중요하다. 이것을 '행위(behaviour)' '행동화(acting-out)' '반복(repetition)' 혹은 '분위기를 만드는 것(creating an atmosphere)' 등 어느 것이라고 해도 상관없다. 이들 모든 '의사소통' 이 비언어적이기 때문에 우리 분석가는 환자의 의식적인 성인 자기(adult self)와 무의식적인 충동(urges) 사이의 해석자들(interpreters)로서 행동해야 한다. 바꾸어 말하면, 우리는 환자의 원초적인 행동을 전통적인 성인 언어로 번역[1] 해야 하고 그 결과 환자로 하여금 그것의 중요성을 통찰할 수 있게 해야 한다.〈96〉 게다가, 대체적으로 우리는 해석자일 뿐 아니라 *정보제공자(informers)*로서 행동해야만 한다. 에디푸스 수준에서 조차도 환자는 분석 상황에서 그가 무슨 일을 했었는지에 관해 특히, 그의 행동이 '행동화' 나 '반복' 은 아니었는지를 항상 인식하고 있는 것이 아니며 혹은 거의 인식하지 못하고 있다. 기본적 오류의 수준에서 환자의 인식은 더 믿을만하지 못하며 모호하다.

이런 상황에서 우리의 역할은 원시 부족을 방문하는 여행자와 비슷하다. 부족의 언어는 연구되지 않았으며, 그들의 풍습은 목격되지 않았고 객관적인 용어들로 거의 보고되지 않았다. 특별한 행동과 연관된 부분들에 주의를 환기시키고, 중요성에 따라 이해할 수 있는 언어로 그것들을 기술하는 것이 정보제공자로서의 과제이다. 이런 이중 과제 - 정보제공자와 해석자 - 는 피할 수 없는 것이며, 우리가 과학의 진보에 기여하기 위해서든 혹은 단지 환자들을 돕기

주 | 1 이 다음, 나는 내 책 전율과 퇴행(Thrill and Regressions)의 8장과 11장에 주로 다룬 내용에서 발전된 몇 가지 생각들을 짧게 요약한다.

위해서든 그것은 문제가 되지 않는다.

관찰된 현상의 의미를 성인의 언어로 번역하는 과제 - 그것이 과학적인 목적을 위해서든 혹은 치료적인 의도에서든 - 는 에디푸스 수준에만 존재하는 성인의 어휘와 문법을 기반으로 하고 있다. 우리가 알고 있는 한 무의식은 일반적인 어휘를 가지고 있지 않다; 비록 그 안에 단어들이 존재하기는 하지만 그들은 어떤 다른 대상 표상(object representation)과 차이가 없다. 그들은 아직까지 성인 언어에서 갖춰야 할 매우 중요한 상징적 기능을 갖고 있지 못하다. 이것은 꿈에서 일어나는 것처럼 바로 의미가 변하고 서로 합쳐지기도 하는 형태, 이미지, 소리에 가깝다. 무의식에서 말은 꿈에서 보이는 이미지처럼, 일종의 회색 안의 회색처럼 모양과 색깔이 애매모호하다; 비록 매우 유동적인 정서와 감정이 부착되어있기는 하지만, 그들은 성인 언어와 같이 명확하고 간결한 방식으로 사용하기에 적합하지 않다.

다음 문제는 이들 환자와의 실제 치료에서 무엇을 해야 할지를 알아보는 것이다. 대개 분석가들은 위에서 기술했던 엄마들처럼 행동한다. 그들은 어떤 언어를 선택할지에 관해 무엇이 되었든 망설임을 가지고 있지 않은 듯하다; 그들은 자신의 언어를 말하고 사실상 이것은 그들의 모국어와 일치한다. 왜냐하면 분석적 유년기(analytic childhood)에 그들이 배웠던 언어이기 때문이다. 정보제공자와 해석자가 되는 것에 더해서 그들은 또한 선생님의 역할을 맡게 된다. 그리고 환자들은 결과적으로 불가피하게 분석가의 언어로 다양하게 표현되는 말들 중 하나를 배운다.〈97〉 이미 언급했던 것처럼, 몇몇 그런 언어들이 있으며 각각의 정신분석 학파는 그들 스스로 그 언어들을 발전시켜 왔다.

다음에 나는 이들 언어 중 몇 가지를 기술하고자 한다. 그리고 분석가가 퇴행된 환자에게 반응하도록 돕는 방식과 분석가의 반응의 선택을 제한하는 것에 대해 연구할 것이다. 마지막으로 이런 반응들에 내재한 위험을 보여주겠다.⟨98⟩

제16장

전형적 기법과 그것의 한계

(The classical technique and its limitations)

어떤 분석가들은 프로이드가 사용한 '전형적인(classical)' 언어를 사용하는데, 이는 먼저 에디푸스 수준에 속하는 경험들에 근거하고 있다; 이들 경험은 다소 수정된 보통의 성인 언어로 표현된다. 이 분석가들이 '생식기 전(pre-genital)' 경험들을 결코 간과하거나 무시하지는 않지만, 그들 역시 동일한 성인 언어로 표현된다. 즉, 그 경험들 또한 에디푸스 수준으로 떠오르는 것이다.

다른 말로 하면, 이 분석가들은 에디푸스 시기의 갈등을 다루면서 보이는 퇴행에 대한 자신들의 반응을 해석을 통하여 제한하면서, 이 해석으로 환자가 퇴행에서 벗어나면서도 다시 이전에 가지고 있었던 현실 생활의 삼각관계와 구강성, 항문성, 생식기성 등의 다양한 형태들의 성욕(sexuality)에 이끌리게 될 것을 기대한다. 이들 신중한 분석가들은 해석을 통하여 전체 치료기간 동안 환자들이 에디푸스 시기에 남아있도록 하거나, 혹은 마음의 다른 영역으로 매우 짧게 퇴행한 후에 에디푸스 수준으로 신속하게 다시 돌아오도록 할 수 있다고 생각하고 있었다. 이런 기법에 있어서 기본적 오류의 영역에 속하는 현상들의 대부분은 거세 콤플렉스 혹은 남근선망(penis envy)의 증상들로 해석된다. 이들 해석은 여러 결정 요소들 중 하나를 불러일으키기 때문에 어느 정도 교정될 것이지만, 기본적 오류 그 자체에서 비롯된 모든 것들을 무시하게 되므로 어떤 사례들에서는 치료적으로 도움이 되지 않는다. 사실, 이 치료자들은 훌륭한 결과물들을 성취할 수도 있지만 이는 주의 깊게 선택된 환자들에게서만 그렇다.

'전형적인' 정신분석 기법에서 유래하는, 변형 가능한 기법들에 대한 뛰어난 기술(description)로는 R. 로벤슈타인(R. Loewenstein, 1958)이 파리에서 개최된 제 20회 국제 정신분석 학회(International Psycho-Analytic Congress)에서 발표한 것이 있다. '전형적인 기법'의 충실한 신봉자였던 그는 다양한 치료적 상황에서 그것의 뛰어난 융통성과 그것 스스로 적응해가는 능력을 능숙하게 보여주었다.〈99〉

그와 친밀한 대부분의 동료들처럼, 그는 그것의 한계에 관해 많은 것을 이야기하지 않았다. 또한 전형적인 기법을 가지고- 전체적 혹은 부분적으로 -도달할 수 없는 곳에 놓인 환자의 질병에 관해 환자와 무슨 작업을 해야만 하는지도 논의하지 않았다. 그는 이런 문제들을 다루는 데 두 개의 중요한 논문들을 인용했다. 어떤 환자들의 욕구는 사실 상 '전형적인 기법'과 공존하지 못한다는 점을 인정했던 에드워드 버브링(Edward Bibring, 1954)의 논문이 그 하나이다; 그들의 사례에 있어 이들 욕구에는 어떤 종류의 정신치료가 – 아마도 성공적으로 – 적합할 수도 있다. 하지만 이는 정신분석이라고 명명해서는 안 된다. 이것은 공정하다. 또 다른 하나는 '전형적인 기법' 즉, 사실 상 어떤 정신치료적 기법은 다수의 '변수들'에 의해 결정되는 것으로 생각해 볼 수 있다고 했던 K. 아이슬러(K. Eissler, 1953)의 논문이다. 그런 요인들로는 면담의 빈도, 각 면담의 시간, 프로이드가 '절제(abstinence)'라고 불렀던 치료적 위치, 물리적인 치료 상황이 있다. 반듯이 누운 자세의 환자와 그의 시선에서 보이지 않는 자리에 앉아있는 분석가의 위치에서, 분석가의 전반적인 행동은 프로이드가 말한 '잘 닦여진 거울' 역할과 연관되어 있다. 아이슬러는 이들 요인 중 어떤 것은 우연히 혹은 의도적으로 분석가에 의해 변화될 수 있다는 점을 정확하게 지적했다. 하지만, 그는 어떤 변화들은 비가역적이라는 사실, 즉 일단 변화가 한번 일어나게 되면 '전형적인' 정신분석적 상황은 회복될 수 없다는 점을 우리에게 경고했으며 로벤슈타인은 그와 일치된 의견을 보였다.

만약 내가 로벤슈타인을 정확하게 이해했다면, 그는 허용할만한 변화들 혹은 아마도 단지 안전한 변화들에 대해 틀을 마련하려고 하였으며 이를 넘어서는 것은 분석가에게 권할만한 일이 아니라고 했다. 나는 이제 상황을 역전시켜 보려하며 로벤슈타인

(Loewenstein), 비브링(Bibring), 아이슬러(Eissler) 등이 주장한 이런 치료적 태도의 결과들이 무엇인지 묻는다. 이것은 굉장히 중요한 문제이며 따라서 나는 그와 연관된 세 개의 주제만을 언급하고자 한다.

그 첫 번째는 물론, 치료 기법의 한계가 있을 때 효과를 발휘하는 조항인 선택(selection)의 문제이다. 만약 기법에 한계가 있는 경우, 어떤 환자들은 그런 기법으로부터 효과를 얻을 수 없기 때문에 거부될 것임에 틀림없다. 로벤슈타인과 그의 모든 동료들은 – 현명하게도 – 이런 불쾌한 사실을 지속적으로 언급하지는 않았으며 따라서, 이런 고통스런 선택을 하게 된 근거를 탐구하지 않았다.

환자를 선택할 때, 분석가들도 의식적으로 명쾌하게 언급된 생각과 기준뿐 아니라 몇몇 무의식적인 기대감을 따를 수 있다.〈100〉 따라서 환자의 '치유가능성(curability)' 보다는 '분석 가능성(analysability)' 을 먼저 생각하는 것이 무리는 아니다. 다른 말로 하면, 이것은 분석의 효과에 대한 의문이다. 악의적으로 본다면 분석가는 자신이 만족할 수 있는 환자를 선택하는 것이라고 까지 말할 수 있다. 수련을 위해 지원자들을 뽑을 때는 이런 일이 잘 일어나는 것으로 보인다. 이는 '전형적인' 기법의 방식뿐 아니라 모든 다른 학파에서도 발생하는 것 같다.

물론, 이 모든 것이 선택 자체가 근본적으로 잘못이라는 것을 의미하지는 않는다. 반대로 선택은 당연한 것이다. 내가 강조하고 싶었던 것은 어떤 종류의 기법과 선택에 대한 기준은 상호의존적이라는 점이다. 그들은 서로를 결정한다. 이런 기본적인 문제를 무시하였기 때문에 특히, 미국 내에서 '분석 가능성' 에 대한 반복적인 토론회가 상대적으로 별 소득이 없었다(1960, 1963). 이들 반복적인 토론회가 가능한 다른 원인은 위험한 예후를 가진 환자들을 마지못해서나마 받아들이는 것이 옳다고 주장하는 몇몇 분석가들이 그 필요성을 느꼈기 때문이다. 전통적인 분석 언어를 사용하여 달성한 결과물들이 우수하다는 사실 – 주의 깊게 선택을 해온 경우에서 – 은 반복적으로 드러났다.

이 문제와 밀접하게 연관된 것은, '전형적인 분석'에 적합하지 않다고 알려진 환자들의 사례에서 사용될 수 있는 비전형적이고 역동적인 '다른' 정신치료들을 고안해야 한다는 과제이다. 이러한 과제는 '분석 수련이 안 된' 분석가들이나 절충주의자들 그리고 일반 정신과 의사들에게 넘겨야 할까 혹은 신앙요법가들(faith healers)에게 맡겨야 할까? 과거에 우리는 '전형적인' 기법의 경계를 넘어서서 우리의 영역을 확장시키는데 전혀 주저하지 않았다는 점을 잘 기억해볼 가치가 있다. 소아분석의 사례가 그러하였으며, 새로운 기법들은 새로운 치료적 상황을 만나 발전할 수밖에 없었다. 소아분석의 몇몇 요소들은 근본적으로 '전형적인 기법'의 요소들과는 다르다. 두드러진 예를 하나 들어보자. 3~4세 정도의 아이를 치료하는 동안 어떤 분석가도 아이가 배설 기능을 돕는 것에서 자유로울 수 없다. 이것은 성인 환자에서는 생각조차 할 수 없는 상황이며, 아이슬러(Eissler)에 따르면 명백한 비가역적 변수들 중 하나이다. 그런 근본적인 차이들이 있음에도 불구하고 우리는 소아분석을 교육심리학자들에게 넘기지 않고 스스로 감당하여 교육학, 아동심리학, 소아정신의학 그리고 무엇보다도 정신분석 그 자체에 막대한 공헌을 하였다.〈101〉 그리고 나서 소아분석은 특화된 학문이 되었으면서도, 정신분석에서 없어서는 안 될 부분이기도 하다.

집단치료의 경우에서, 정신분석이 분명 이것과 상반된 태도를 택한 것에 대해 알아보는 것은 흥미 있는 역사적 – 그리고 심리학적 – 연구가 될 것이다. 비록 프로이드 자신은 정신분석을 집단치료에 맞게 조절해보려고 하였고 집단치료의 거의 모든 선구자들이 정신분석가로 수련을 받기는 했지만, 정신분석은 집단치료의 발달에 공헌하지 못하고 관련된 여러 사람과 모든 과학에 실망을 주었다. 이제 다른 사람들이 이 중요한 분야에서 풍성한 수확을 얻고 있고, 우리는 집단의 정신역동에 대한 직접적인 임상관찰의 기회를 완전히 잃어 버렸다.

로벤슈타인과 그의 동료들처럼 풍부하고 다양한 경험을 가진 많은 분석가들이 바람직하지 않고 심지어는 위험스럽다고까지 명료하게 설명한 내용은 무엇이었을까? 나는 내 생각 – 비록 유일한 것은 아니지만 – 이 질문에 대해 한 가지 답변을 줄 것이라고 본다. 전형적인 기법과 그것의 가능한 변용들은 환자와 분석가 사이의 관계가 에디푸스 수준의 특징이 있음을 전제로 한다. 어떤 변용은 관계가 이 수준에 남아있는 한 안전하다. 로벤슈타인의 안전한 변용들을 넘어서는 어떤 기법적인 방식은 아직까지 적절하게 연구되지 못해서, 환자와 치료자 모두 몇몇 위험성을 감수하는 또 다른 종류의 – 혹은 다른 종류인 듯 보이는 – 치료적 관계를 발달시키거나 혹은 심지어 촉발시키기도 한다. 반면에 우리는 에디푸스 수준의 관계가 아닌 다른 관계들이 존재하며, 그들 중 몇몇은 어떤 조건들 하에서 치료 목적을 위해 사용되기도 한다는 사실을 확실히 알고 있다. 오해를 피하기 위해 말하자면, 소아분석을 하는 동안 관찰되고 연구된 관계들은 일반적으로 내가 마음에 염두 해 둔 것들과는 다르다는 점을 덧붙이고 싶다. 그들은 내가 에디푸스 관계라고 부르는 것들의 단순화된 변용들이다. 나중에 우리는 이점을 다시 다뤄야만 한다.

분명 에디푸스 수준이 아닌 이 관계들은 환자와 분석가 모두에게 몇몇 위험들을 안겨주기도 한다. 우리는 그들에 관해 충분하지는 않지만 뭔가를 알고 있다. 프로이드가 카타르시스-최면 기법(cathartic-hypnotic technique)을 포기하고 정신분석이 발달하게 되는 새로운 기법을 사용했을 때, 잘 모르는 위험들 - 이제는 우리가 알듯이 매우 중요한 것들 - 을 감수했다는 점을 덧붙이고 싶다.〈102〉 분명, 이 길을 시작하지 않는 것이 자신을 위해서도 더 안전한 길이었을 것이다. 하지만 하지 않는 것이 더 현명한 길이었을까?

한 번의 성공은 앞으로의 위험한 모험을 피하게 한다. 더욱이 또 다른 프로이드가 우리 정도의 위치에서 나올 수 있을 가능성도 적다. 여전히 우리는 분명히 위험한 이 과제를 몇몇 다른 집단의 사람들에게 넘겨야만 할까? 여러 가지 근거 있는 경고에도 불구하고, 내 의견은 우리가 그래서는 안 된다는 것이다.

이런 과제는 무엇을 위해서인가? 첫째, 관계를 발전시키거나 자극시키는 요소들을 발견하기 위해 가능한 한 많은 원초적이고 비에디푸스적(non-Oedipal)인 관계들을 연구하기 위해서이며 둘째, 분석가가 위험에 빠지지 않기 위해 조절해야하는 상황을 규정하기 위함이다. 그리고 마지막으로 가장 중요한 것은 치료적 중재를 위한 수단으로서 관계를 이용하기 위해서라고 할 수 있다. 나는 수련 덕분으로 우리 분석가들이 이런 과제를 맡을 수 있는 유일한 연구자 집단이 되었으며, 그것을 겁내서 피하게 된다면 분명 우리는 더 미숙해 질 것이라고 생각한다.

몇몇 사람들은 이런 미지의 땅을 모험한다면 아무 것도 발견하지 못할 것이고, 비록 그렇게 한다 해도 그것 때문에 정신분석을 위태롭게 할 만한 가치가 있는지 의심스럽다고 말할 것이다. 나는 그렇게 비관적이지 않다. 순수한 금은 어떠한 불도 견뎌내며 오히려 불로 인해 정제되는 특징이 있다. 우리가 과학의 필수적인 부분들을 두려워하는 이유를 이해하지 못하겠다. 다음 세대에게 더 좋은 것을 물려주기 위해서 순금이 아닌 작은 허식들은 태워 없애야 한다.〈103〉

제17장

일관된 해석의 위험
(The hazards inherent in consistent interpretation)

멜라니 클라인(Melanie Klein)의 생각에 영향을 받은 분석가들은 이 문제에 대해 전적으로 다른 이론적 태도를 가지고 접근해 왔다. 비록 그들은 환자 안의 아이와 성인이 확연히 구분되어 커다란 간극(gulf)을 만들고 있다는 것을 인식했지만, 이런 차이는 전통적인 언어가 미치지 못할 정도는 아니라고 느꼈다. 사실, 성인의 심리와 아이의 심리 사이에는 근본적인 차이가 있다. 하지만 그들은 우리의 성인 언어가 이미 존재하는 개념을 적절하게 사용하고 어떤 새로운 개념을 창조하면, 아이의 마음 안에 있는 가장 원초

적인 과정들 까지도 다룰 수 있다고 암시한다. 이 학파의 더 나아간 두 가지 가설은 다음과 같다:

(a) 정신 발달의 초기 단계에서 가설적인 죽음 본능(death instinct)에서 나오는 충동은 성인에서 보다 더 중요하다.

(b) 성인에서 관찰되는 모든 현상들은 초기 유아기, 아마 생후 첫 몇 주에도 어떤 형태로든 존재하는 것으로 가정되어야 한다. 이것은 영아기의 직접적인 관찰로 입증할 수 있다.

이 학파는 가장 정교한 이론과 용어뿐 만 아니라 자신들만의 해석 기법까지도 발달시켰다. 이런 새로운 언어는 통상적으로 사용되는 성인의 언어와는 좀 다르다. 하지만 프로이드의 언어 또한 여러 면에서 보통 사용되는 언어와 다르다는 점을 잊어서는 안 된다. 그러나 이제는 프로이드가 새로 말한 많은 것이 공인되었으며, 클라인 학파의 말도 그런 상태이다. 그래도 프로이드의 언어와 이 새 학파의 언어에는 중요한 차이가 있다. 프로이드의 언어가 주로 에디푸스 수준에서의 경험들과 연관되어 있는 반면에, 이 학파는 에디푸스 수준에 속하는 것보다 더 원초적인 경험들을 기술하기 위해 표준화된 표현들을 고안해야 하는 과제를 떠안았다.〈104〉

이 분석가들은 퇴행된 환자가 실제적인 전체 대상(whole object)과의 관계를 포기해 왔으며 부분 대상(part object)과만 관계를 맺을 수 있다고 가정하지만, 그들은 그런 환자들과 의사소통하기 위해서 전통적인 언어를 사용한다. 그러나 그것과 함께 젖가슴, 젖, 신체의 내부 혹은 내용물들, 부분 대상들 등과 같은 명사들을 자유롭게 혼용한다. 그런데 젖가슴, 젖, 신체의 내부 등은 동의된 전통적인 의미를 가지고 보통의 단어들로서 시작되었지만 시간이 경과하면서 묘한 변화를 겪게 되었고, 동시에 그 의미는 포괄적으로 확장되었다. 그 결과 그들은 기본적 오류의 영역에 속하는 현상들의 기술에까지 적용되었다.

이런 식으로 의미가 계속 확장되면서, 이 분석가들은 이전에는 이름을 갖지 못했던, 그리고 그런 이유 때문에 말로 표현될 수 없었던 사물들과 경험들에 이름을 부여하여 명명하기에 이르렀다. 예를 들면, 영아가 원했던 것은 젖가슴이나 젖이 될 수 있겠지만 영아는 그 시점에서 이 단어들을 잘 몰랐을 것이고, 영아의 정서적 경험들은 성인의 전통적인 언어에서 의미하는 젖가슴과 젖 혹은 상처와 같은 말들로 결코 한정 지을 수 없는 것이다.

이런 방식으로 그들의 말을 사용하면서 이 분석가들은 비록 다소 이상하긴 하지만 매우 특징적인 '엉뚱한(mad)' 언어를 발전시켜 왔으며, 이것은 엄밀히 말해 다수의 환자들에 의해서 기술된 용어들이다. 그들의 문헌에서 우리는 다음과 같이 말한 환자가 인용되어 있는 것을 발견할 수 있다. '분석가는 환자에게 엉뚱한 생각을 강요하려고 한다. 환자는 분석 받으러 오기 전에는 불안을 일으키는 엉뚱한 생각들을 결코 갖고 있지 않았다.' ; 혹은 분석가에 의해 '심층(deep)' 분석을 받은 후에 환자는 다음과 같이 답변하기도 한다: '해석이 분석가를 엉뚱한 것처럼 그리고 분석이 위험한 것처럼 보이게 만들었다. 왜냐하면 환자는 자신의 엄마가 훼손된 젖가슴에서 나온 상한 모유를 그에게 강요하는 것처럼, 분석가도 이와 똑같이 그가 재구성한 것에 따라 자신에게 그의 엉뚱한 생각들을 강요한다고 느끼기 때문이다.'

고립(isolation)에 대한 이 기술들은 과장되고 부당한 것처럼 보일 수도 있지만, 그것들은 위에서 언급된 출판물들에서 반복적으로 다뤄지고 있다. 그러나 여기에 기술된 의견은 몇몇 아이들이 자신들은 이해할 수 없는 성인들의 대화를 '엉뚱한' 것으로 받아들이는 태도를 떠오르게 한다. 이때 성인의 말을 강요하면 아이들은 배우지 않고 자신들을 지키는 것이 더 낫겠다고 느낀다. 〈105〉

하지만 만약 분석가 - 혹은 성인들 - 가 완고한 태도를 취하며 계속해서 자신의 언어를 사용한다면, 환자들 - 혹은 아이들 - 은 결국 굴복하고 가르치는 것을 습득하며 선배들의 언어를 받아들인다. 완고한 분석가와 그를 따르는 환자 사이의 이런 상호작용의 결과로 피할 수 없는 어떤 일들이 일어날 것이며, 그 안에서 둘 사이의 '분위기(atmosphere)' 가 만들어진다. 이런 배움의 과정을 통해 환자들은 분명히 좀 더 성숙해지며 그 때까지 자신들을 힘들게 만들어 왔던 어떤 상황들을 보다 잘 다룰 수 있게 될 것이다.

그러나 이해 받고자 하는 강한 욕구에 휩쓸린 환자는 자신의 연상을 표현하면서도 분석가의 습관적인 언어로 말할 정도로 분석가의 말을 배울 뿐 아니라, 분석은 어떤 위험한 수준을 넘어서지 않을 정도의, 큰 어려움 없이 말로 표현될 수 있는 그런 경험들만 적절하게 다룰 수 있다는 점도 암묵적으로 받아들일 것이다. 말로 하지 못하는 그 나머지는 매우 희미하고 부정확하게 표현되거나 환자에 의해 전혀 표현될 수 없다(매우 강렬한 경험들이 말로써 만족스럽게 표현될 수 없다는 사실은 극치감(orgasm)의 보다 미세한 과정들에 대해 우리가 거의 모르고 있는 하나의 이유가 되기도 한다).

결과적으로 이제 그 특별한 교습 방법이 가능한 가장 좋은 것이었으며, 한 때는 '엉뚱한(mad)' 것처럼 보였던 성인의 언어가 보편적인 것이라는 사실이 입증되었을까? 이런 식으로 질문을 던지면 다음과 같이 대답할 수 있다. 그 방법은 분명히 옳지 않으며 단지 효과적일 뿐이고, 그 언어는 보편적이지 않으며 단지 의사소통을 위해 부분적으로 사용할만한 방법일 뿐이다. 게다가, 아이들과 환자들이 학습하는 동안 서로 유사하게 행동한다는 사실은 이런 종류의 학습이 상당히 많은 부분 함입과 동일화에 근거를 두고 있다는 사실을 시사한다. 두 사례 모두에서 함입과 동일화는 어느 정도 무비판적일 수 있다는 의심이 일어나기도 한다. 이것은 제 삼자가 학습 과정 동안, 그리고 그 이후 피교육자를 보면서 갖는 인상과 같은 것이다.

이런 인상은 이 학파의 지지자들이 보이는 꽤 획일적이지만 호기심을 끄는 행동에 의해 강화되는데, 그들 모두는 대개 자신들이 '에디푸스 전(pre-Oedipal)' 혹은 심지어 '언어 전(pre-verbal)' 현상들을 기술하기에 적절한 언어를 가지고 있을 뿐 아니라 추가적으로 이런 언어를 어떻게 사용하는지에 대한 믿을 만한 기준까지 가지고 있다고 확신하는 듯 보인다.〈106〉 즉 언제, 무엇을, 어떻게 해석할 것인지에 대해서 말이다. 그들의 해석은 학술 모임과 문헌상에서 보고된 것처럼, 신념에 차있고 박식하며 압도적인 분석가로부터 나오는 듯한 인상을 보인다. 만약 이것이 사실이라면, 분석가의 이런 태도는 환자들이 연상해내는 자료들에서 많은 공격성(aggressiveness), 질투(envy), 증오(hatred)가 나타나고, 함입, 이상화와 연관되어 있는 것처럼 보이는 것에 대한 하나의 이유가 될 수 있다. 이들은 억압되고 나약한 파트너가 압도적으로 강력한 다른 파트너에 대처해야 하는 관계에서 가장 흔히 사용되는 두 가지 방어기제이다.

더 곤혹스러운 양상은 그들이 치료적 실패를 마지못해 인정하는 것이다. 비록 분명 이 학파의 지지자들은 어느 누구보다도 많은 어려운 사례들을 대하며 실패를 맛보아야 했지만, 그들의 문헌 어디에서도 이런 사실에 대한 언급은 눈에 띄게 보이지 않는다. 반면에 그들은 자신들의 새로운 언어 안에 에디푸스 전(pre-Oedipal) 과정을 이해하기 위한 열쇠가 있기 때문에, 만약 모든 분석가들이 자신들의 기법과 언어를 배운다면 많은 어려움과 실패는 간단하게 사라질 것이라고 암시하는 듯한 인상을 준다.

이 학파에서 말하는 특징적인 환자-치료자 관계의 함축적인 의미는 나중에 제 5부에서만 논의하겠다. 여기에서는 절대적인 일관성을 가지고 자신의 언어와 해석을 사용하는 신념에 차있고 박식하며 압도적인 분석가와, 분석가의 명백하게 '엉뚱한(mad)' 언어를 배울 것인지 아니면 도움에 대한 자신의 기대를 포기할 것인지를 선택해야만 하는 환자 사이에 형성된 특수한 불평등은 분석 작업이 기본적 오류의 영역에 이르렀다는 중요한 신호라는 사실만 지적할 수 있다. 이런 기법은 기본적 오류의 현실을 수용하지만, 이는 환자가 자신의 환상 안에서 내재화된 대상들과 이루는 환자 *자신의 오류* 때문이라고 본다.

이런 종류의 해석에서 나오는 위험성은 아마도 페렌찌(Ferenczi, 1932, p.279)가 만들어 낸 '초자아 내향성 압박(super-ego-intropression)' 이란 용어로 가장 잘 기술될 수 있다. 일관되게 이런 기법을 사용한 분석가는 환자에게 자신의 박식하고 흔들리지 않는 확고한 모습을 보인다. 결과적으로 환자는 분석가가 경험, 환상,

의도, 정서 등 모든 것을 이해할 뿐 아니라 이 모든 것을 표현하는데 절대 오류가 없고 정확한 방법만을 마음대로 쓸 수 있다는 인상을 계속해서 유지하는 듯 보인다.〈107〉 엄청난 증오와 양가감정을 이겨낸 후 – 내 견해로는, 이런 기법의 일관된 사용으로 인해 광범위하게 자극 받은 – 환자는 분석가의 언어를 배운다. 그리고 이와 함께 분석가에 대한 이상화된 상(image)을 내재화한다. 비록 항상 다소 이질적이고 부자연스럽게 보이긴 하지만, 성공적인 경우에서는 의심할 여지없이 매우 효율적이고 – 절대적이지는 않더라도 – 꽤 한결같은 정신 구조를 습득하는 결과를 보이기도 한다.

더 나아가 전체적인 일관된 해석에서 나오는 위험성이 있다. 환자의 호소, 비난 그리고 불평이 모호하고 구체화 되지 못한 상태에서, 그것이 정말 무엇에 관한 것이든 간에 거의 항상 호소를 '분석(analyse)' 만 하고 있거나, 때로는 분석하여 일시적으로 해소해버릴 수도 있다; 하지만 그러는 동안 환자는 같은 호소를 계속한다. 이런 기법은 환자를 기본적 오류의 수준으로 퇴행하게 하고, 분석가는 환자의 비난과 호소를 자신과는 무관한 것처럼 한쪽으로 치워두려고 하거나 혹은 현명하고 심오한 해석을 통해 효과적으로 그것들을 해결하는 것처럼 보이게 한다.

이런 방법으로 인한 의도하지 않은 부작용의 좋은 예들은 일반 개업의들과 함께 한 연구 작업에서 반복적으로 마주하게 된다. 또한 최근에는 전문의들과의 작업에서도 보게 된다(Balint, M., 1957, 1961). 그들의 대부분은 환자들의 불평에 이름과 등급을 붙여서 '질병' 으로 '조직화' 하려는 저항할 수 없는 충동을 가지고 있는 듯하다. 그리고 만약 빨리 이렇게 할 수 없다면 의사와 환자 모두 망연자실해 하거나, 심지어 당황해 어찌할 바 몰라 하는 것처럼 보인다. 대신에 만약 호소가 치료할 수 있는 '질병'으로 '조직화될' 수 없다면, 환자는 '당신에게는 아무런 이상도 없다'는 말을 듣게 될 것이다. 이는 아프다고 느끼는 환자와 그의 호소를 순수한 질병으로 '조직화할' 뭔가를 발견할 수 없는 호의적인 의사 사이에서 끝없는 충돌과 짜증을 일으키게 한다. 현존하는 의학적 사고의 영향 하에서는 의사들이 환자가 호소할 수 있다(무엇에 대해 호소를 하든 상관없이)는 사실의 중요성뿐 아니라 적어도 그러한 의사-환자 관계에서 만들어지는 무한하고 독특한 치료적 잠재력 또한 올바르게 인식할 수 없다.

이렇듯 '조직화'하고 싶어 하는 저항할 수 없는 비슷한 충동이 많은 분석가에게 똑같이 일어난다. 환자의 호소를 중단시키려면 어떻게든 환자들의 호소를 파악해야 한다.〈108〉 우리는 질병이라는 생각을 조금 피해왔던 것이 사실이지만, 환자들의 호소와 증상을 '갈등'이나 '위치(position)'라는 확실한 이름과 '초기에' 혹은 '깊이 있게' 라는 시간상의 순서를 사용하여 '조직화'하려는 비슷한 충동에 이끌리는 듯 보인다. 우리는 의사들이 하는 것처럼 수면제, 신경안정제, 항우울제 그리고 그 외의 약물들을 환자들에게 주지 않는데, 이것은 우리로 하여금 해결되지 않는 호소들을 더 견뎌내기 힘들게 한다. 이런 상황에서 우리는 해석으로써 무언가를 하려하고 호소들을 중지시키려 하지만, 효과가 보이지 않으면 그 원인을 찾으려고 한다. 분석가에게는 잘못된 치료방법을, 환자에게는 난치성 질병, 파괴성, 심한 퇴행, 자아의 분리 등을 지목한다. 혹은 환자의 환경에서 이해심 없는 부모와 냉담한 양육 방식 등을 말한다; 최근에는 이런 해묵은 희생양으로 유전성이 다시 제기되고 있다.

이런 식으로 끝없는 소용돌이가 휘몰아칠 수 있다. 환자는 호소하고, 분석가들은 에디푸스 혹은 '에디푸스 전(pre-Oedipal)' 수준에서 유용했던 방식대로 해석한다; 하지만 진실한 변화는 뒤따르지 않으며, 죄책감과 실패는 분석가와 환자 모두에게서 똑같은 정도로 증가하여 증상은 계속되고 더 멋진 분석들, 이전의 분석들보다도 더 현명하고 더 심오한 분석들을 시도하게 된다.〈109〉

제18장

퇴행관리에서의 위험

(The hazards inherent in managing the regression)

이전의 두 그룹만큼 잘 조직화되어 있는 것은 아니지만 여러 지역에서 활동하고 있는 세 번째 그룹의 분석가들 또한 정상 성인들과 환자 안의 아이를 구분 짓는 그 간극(gulf)으로부터 출발한다. 하지만, 그들은 그것이 성인들 특히, 엄마에 의해 인격이 형성되는 인생의 초창기 동안 아이가 잘못 키워지기 때문에 기인한 것으로 생각하는데, 이는 여러 방향에서 내 생각과 유사하다. 엄마와 아이 사이에 '맞춰주기(fit)' 가 없는 잘못된 양육은 아이의 마음 속에서 끊임없는 구조적 변화를 일으킬 수 있다. 예를 들어, 위니코트(Winnicott)에 의하면 가장 흔히 만나게 되는 결과들 중 하나가 일종의 자아에서의 분열(split)이다; 잘못된 양육에 대한 반응으로 무관심하고 압도적이며 부적절한 환경을 함입하여(introjecting) 나타나는 거짓 자아나 자기는 냉담한 세계에 대처하기 위해 만들어진다. 이런 거짓 자아는 매우 효과적이며, 인생의 여러 분야들에서 성공적이 되기도 한다. 하지만 그것은 참 자기(true self)나 진정한 자기(real self)에 접근하는 것을 방해하여 미성숙하고 현실과 접촉하지 못한 채로 남아있게 한다. 그 결과 인생 전반에 걸쳐 부질없고 공허하며 불행한 느낌을 가지고 살아가게 된다.

언급한 바와 같이, 이 학파는 나약함을 느끼는 개인과 지나치게 강하다고 느껴지는 환경 사이에서의 적절한 '맞춰주기(fit)'를 주로 강조한다. 참 자아는 항상 미성숙하고 실제적인 삶의 문제를 다루는데 익숙하지 않아서, 지나친 세상의 요구로부터 참 자아를 보호하고 현실의 요구와 개인의 실제적인 가능성 사이를 중재하는 방법이 있어야 한다. 이런 측면에서 '맞춰주기(fit)'가 없으면 거짓 자아가 '보호자(caretaker)' 로서 효과적으로 기능하게 되고 참 자아는 손상을 입는다. 이 수준에서는 양육, 보호, 중재, 보살핌 등으로 구성된 섬세한 '관리(management)'가 치료기법에 더해지며 이것은 공감적 경청(sympathetic listening), 이해 그리고 해석과 같은 이미 잘 알려진 것들 보다 분석적 치료에 있어서 더 중요한 기능을 한다.〈110〉

환자들에게 '퇴행'이 허용된 경우에만 – 즉, 거짓 자아의 '보호자(caretaker)' 서비스에 의지함으로써 얻어지는 안전)을 포기한 경우에만 – 다시 말해서, 그들의 분석가가 '퇴행을 관리함'으로써

'보살핌' 기능을 떠맡을 수 있는 경우에만, 해석이 진정한 자아(real ego)에게 다다를 수 있고 이해할 만하며 수용될 수 있는 분위기가 만들어지는 것처럼 보인다. 분석가가 '관리'하는 대상은 분명 환자의 퇴행이어야 한다. 성인의 보호 그리고 아마도 거짓 자기의 보호를 일시적으로 포기한 퇴행상태의 사람만이 관리를 받는다.

하지만, 퇴행된 환자들은 힘든 요구를 만들어 내는데 익숙하며 흔히 중독과 비슷한 상태가 된다는 것은 임상적으로 잘 알려져 있다: 우리는 20~22장에서 이 주제를 다시 다루어야 한다. 퇴행된 환자를 관리하는 것은 따라서 항상 섬세하고 불확실한 과제이며 만족스럽게 이 과제를 수행하기는 어렵다.

그런 어려움의 한 가지 측면은, 끝없는 고통에서 환자 스스로 고통이 없는 상태를 만들게 하는 것에 있다. 이것은 매우 합리적인 것처럼 보이지만, 실제로는 거의 일어나지 않는다.

여기에는 많은 이유들이 있다. 퇴행에 대한 이런 종류의 반응은 환자에게 자신의 기본적 오류가 '나쁜(bad)' 환경에서 기인하며, 분석가는 이 환경을 고쳐서 악의적이고 해로운 것들을 줄여줄 것이라고 생각하게 한다. 여기에서는 기본적 오류의 영역에 속하는 경험을 다루어야 하기 때문에, 분석가가 이것을 말로 설명하거나 아니면 말없이 환자가 그렇게 알도록 허용했거나 간에 결과는 차이가 없다. 이것은 일단 퇴행이 기본적 오류의 영역에 이르게 되면 비극적인 오해와 말의 진정한 혼란이 발생하는 것을 예방하기가 무척 어렵기 때문이다.

일단 이런 분위기가 발달하게 되면, 필연적으로 환자는 기본적 오류가 자리 잡고 있는 '외상(trauma)' 이전에 자신이 살았던 조화로운 세계로 되돌아갈 것을 기대할 것이다.〈111〉 내가 일차 사랑(primary love)이라고 부르는(12장 참조) 그 세계에서는 당사자와 환경 사이의 이해관계 충돌이 일어나지 않으며 일어날 수도 없다. 분명 이것은 젖을 먹이고 그것을 먹는 그리고 꼭 껴안고 그 품에 안기는 엄마와 아이의 관계에서처럼, 당사자와 일차 대상들의 본능적인 요구가 결국 같은 한 가지로서 만족되는 경우에만 가능하다. 일어나는 일은 한가지이며 이것을 표현하는 말만 양자의 입장에 따라 다르다.

이런 상황은 환자와 분석가에게도 어느 정도는 일어난다. 어떤 고도의 집중치료 기간 동안 분석되는 것과 분석하는 것은 거의 같은 일이며 그 지점까지는 치료관계에 있는 양자가 모두 만족을 느낀다. 하지만 이런 상호 관계가 한없이 지속될 수 있는 것인지, 치료 관계에 있어 분석가는 퇴행된 환자가 초기 외상 이전의 경험을 반복할 수 있게 하면서 일차 대상으로 기능하거나 정말로 실제적인 일차 대상이 될 수 있는지, 그리고 환자가 본래의 외상을 반복하지 않고 기본적 오류를 치유 하는 방법을 발견할 만큼 충분히 오랫동안 이런 분위기를 유지할 수 있는지는 여전히 의심스럽다. 목표를 달성하는 것보다는 계획을 짜는 것이 더 쉽다; 아마도 성인의 본능적인 요구는 아무리 퇴행했다 하더라도, 영아의 것보다는 어느 정도 더 복잡하기 마련이다. 민감하고 공감적인 분석가일지라도, 본능적인 요구를 모두 완벽하게 확인하지는 못한다. 기본적 오류의 수준에 대해 환자는 자신의 기본적 오류를 만들었던 모든 고통스런 실망감을 되살리면서, 이런 종류의 어떤 차이를 심각한 참극으로 느낀다.

내게는 대규모로 실시한 이런 종류의 실험을 꽤 가까이서 목격할 수 있는 특권이 주어졌었다. 아마도 분석 역사에서 이런 종류의 실험은 첫 번째였을 것이다. 그것은 페렌찌(Ferenczi)에 의해 수행되었는데, 분석 작업의 말년에 자신의 힘이 닿는 데까지 그의 환자들 중 한 명에게 이 역할을 수행하게 하면서 이루어졌다. 예를 들면, 그 환자는 하루에 몇 면담라도 그리고 만약 필요하다면 밤 시간에도 자신이 요청하는 만큼 분석가와 많은 시간을 가졌다. 중단하는 것은 바람직하지 못하다고 간주되었기 때문에, 그녀는 주말 동안에도 분석가와 만났으며 분석가의 휴가기간에도 함께 하는 것이 허락되었다. 이런 상세한 설명은 실제 일어난 적당한 예시일 뿐이다. 그 실험은 몇 년 동안 계속되었다. 그 결과들은 페렌찌가 죽기 직전 질병으로 인해 단 몇 주간 분석 작업을 포기해야 했을 때까지 여전히 결론에 이르지 못했다.〈112〉 유능했으나 극도의 혼란 상태에 있던 그 여자 환자는 그 때까지 상당히 나아졌지만 치료가 되었다고 할 수 있을 만큼은 아니었다. 우리는 그의 실험에 관해 논의했을 때 – 언급했던 사례는 가장 인상적이긴 하지만 유일한 것은 아니었다 – 페렌찌가 어쨌든 자신이 실패했다고 하면서도 스스로는 엄청난 것들을 배웠으며, 아마 다른 사람들도 그가 시도했던 방식으로는 이런 문제가 해결되지 않는다는 점을 깨달았다면 그의 실패로부터 교훈을 얻었을 수도 있다고 했던 것을 아직도 기억한다.

그때부터 내 스스로 이 과제를 실험해 오면서 다른 많은 사람들의 노력을 목격해 왔다. 대체로 어떤 유형의 분석가들은 만약 그것이 '그럴만한 가치가 있는' 환자로부터 나오는 것이라면 이런 종류의 유혹에 저항할 수 없는 듯 보였다. 분석가와 그의 '그럴만한 가치가 있는' 환자에게서 그리고 무엇보다도 실험기간 동안과 그 이후의 그들 상호 관계에서 보다 일정한 특징적인 모습은 거의 없었다(Main, 1957). 나는 곧 4부에서 그들 중 몇몇을 다루고자 한다. 여기에서는 이 '대단한 실험'을 해봤던 어떠한 사례에서도 성공하지 못했다는 점을 언급하고 싶을 뿐이다. 어떤 사례들에 있어서는 그 결과가 실패작이었으며, 잘해야 페렌찌가 달성했던 정도에 이르렀을 뿐이다. 즉, 환자는 상당히 좋아졌지만 치유가 되었다고 간주할 수는 없었다.

이 '대단한 실험'을 진행하면서 알게 된 것이 있다. 공감적이지만 수동적인 객관성을 지닌 분석가의 전통적 행동이 어떤 환자들에게는 부당하고 견디기 힘든 좌절로 느껴지고, 이렇게 해서 발생한 고통을 전이신경증의 발달로 나타나는 또 다른 증상처럼 치료하는 것이 어떤 변화를 가져오는 것 같지는 않다는 것이다. 어떤 경우에도 객관적이며 공감적인 수동성을 지키려는 분석태도에 대한 어느 정도의 의구심은 이미 있었다. 어떤 사례에서나 환자의 해결되지 않은 고통과 상실이 너무 크기 때문에, 전통적인 수동적 치료방법에 무언가를 더해서 – 이 결정은 치료자 혼자 하거나 환자의 동의를 얻어서 할 수 있다 – 새로운 방식을 확립해야 한다.

무언가를 더 한다는 것은 항상 환자의 어떤 퇴행적인 충동들을 만족시키고 환자의 행동화(acting-out)에 긍정적으로 반응하게 한다. 대개의 경우 이런 변화는 어떤 즉각적인 호전을 일으킨다. 만약 그다지 심각한 기본적 오류를 가지고 있지 않은 환자의 치료가 종결을 향해가면서 그 새로운 방식이 선택된다면, 호전이 보이고 치료는 성공적으로 끝을 맺기도 한다.〈113〉 몇 번의 성공적인 사례를 보면 분석가들은 심각한 증상이 아니지만 '그럴만한 가치가 있는' 환자들에게 이 방법을 치료의 종결시기가 아닌 치료 시작부터 시행해보고 싶어 한다. 처음부터 다양한 분석상황에 맞추어 환자들의 많은 요구를 들어주거나 혹은 임상적인 자료가 나타나는 상황에 따라 점진적으로 그렇게 하거나 간에 많은 차이는 없다; 그저 '대단한 실험'이 일어난 것이다.

몇몇 분석가들은 그런 실험기간 동안 분석가와 환자, 그들의 관계상에서는 무슨 일이 발생했는지 기술하려고 하였다. 그런 보고서들을 읽는 것은 항상 자극적이고 감동적이긴 하지만 또한 우울한 경험이기도 하다. 거기에는 굉장한 조망들이 펼쳐져 있다; 뜻하지 않게 인간의 마음 깊숙이 들어가고 인간관계의 예상치 못한 잠재력 속으로 파고들어 간다; 모르는 것이 많고 흥미롭기도 하지만 좌절도 있다. 모든 기술들 중에서 나는 페렌찌가 '대단한 실험' 동안 저술한 일종의 과학적 일기인 수기와 단상(Notes and Fragments, 1930~32)에 그의 경험이 가장 잘 들어나 있음을 발견했다. 그 기록은 단지 자신만 사용하려는 목적이었으며 따라서 이차적인 교정은 없었다. 기록들은 희망적인 발달과 예기치 못하게 출현하는 곤란한 문제들에 관해 이야기하고 있으며, 치료적 과정을 형성하는 여러 가지 뜻밖의 복합적으로 결정되는 일들에 대해 통찰력 있고 생생한 기술을 전해준다. 그 외에도 재능 있는 치료자가 작업하는 것과 그의 갑작스런 놀라움, 희망, 직접적인 여담, 힘겨운 문제들과의 씨름에 관한 것들을 보여준다. 이 분야에서의 실험을 하려고 한다면 시작하기 전에 이 기록들을 꼭 공부해볼 것을 권한다.

물론, 이 분야를 연구해 온 모든 연구자는 자신이 선호하는 개념을 가지고 있으며, 결과적으로 이는 편견 하에서 자신의 경험들을 기술하게 하고 결국은 분석 언어의 혼란을 보여주는 또 다른 예가 된다. 나와는 전적으로 다른 성실한 독자 여러분은 여기에서 창의력이 풍부한 분야를 접하게 될 것이다; 여러 분석 언어들과 대조하여 여러분은 상대적인 정신분석적 의미론의 기초를 마련할 수도 있다. 이런 기술들의 몇몇은 실망스러운 결과들을 감추거나 잘 설명해내려고 노력한다; 그 이외의 것들은 실망스런 결과들을 이런 저런 우발적인 원인 탓 등으로 돌린다. 나의 지론은 발달하는 치료적 상황에 의해서 그 결과들이 직접적으로 결정된다는 것이다. 물론 이 후자는 전적으로 특별하고 원초적인 두 사람 관계를 말하며, 이것은 기본적 오류의 영역에 속하는 과정들을 연구할 좋은 기회를 우리에게 제공한다.〈114〉

언급했던 것처럼 환자는 항상 '그럴만한 가치가 있는' 사람이며, 꼭 도움이 필요한 환자로 보이는데, 이것은 긍정적인 역전이가 있다는 확실한 징표이다. 분석가는 자신의 긍정적인 역전이 즉, 자신의 '정서적인 개입' 을 환자가 겪는 병의 증상으로서 평가하는 대신, 그것을 현실적인 것으로 수용하고 그것에 따라 행동할 것을 결심한다(4장 참조). 그런 결정에는 배경에 몇 가지 선입관이 있다: 환자가 '정상적인' 분석 상황에서 보이는 좌절과 제한을 견뎌낼 수 없는 것을 반복하는것 즉, 어떤 외상적 상황에 강하게 고착되어 있는 것으로 해석한다. 이런 가정에서 두 가지 시도가 나온다; 하나는 환자의 연상 자료와 증상들로 전이신경증을 재구성하는 것인데, 이는 환자의 반복, 가설적인 외상 상황을 재구성 하는 것이다; 또 다른 하나는 몇 가지 가역적인 요소들을 변화시켜 반복을 계속하지 못하는 분위기를 만드는 것이다.

나도 그렇지만 어떤 분석가들은 환자와 함께 이런 일련의 생각들을 토의하고 환자의 협력으로 지지를 얻고 싶어 한다. 불행히도 이것은 많은 차이를 만들지는 못한다. 그 이유는 간단히 말해서, 이런 토의가 당연히 정상적이고 전통적인 성인 언어로 즉, 에디푸스 갈등의 수준에서 전달되기 때문이다. 반면에 반복은 기본적 오류의 영역에 속하는 두 사람의 원초적 관계에서 일어난다. 에디푸스 수준에서 환자는 분석가의 특별한 노력을 기꺼이 인정하며 그에게 최대한 협력할 것을 약속한다. 기본적 오류의 수준에서 환자는 오로지 자신의 어떤 호의나 관심만 생각하고, 어찌할 수 없는 자신의 모든 요구들이 완전히 만족될 것을 기대한다. 어떤 좌절감은 이 수준에서 격렬한 증상들을 유발하지만 특정한 요구가 만족된다면 증상은 곧 가라앉는다. 불행히도 특정한 만족은 만약 그것이 즉시 그리고 안전하게 이용되면 곧 특별한 가치를 잃고, 환자의 '탐욕'은 또 다른 욕구에 의해 이끌리게 되며 이전에 그랬던 것처럼 확실하게 환자의 과거에 의해 결정된다.

이런 식으로 악순환의 고리가 확립되기도 한다. 아이슬러(K. Eissler)의 개념을 사용하자면 분석 상황의 어떤 요소들은 그들 스스로 가역적인 변화를 일으킬 수 있다. 하지만 만약 한 가지 변화가 두 번째, 세 번째 혹은 그 이상의 요소가 변화되는 것에 의해 강화된다면, 그 결과는 더 이상 가역적일 수 없게 된다. 사실, 치료적 파트너 관계에 있는 구성원 모두는 상식적이고 정당한 방식으로 행동하고 처신한다. 잘못은 그들 사이에서 발전하는 양자관계에 있다. 이것은 상당한 증오심이 나타나게 하고 전이 관계 속에서 양쪽 모두 이를 느끼게 된다. 몇몇 진심 어린 분석가들이 인정한 것처럼(Winnicott, 1949) 역전이에서도 그렇다.〈115〉 이들 실험의 중요한 요소인 진실성은 학회 모임과 문헌에서 보고된 것처럼 잘못과 실수, 실패와 결점을 계속적으로 인정하고 반성하면서도 탐구적인, 분석가의 태도로 나타난다. 이것은 두 번째 학파가 사용한 해석 방식으로 만들어진 분위기와는 거의 정반대로 다른데, 이는 같은 정도의 증오와 공격성을 대하면서 이상적인 분석가를 함입하고 동일화한 것보다는 '관리하는(managing)' 기법에 의해서 일어난 것으로 보인다.

두 학파들 간에 유사한 차이들이 그들이 사용하는 '언어' 에서도 존재한다. 사실, '관리하는' 학파는 학파라고는 불릴 수 없다. 왜냐하면 이전의 두 학파들과는 대조적으로 그것은 어떤 조직이나 응집력이 결핍되어 있다. 이것은 위니코트(Winnicott)의 개념에 영향을 받았지만 자신만의 적절한 언어를 발전시키지는 못했다.

16~18장에서 기술된 이들 세 가지 다른 기법들의 치료적 효율성을 알아보는 것은 중요한 문제이다. 이에 대한 답변은 객관적으로나 주관적으로나 가장 어려운 과제이다. 이들 세 학파 중 어느 하나에 속하는 누군가는 분명 편견이 있겠지만, 나처럼 아웃사이더인 사람도 예외는 아니다. 더 나아가, 어떤 아웃사이더도 다른 분석가의 치료 작업을 평가할 수는 없다. 왜냐하면 아웃사이더는 사실을 알지 못하기 때문이다. 평가는 발표되고 출판된 논문들에 의해 만들어진 주관적 인상, 과학적 논의에 기여한 부분, 각 학파가 배출한 새로운 분석가들의 질적인 면으로 이루어진다. 의심할 나위 없이 이런 측면들에는 많은 차이가 존재한다. 그러나 나는 지금으로서는

아직 공공연히, 그리고 더군다나 출판물로 그것들을 논의할 만큼 용감하지 못하다.

이런 비판적인 논의 대신에, 나는 다음 장에서 개인적인 분석 작업에서 관찰한 퇴행에 대한 임상적 경험들을 말하고자 한다. 그리고 마지막 장에서는 이들 상황에서 발견했던 기법들을 논의하게 될 것이다.〈116〉

제4부

양성과 악성 퇴행

(The benign and the malignant forms of regression)

제19장

프로이드와 퇴행의 개념 (Freud and the idea of regression)

퇴행에 대한 개념이 정신분석보다 오래된 것은 아니지만 그만큼이나 오래되었다는 사실은 쉽게 입증될 수 있다. '퇴행(regression)' 이란 말이 처음으로 출판되어 나온 것이 *꿈의 해석(The Interpretation of Dreams, 1900)*의 마지막 이론 편이었다는 것은 놀라운 일이다.

퇴행은 여기에서 처음 기술되었다. 프로이드는 퇴행으로 꿈들의 환각적 속성을 설명하였으며, 이 속성은 꿈이 기억과 다른 점이다. 그는 정상 혹은 성인의 마음속에서, 자극의 지각으로부터 생각으로 그 다음엔 행동으로 나아가는데, 이 과정의 목적은 자극에 의해 유발된 긴장을 줄이는 것이라고 가정했다. 만약 행동이 불가능하거나 부적절하다면, 뒤로 역행하거나 '퇴행하는' 움직임이 일어날 수 있는데 정상적으로 깨어있는 삶에서는 기억이 미치는 범위까지만 일어난다. 이 지점을 넘어서서 경험의 지각적인 요소를 되살리는, 즉 환각으로 진행하는 퇴행은 꿈의 심리학적 특징들 중 하나이다.

내가 말한 바처럼, 이것은 처음에는 가볍게 사용되었다. 퇴행은 억압(repression)보다 중요치 않은 방어기제로서 소개되었다. 이 차이를 보여주기 위해 퇴행은 꿈의 *해석(The Interpretation of Dreams)* 마지막 부분으로 가면서 단 한 차례 논의되었으며, 그것의 역할은 억압된 충동이나 소원에 맞서는 일시적인 조치 그 이상은 아니었다. 즉, 꿈 작업에 미미한 기여를 하는 정도로 여겨졌다. 그러나 그 당시에 퇴행의 개념은 이미 과거에 존재했으며 앞으로 언급되려는 상태였다. 이후에 안나 프로이드(Anna Freud, 1936)는 방어기제를 열거하면서 억압을 두 번째에 놓았던 것에 비해 퇴행은 첫 번째에 위치시켰다.

그것의 과거에 관해서 말하자면, 그 시초에 대해 정확한 날짜를 알아내기란 어려운 일이지만 프로이드와 브뤼케(Brücke)나 브로이어(Breuer)와의 만남에 의해 촉발되었을 가능성이 있는 듯하다. 브로이어는 *히스테리아에 대한 연구(Studies on Hysteria, 1895, p.189)*의 이론 편에서 환각이 있는 심리적 과정을 기술하기 위해 형용사인 *'역행하는(rückläufig, retrogressive)'* 이란 용어를 사용했는데 이는 프로이드가 5년 뒤 *꿈의 해석(The Interpretation of Dream)*에서 그것을 사용했던 것과 정확하게 동일한 의미였다.

〈119〉 반면에 그의 출판된 논문 '신경증과 정신증에서의 방어(The Neuro-Psychoses of Defence)'(1894)와 유작인 '필사본 H'(1895 1월)에서 프로이드는 받아들일 수 없는 생각들에 대항하여 일어나는 방어의 수단으로 환각을 기술했다. 따라서 방어기제로서 퇴행의 개념이 매우 초창기에 나타났다는 점은 확실하지만 처음에는 분명하게 기술되지 않았고, 브로이어나 프로이드에 의해 발견된 것인지도 분명하지 않다.

신경증, 정신증, 도착증 등의 발병에 중요한 요인으로서 퇴행과 연관된 그러나 좀 더 일반적인 개념은 전적으로 프로이드의 것이며, 비록 그것에 관한 프로이드의 첫 번째 언급이 1877년과 1878년에 출판된 프로이드의 초기 작업(embryological work)에 있었다고 하더라도 그 이전의 것보다는 나중에 나온 것이다;. *입문강좌(Introductory Lectures, 1916~17)* 제 22 강에서 그는 퇴행의 발병 기능을 보여주기 위해 태생학적 발견들을 이용했다. 하지만 그 사이의 세월 동안 '퇴행(regression)'이란 단어는 프로이드의 초기 저술들 혹은 도라(Dora) 분석(1905), 그라디바(Gradiva)(1970), 또는 어린 한스(Little Hans)(1909)에서 자취를 감추었다. 심리학적 개념에 대한 최초의 시험적인 언급이 세 편의 에세이(Three Essays, 1905) 초판에서 몇몇 구절 보이기도 하지만, 프로이드가 퇴행이 중요한 발병 요인이라고 분명하게 언급했던 것은 제 3판(1915)뿐이었다. 이런 변화를 보여준 실제 시기는 1909년에서 1910년 사이인 듯 보이며, 그의 다섯 강좌(Five Lectures, 1909)와 쥐인간(Rat Man, 1909), 레오나르도 다빈치(Leonardo da Vinci, 1910), 쉬레버(Schreber, 1911)에 대한 논문들에 기록되어 있는데,

이 시기는 프로이드가 자기애의 문제와 한창 싸우고 있던 때였다. 발병 요인으로서 한 쪽에는 자기애를, 다른 한 쪽에는 퇴행을 두고 이들 두 개념 사이를 연결하는 것은 역사 연구에 있어 가장 흥미 있는 주제인 듯싶다.

프로이드는 1914년에 *꿈의 해석(The Interpretation of Dreams, p. 548)* 제 3판에서 퇴행의 두 가지 기능 – 방어기제와 발병 요인으로서의 기능 – 에 관한 이론적 측면을 요약했다. 그는 요약에서 퇴행의 세 가지 측면들을 구분했다. 그것은 지정학적(topographical), 시간적(temporal), 형식적(formal) 측면이다. '생각을 이미지로 변형시키는'(p. 544) 정신 과정의 '후향적' 움직임은 공간에서만 즉, 정신 장치(apparatus)의 다양한 사례들 사이에서만 일어나는 것은 아니며, 현재로부터 초기 경험들로 가는 시간 상에서도 일어난다. 그리고 마지막으로 아마도 가장 중요한 특징은 임상적 관찰에서 보이는 특징인데, 퇴행하는 동안 정신 경험들은 분명 그들의 과거 요소들로 분해되고 더 단순한 형태의 경험들이 정신 장치에 다시 나타날 것이다.〈120〉

퇴행의 세 가지 형태나 측면들을 이렇듯 구분하는 것은 분명하고 설득력 있으며 결정적인 듯 보인다. 하지만 그렇게 간단한 문제는 아니었다. 우리는 몇 년 후에 프로이드가 쓴 '꿈 이론의 초심리학적 증보(A Metapsychological Supplement to the Theory of Dreams)' (1917, p.227)라는 논문에서 그가 퇴행을 지정학적 측면과 시간적[1] 측면의 두 가지 형태만으로 구분했으며 형식적 측

주 | 1 나는 이런 특정한 불일치뿐 아니라 퇴행이라는 개념의 초기 발달과 연관된 몇 가지 상세한 설명에 제임스 스트라치(James Strachey)의 도움을 받았다.

면은 완전히 제외시켰지만, 오늘날에는 형식적 측면이 가장 중요하다는 것을 확신하고 있다.

이제 다음과 같은 의문이 든다: 우리는 이런 불일치를 중요하지 않은 사건으로 간주해야 할까? 혹은 – 프로이드 자신의 사례를 따라 – 퇴행의 형식적인 측면을 싫어해서 나타나는 망각의 한 예로서 그것을 취급할 것인가? 이렇듯 퇴행의 형식적인 측면을 싫어하는 것이 전체적인 개념의 발달을 느리게 하는데 있어 일부분을 담당했을 가능성이 있다. 방어기제로서의 퇴행은 빛을 보는 데까지 적어도 5년의 시간을 필요로 했다. 퇴행이 발병의 한 요인으로 작용한다고 간주되는 데까지는 거기에 10~15년의 세월이 더 필요했다.

게다가, 오랜 역사를 갖는 퇴행의 또 다른 기능이 더 있는데, 프로이드는 그것에 대해 반복적으로 다루었다(c. 1912~20). 이것은 특히 저항을 일으키는 전이의 일부로서 퇴행의 기능을 말한다. 전이(transference), 행동화(acting-out), 반복강박(repetition compulsion) 그리고 퇴행(regression)과 같은 중복되는 용어들로 기술된 이런 복잡한 현상에 대해 프로이드의 태도는 극도로 신중하다는 특징이 있다.

이런 태도는 이미 *히스테리아에 대한 연구(Studies on Hysteria, 1895, pp. 301-304)*의 기법 편에서 충분히 보인다. 비록 '퇴행(regression)' 이란 말이 사용되지는 않았지만, 프로이드는 '장애물(obstacle)' 이란 용어로서 퇴행된 전이 형태를 생생하게 기술했다. 프로이드는 전이의 문제로 돌아올 때마다 전이의 퇴행된 형태는 가장 강력한 유형의 저항이라고 강조하는 것을 결코 빠뜨리지 않았다. 사실, 전이는 분석 치료의 조력자였다. 하지만 어른스럽고 애정

어리며 의도가 억제된 형태[2]의 경우에서만 그렇다. 반면에 전이는 분석가가 자신의 해석에 의해 그것으로부터 벗어날 수 없다면, 분석치료에서 가장 심각한 위험이 될 수도 있다:〈121〉

(a) 부정적 전이(negative transference)와

(b) 퇴행적 요소인 초기 이마고(imagos)와의 관계가 재생되어 나타나는 억압된 색정적 충동(erotic impulses)의 긍정적 전이('전이의 역동(The Dynamics of Transference)', 1912)가 바로 그것이다.

프로이드는 '기억, 반복 그리고 훈습(Remembering, Repeating and Working Through)' (1914)에서 어떤 환자들은 현재 분석가와의 관계에서 작용하고 있음이 분명한 과거의 어떤 감정적인 부분들을 기억할 수 없다는 사실 즉, 전이는 환자의 잊혀 진 과거가 반복되고 있는 것으로 이해되어야 하며 다른 어떤 의미로도 접근할 수 없다는 사실을 완전히 깨달았다. 그리고 그는 이런 반복이 부분적으로 분석치료 자체에서 유도되며 자유 연상이라는 '새로운' 기법의 결과 중 하나라는 것을 인정했다. 그럼에도 불구하고, 분석가는 그것을 해석하는 경우를 제외하고는 이들 현상에 반응해서는 안 된다는 거듭된 신중한 조언이 있었다. 처음에 이런 조언은 '절제(abstinence)' 라는 용어로 표현되었다. 그 후로 '전이-사랑에 대하여(On Transference-Love)' (1915, p.165)라는 논문과 몇 년 뒤 발표된 부다페스트 학회(Budapest Congress) 논문에서는 '박탈(privation)' 이라는 더 강한 용어로 표현되었다.

주 | 2 이런 개념은 나중에 버브링(E. Bibring)에 의해 '치료적 동맹(therapeutic alliance)' 개념으로 확장된다(Congress paper, 1936).

분석가가 자신의 환자에게 갖게 되는 절제와 박탈(privation)은 엄격한 태도처럼 들리지만, 프로이드의 견해에 따르면 퇴행된 양상의 전이를 다룰 때 필요한 것이라는 사실은 의심의 여지가 없다.

그러나 프로이드 개념의 발달은 이 지점에서 멈추지 않았다. 그 다음 단계는 퇴행된 양상의 전이를 강력한 반복강박 증상의 하나로 보고, 이 개념을 생물학적인 부분까지 확장시켜서, 이런 근거 하에서 죽음 본능(death instinct)을 가정하였는데, 이 본능은 현 상태로부터 그 이전에 존재해왔던 상태로 되돌아가는 퇴행을 지속적인 목표로 하는 것이다; 최종 분석에서는 삶에서 죽음으로 회귀한다 *(Beyond the Pleasure Principle, 1920)*.

이런 연결에 있어 '반복하려는 강박행위' 의 위력에 대한 예시로 사용된 두 가지 현상이 놀이에서의 아이들 행동과 전이 특히, 퇴행된 전이에서의 환자들 행동이라는 점은 중요하다.

우리는 여기에서 딜레마에 빠진다. 만약 전이에서의 퇴행이 반복강박의 증상이라면, 즉 죽음 본능의 힘에 의해 촉발된 것이라면, 환자들에게 절제와 박탈(privation)을 요구하는 우리의 노력이 과연 성공하게 될까? 반면에 퇴행된 환자들의 많은 사례들에서 분석치료가 성공적으로 종결될 수 있으며 죽음 본능의 힘도 아마 결국에는 그렇게 압도적이지 않다는 사실을 우리가 추론해내도 될까?〈122〉 어느 누구도 결코 이런 질문들을 하지 않았으며 물론 프로이드도 그랬다.

퇴행에는 분석 치료에 있어 동맹의 기능과 같은 또 다른 기능이 있다. 내가 아는 한, 프로이드는 그것에 대해 단 한 번 다루었지만 가장 공감적으로 긍정적인 태도를 보였다. 이는 무엇보다도 '정신분석 운동의 역사(History of the Psychoanalytic Movement)' (1914, pp. 10-11)의 한 구절에 잘 나와 있다. 위에서 언급한 것처럼 '퇴행'이라는 용어가 도라(Dora)의 분석에서는 등장하지 않지만, 10년 후 그의 역사적인 에세이에서는 직접적인 분석을 통해서 최근에 당한 외상의 병리적 효과를 밝히려는 어떤 시도에 대해 매우 치밀하게 지적했다. 그리고 도라는 현재의 갈등을 해결하기 전에 '가장 초기의 유년시절로 돌아가는 기나 긴 우회'를 해야 했다. 그는 '분석 기법에 있어 퇴행의 무시'를 주장하는 것이 얼마나 불합리한지 지적하면서 그 사례에 대한 토의를 마무리했다. 이런 언급에도 불구하고, 나는 프로이드의 저술들에서 방어적 혹은 발병적 퇴행이 아니라 치료적 퇴행의 문제들을 어느 정도 길게 다뤘던 구절을 알지 못한다. 게다가, 위에서 인용했던 구절 이전에 프로이드는 브로이어(Breuer)와 카타르시스적 방법을 사용했을 때, 치료 기간 동안 퇴행이 이미 관찰되었다는 사실을 분명하게 언급했다. '우리는 신경증의 특징적인 정신적 과정을 발견했다. 후에 나는 그것을 "퇴행"이라고 불렀다.' 그리고 도라의 분석 사례를 예로 들었다. 따라서 퇴행이 중요한 치료적 인자라는 관찰이 분석 그 자체보다 오래되지는 않았더라도 그 만큼이나 오래되었다는 점에는 의심의 여지가 없다.

그 상황은 이제 오히려 혼란스럽게 되었다. 치료 기간 동안의 퇴행은 초기 카타르시스 사례들에서 치료의 중요한 인자로서 인식되었으며, 이러한 관찰은 도라 뿐 아니라 다른 사람들의 분석에 의해 확고해졌다. 마찬가지로, 퇴행에 대한 이론적 개념은 가장 오래된 것 중에 하나라는 증거가 있다; 이것이 출판되어 나오는 데는 1900

년까지 기다려야 했다. 발병 요인으로서 그것의 중요성이 완전히 인식되는 데는 이후 10년이란 세월이 더 필요했다. 그때부터 쭉 그것은 극적인 경과를 보였지만 강력한 저항의 형태로서, 그 다음에는 반복강박의 증상으로서, 마지막으로 죽음 본능의 가장 중요한 임상적 예로서, 그것의 부정적인 측면만이 부각되었다. 반면에 치료적 동맹으로서 그것의 역할은 매우 피상적으로 단 한 번만 언급되었다. 그러고 나서 명백하게 그것의 위협적 측면들 때문에 잊혀졌거나 암운이 드리워졌다.〈123〉 나는 22장과 23장에서 이 분명한 모순에 관해 다시 다루고자 한다.

결과적으로, 분석치료 기간 동안 퇴행을 어떻게 다룰 것인지에 대한 프로이드의 충고는 아마도 일시적인 예외의 경우를 제외하고는 전적으로 일관되어 있다. 이런 예외의 경우를 끌어들이면서 조금이라도 예외를 정당화할 것인지 여부에 대해서는 아직까지 논란의 여지가 있다. 그는 아무리 퇴행된 환자라고 할지라도 분석가는 정상적으로 공감적이고 수동적인 객관성을 유지해야만 하며 분석이 아닌 다른 방식으로 환자의 열망이나 갈망에 반응해서는 안 된다고 충고했다. 프로이드는 심지어 '전이-애정에 대한 관찰들(Observations on Transference-Love)' (1915, p. 16)이라는 논문에서 이 이상으로 가는 것은 현명하지 못한데, 왜냐하면 이 방법이 실패한 사례들은 대개 분석에 적합하지 않은 경우이기 때문이라고 까지 말하였다. 그것은 '치료는 절제나 박탈의 상태에서 수행되어야 한다' 고 하는데, 환자에게 반응을 보이지 않는 방침을 말한다.

이제 논란의 여지가 있는 예외의 경우이다. 제 1차 세계 대전이 끝나갈 무렵, 프로이드와의 분석 후 얼마 지나지 않아 페렌찌(Ferenczi)는 프로이드가 인정하였던 기법적 실험들 – 첫 단계에서는, 그것을 '능동적 기법' 이라고 불렀다 – 을 시작했다. 이 기법을 시작할 때 분석가가 제시한 때에 환자가 자신을 노출하게 하거나 의도적으로 긴장이 높아지는 상황을 유도하도록 하였다. 이는 다음의 두 가지 결과물들을 만들어낼 것으로 기대되었다. 불쾌한 증상이 즐거운 만족감으로 변하고 환자의 고갈된 연상들이 다시 흘러가면서 지금까지의 억압된 본능적 충동이나 욕동이 의식으로 터져 나오게 하는 것이다. 위에서 언급한 부다페스트 학회 논문(1918)에서, 프로이드는 이들 기법적인 혁신을 처음 생각했던 것은 자신이었다고 하면서 그의 두 가지 실험을 인용했다. (a) 심각한 광장공포증 환자들은 치료 중 적당한 시점에서 두려운 상황에 자기 자신을 노출시키도록 해야 한다는 것과 (b) 늑대 인간(Wolf Man)과 같은 어떤 사례들에서는 분석가가 치료 종결 날짜를 확정해야 한다는 것이다. 그는 적절한 시점에서 적절한 방식으로 중재를 하면 그 결과 치료에 있어서 굉장한 진보를 이뤘다는 페렌찌의 발견을 지지하였다.

왜 내가 이런 기법적인 절차를 일반적인 규칙에 대해 논란의 여지가 있는 예외라고 하였는지 분명해졌기를 바란다.〈124〉 한편, 그것은 절제나 박탈 규칙의 논리적 확장으로 간주되기도 한다. 환자의 열망이나 갈망은 만족되지 않고 더 심한 긴장상태가 환자에게 부과되는 것이다. 또 다른 면으로 그것은 환자의 전이를 해석하는 것 이상을 의미한다. 특별한 방식으로 환자의 어떤 것에 반응함으로써 공감적이고 수동적인 객관성을 포기하는 것이다. 거기에 더해서, 우리가 페렌찌의 실험들로부터 배워 왔던 뭔가에 비추어 볼 때, 사실 상 환자의 긴장감 상승이 박탈이나 어떤 다른 뭔가의 의도된 목표를 달성한 것인지는 의심스럽다.

어떤 사례들에서는 이런 방식으로 이뤄낸 돌파구가 분석치료의 종결 시까지 유지될 만큼 여전히 충분한 힘을 가지고 있었다. 불행히도 대부분의 경우들에서는 그 힘이 점점 소멸되고 환자는 재발했다. 프로이드는 이런 가능성을 예견했고, 성공은 알기 어려우며 예측할 수 없는 것임을 경험을 통해 확신했을 때 이런 생각을 버렸으며 1918년 이후 그의 저술들에서는 언급되지 않았다.

페렌찌는 프로이드와 같은 경험을 했지만 자신의 중재에 대한 환자들의 반응이 매우 원초적인 속성을 가지고 있다는 인상을 받아 분석 작업을 하는 동안 계속해서 다양한 중재를 함으로써 그의 연구를 확장시키려고 결심했다. 그는 이런 식으로 유아기의 발병적 외상들이 분석치료를 통해 재활성 되는 경우 – 현대적 문구를 사용하여 – 두 단계 구조(biphasic structure)를 가지는 것처럼 보인다는 사실을 발견했다.

첫 번째 단계에서 영아 혹은 유아들은 자신의 환경 즉, 가장 중요한 성인 대상 혹은 대상들에 의한 과도하거나 부족한 외상적 자극 속에서 그것의 지배를 받아 온 것처럼 보인다.

두 번째 단계에서 유아가 이 성인들로부터 회복, 편안함 혹은 이해를 얻고자 할 때, 이 성인들은 – 그들 자신의 의식적 혹은 무의식적 죄책감의 영향 하에서 – 이전 단계에서 자신들은 관여한 바가 없다고 해야 하고 말과 행동으로 자신들은 무슨 일이 있었는지 몰랐다는 것을 보여주어야 한다. 분석의 용어로 말한다면: 그들은 공감적이고 객관적이었지만 관여하지 않았다는 것을 명백하게 보여준다.

페렌찌는 자신의 활발한 중재로 외상적 상황을 반복하며, 공감을 갖고 떨어져서 관찰하는 전통적 방법으로 상황을 보는 것이 본래의 상처와 구조적으로 비슷하다고 환자들에게 말해주었다. 그리고 전통적인 분석기법으로 인해 환자가 원래의 상처를 기억하거나 반복하는 동안, 분석가가 객관적인 공감적 수동성(objective sympathetic passivity)을 유지하고 있는 상황에서는 적극적 개입이 만드는 여건과 비슷한 상태를 만들 수도 있다고 생각하였다('Notes and Fragments' 4.11.1932, in *Final Contributions*, 1955).〈125〉

이 시점에 이르러, 페렌찌에게 그 다음 단계는 분명한 것처럼 보였다. 만약 최초의 외상이 환경에 의한 과도한 혹은 부족한 자극과 영향을 준 사람들의 이해와 관심이 계속 결핍되어 만들어진 것이라면, 그 다음 치료의 목표는 분명 다음과 같다:

(a) 환자가 외상적 상황으로 퇴행하도록 돕는 것과
(b) 환자가 이런 상태를 참을 수 있을 만한 긴장의 정도가 어디까지인가를 주의 깊게 지켜보는 것
(c) 퇴행된 환자의 열망, 갈망 또는 욕구에 긍정적으로 반응함으로써 긴장이 얼마만큼 남게 될 것인지를 이해하는 것이다.

이 연구의 부산물은 먼저 의사-환자 관계에 대한 집중적인 연구였으며, 요즘 역전이 해석 기법이라고 불리는 것에 대한 발견이었다(Ferenczi 1930, 1931, and 1932).

프로이드와 페렌찌 사이의 의견 차이가 논란이 된 것은 바로 이

시점이었다. 프로이드는 퇴행된 환자의 모든 욕구를 무조건적으로 만족시키는 것은 불가능한 것이며, 이런 시도는 분석가가 환자의 의도대로 따라 할 수 있고 또 기꺼이 그렇게 하는 경우에 한에서만 환자의 상태를 호전시킬 것이고, 이들 환자의 대부분은 증상이 호전된 경우일지라도 결코 독립적으로 되지 못한다고 예상했다.

프로이드와 페렌찌 간의 논란은 결코 해소되지 않았다. 페렌찌는 자신의 마지막 실험이 끝나기 전에 사망했다. 분석가의 죽음은 항상 어떠한 환자에게도 매우 외상적인 사건이지만 특히, 심하게 퇴행된 환자에서는 더 그렇다. 그럼에도 그가 오래 살았더라면 그의 연구들이 더 좋은 성과를 보였을 것이라고 말하고 싶지는 않다. 그러나 이런 상태 하에서는 그의 마지막 면담을 함께 했던 환자들과 관련된 임상적 관찰에 근거하여 그가 했던 실험들의 가치에 관해 어떠한 질문에도 예 혹은 아니오로 간단히 답할 수 없다는 점을 분명히 말하고 싶다. 나는 23장에서 이 주제에 관해 다시 다룰 것이다.〈126〉

제20장

증상과 진단
(Symptomatology and diagnosis)

요약해서 말하자면, 우리는 퇴행이 임상적으로 네 가지 기능을 가지고 있다는 사실을 프로이드로부터 배웠다:

(a) 방어기제로서의 기능

(b) 발병 요인으로서의 기능

(c) 강력한 저항 형태로서의 기능

(d) 분석 치료에서 필수적인 요소로서의 기능

이 장에서 나는 퇴행의 복잡한 여러 면들 중에서 분석치료 기간 동안 관찰 가능한 부분만을 논의하고자 한다. 실지로 심각한 환각의 사례들이 외래치료에서는 매우 드물기 때문에 방어기제로서의 퇴행은 제외한다. 여기서는 발병 요인이 되는 퇴행에 대한 다소 제한된 연구가 될 것이다. 그 이유는 분석치료 동안에는 퇴행이 다만 임시적으로 다뤄지기 때문이다; 비록 퇴행이 일어난다 하더라도, 환자는 그 안에서 안정을 찾지 못하고 그것이 수용할만한 해결이 되지도 못한다. 이런 경우에 병을 일으키고 있는 퇴행은 과거의 사건이 아니라 오히려 현재의 역동적인 과정으로 인해 발생한다; 퇴행이 일어나면 당시의 상황을 장악하고 어느 시간 지속되다가 포기하고 사라져간다. 분석가가 치료 기간 동안 흔히 관찰할 수 있는 퇴행은 저항과 치료적 결연(ally), 이 두 가지 형태이다.

나는 세 가지 제목으로 이 분야에 관해 토의하고자 한다.

첫째는 퇴행의 증상과 진단이다. 연관된 질문들로 다음과 같은 것들이 있을 것이다. 분석 기간 동안 무엇이 퇴행을 구성하는가? 다시 말해, 퇴행을 감별진단 할 기준은 무엇인가? 그것은 한 가지 형태로만 일어날까? 혹은 만약 몇 가지 형태로 일어난다면, 그 다양한 형태들은 무엇인가?

두 번째는 퇴행의 역동에 대한 것이다. 퇴행에서 기본적인 것들은 무엇이며, 그 의미는 무엇인가?

세 번째는 기법과 치료에 관한 것이 될 것이다.

이 마지막 질문들은 이 장에서는 가볍게 다뤄지게 될 것이다. 5부에서 그것을 자세하게 논의하고자 한다.〈127〉 그 문제는 퇴행이 병을 일으키게 되거나 치료 효과를 보이게 되는 것을 결정하는 요건이 무엇인지 알아보는 것이다. 만약 이런 문제가 외부 사건들에 의해 결정되거나 혹은 영향을 받게 된다면, 분석가는 환자들의 퇴행을 치료적으로 만들고 병적인 퇴행의 위험성을 피하도록 하기 위해서 무엇을 할 수 있을까?

나는 이 분야에 있어 나의 초기 임상 경험들로부터 출발할 것이다. 자주 나타나는 모습들은 다음과 같다. 분석치료의 한 시점에서 정확한 해석 후 갑작스런 변화가 일어났고, 임시로나마 환자는 분석 상황에서 이전까지는 자신이 생각도 할 수 없고 싫어하고 거부했던 원초적 형태의 만족이나 혹은 몹시 싫고 불쾌하며 쌀쌀맞은 단순한 형태의 대상관계를 보였다. 만약 전통적 해석인 공감적 객관성의 태도로 이것을 해석하였다면, 더 이상의 발전은 보이지 않았을 것이다. 하지만 만약 분석가가 그 변화를 수용하고 반응을 보였다면, 치료적 발전의 신호와 함께 즉각적인 돌파구가 마련되었을 것이다.

이런 차이는 환자와 분석가 모두가 '전형적인' 분석 치료에서 일어난 것들에 더해 - 그것들을 대신하기 보다는 - 조금 더 뭔가 한다는 것을 의미한다.

이제 구체적인 사례를 들어보자: 1920년대 중 후반에 나는 20대 후반의 매력적이고 생기 넘치며 다소 경박해 보이기까지 하는 여인의 분석치료를 시작했다. 그녀의 주된 증상은 어떤 일도 마무리 짓지 못한다는 것이었다. 이전에, 그녀는 몇 년에 걸쳐 대학 과정을 성공적으로 마쳤지만 최종 시험을 치를 수는 없었다. 그녀는 남자들에게 인기가 있었으며 다수의 남성들이 결혼 상대 혹은 연애 상대로 그녀를 원했지만 거기에 단순하게 반응을 보일 수 없었다. 점차적으로 그녀의 무반응은 자신이 어떤 위험을 감수해야 할 때마다 즉, 결정을 내려야 할 때마다 부딪히게 되는 불확실성에 대한 극심한 공포와 연관되어 있다는 사실이 드러났다. 그녀는 강력하고 상당히 강박적이지만 가장 믿을 만한 자신의 아버지와 매우 밀접하게 유착되어 있었다. 그들은 서로를 이해했으며 높이 평가했다. 반면에 다소 위협적인 어머니와의 관계에서 그녀는 어머니를 신뢰하지 못했고 솔직히 양가적이었다.

이런 관계성을 그녀가 이해하게 되는 데는 약 2년 정도의 시간이 걸렸다. 이즈음에 그녀는 자신을 위해 가장 좋은 것은 땅 위에 굳건히 양 발을 딛고 서서 고개를 안전하게 세우는 것이라는 해석을 받았다. 거기에 반응해서 그녀는 가장 초기의 유년시절 이후 한 번도 재주넘기(somersault)를 할 수 없었다고 했다. 비록 다양한 시기에 그녀는 필사적으로 그렇게 하려고 했지만 말이다. 그 때 나는 다음과 같이 말했다. '지금 한 번 해보는 건 어떤가요?' – 그 때 그녀는 굉장히 놀라 카우치에서 일어나 어떤 어려움도 없이 완벽하게 재주넘기를 했다.〈128〉

이것은 진정한 돌파구가 된 것으로 입증되었다. 그녀의 정서적, 사회적 그리고 직업적인 삶 모두에서 보다 커다란 자유와 융통성을 보이는 많은 변화들이 뒤따랐다. 게다가 그녀는 가장 어렵다는 대학원 과정 시험에 응시해서 합격했으며 직장을 얻고 결혼까지 하게 되었다.

결혼을 하는 경우 분석치료를 중단하는 당시의 관습대로 치료는 중단되었다. 하지만 2년 후 그녀는 약 14개월간의 또 다른 긴장감으로 인해 다시 치료를 받으러 찾아왔다. 그리고 거의 30년후에도 그녀는 자신이 견뎌내야 했던 많은 격변들과 엄청난 외부의 어려움들 – 독일에서의 직업, 전쟁, 러시아 인들의 공격, 러시아에서의 직업, 공산 정권에로의 전환, 혁명 등 - 에도 불구하고 정상적인 삶을 유지할 수 있게 되었음을 보여주었다. 즉, 그 돌파구가 시대의 어려움을 잘 견디어낼 수 있게 해주었던 것이다.

이 사례의 병력에서 중대한 사건인 재주넘기를 묘사하기 위해 사용할만한 올바른 진단적 용어는 무엇일까? 첫째, 나는 큰 논쟁 없이 수용되길 바라는 명확한 기술을 제안하고 싶다. 30세의 젊은 여성이 재주넘기를 한다는 것은, 보다 성숙하고 어른스러워진 태도들이 명확히 잘 확립된 후에 원초적이고 유치한 형태의 행동을 보인다는 것을 의미한다. 이 말은, 분석 이론이 주로 사용하는 네 가지 중복되는 용어들을 정확하지만 조금 장황하게 표현한 것이다: 전이(transference), 행동화(acting-out), 반복(repetition) 그리고 퇴행(regression). 그들 네 가지 모두는 우리 사례에서 부분적으로는 옳지만 옳지 않다는 부분도 있다.

재주넘기는 행동화의 일부였지만 실제로 행동화 된 내용이 무엇인지 분명하지 않다. 마찬가지로 만약 우리가 전체 분석 상황을 전이로 받아들인다면, 그것은 전이 안에서 일어난 것이다. 그러나 전이의 엄격한 정의를 적용하여 원래의 대상으로부터 분석가에게 옮겨온 것이 전이라고 본다면, 그것이 이 사례에서 전이인지는 확실하지 않다. 우리는 반복과 퇴행에 있어서도 유사한 문제를 가진다. 사람은 자신이 이전에 적어도 한 번 했던 뭔가를 반복할 수 있을 뿐이다. 그리고 아마 마찬가지로 이전에 적어도 한 번 존재했던 뭔가로 퇴행할 수 있다. 하지만, 이 사례의 병력이 보여준 것처럼 내 환자는 과거에는 재주넘기를 결코 할 수가 없었다. 따라서 그녀의 인생에서 첫 번째 재주넘기를 반복이나 퇴행으로 부르는 것은 논리적인 모순이 될 것이다. 이런 모순에도 불구하고, 퇴행이라는 용어는 좀 더 성숙한 태도들이 분명히 확립된 후에, 원초적 형태의 행동과 경험에 대한 분석치료에 반응하여 나타나는 것을 막연하게 의미한다고 할 수 있다.〈129〉

그런데, 분석 상황에서 환자가 보이는 모든 '원초적(primitive)'인 것을 전이로 보는 모호한 진단개념은 많은 오해를 불러왔고 이 분야에서의 연구 진행을 혼란스럽게 하였다. 나는 몇몇 세부적인 내용들을 명료화 해보려고 하지만 잘 될지는 모르겠다. 예전 것을 다시 만드는 것보다 새로운 나쁜 습관을 시작하는 것이 더 쉬운 일이다.

게다가 여러 방면에서 퇴행과 유사한 다수의 임상적 상태들이 존재하고, 비록 그들의 역동적 구조는 근본적으로 다르지만 결과적으로 흔히 퇴행과 혼재되어 있다. 아마도 그들 사이에 가장 통상적인 것은 철수(withdrawal)인데, 이것은 분석가나 환경과의 접촉을 포기하는 것이다. 위니코트(Winnicott, 1958)는 이런 상태의 가장 특별한 형태가 다른 사람과 분리 되어 혼자 있을 수 있는 능력이라고 기술했다. 만약 한 개인이 창조의 영역 안에 거의 전적으로 빨려 들어가면, 철수되었다는 인상을 만들어내기도 한다. 이런 모든 상태들은 짧게 나타나거나 한 동안 지속될 수도 있다. 그들은 병적이거나 지극히 정상적인 상태로 존재한다. 그리고 마지막으로 소량의 혹은 상당량의 퇴행이 그들 안에서 존재하기도 한다. 아직까지도 나는 그들이 진정한 퇴행과는 구분되어야 한다고 생각한다.

고차원적이고 더 복잡한 구조가 상실되고, 보다 원초적인 행동과 느낌이 나오거나 아마도 다시 나오는 *붕괴(disintegration)*도 비슷한 임상적 양상을 보이면서 퇴행과 유사한 상태에 놓여있다. 병적인 형태로 보이는 것은 진행성 정신분열병(progressive schizophrenia)으로 유아기의 성적 상태가 나타나는 것이다. 이들 두 상태는 모두 다수의 진정한 퇴행적 양상들을 보이며, 아마도 '발병 요인으로서의 퇴행(regression as a factor in pathogenesis)'의 예들로 인용될 수 있다. 비록 이들 붕괴 상태가 퇴행의 속성이 있지만, 분석치료 동안 관찰되는 것과는 구분되어야 한다.

이제 내 사례로 돌아가서, 이 삽화(episode)는 1930년 즈음에 일어났다. 정신분석에서 널리 알려진 본능 이론과 자아심리학을 이용하여, 나는 내 사례에서 성취했던 것들을 다음과 같이 주장할 수 있었다:

(a) 나는 거기에서 재주넘기를 할 가능성을 그녀에게 제공하여 환자 안에 있는 긴장감을 불러 일으켰다. 즉, 두려운 상황에 그녀를 노출시킨 것이다;〈130〉

(b) 그렇게 함으로써 나는 그녀로 하여금 본능을 발휘할 수 있도록 도왔다. 이것은 지금까지 억압(repression)에 의해 짓눌려 왔던 충동이나 욕동의 즐거운 만족을 가져왔다;

(c) 이런 경험과 병행하여 혹은 이를 통해서 그녀의 자아는 더 강해지게 되었다.

그 당시에 특히, 부다페스트에서 우리의 이론적 개념은 이미 구식이 된 리비도와 본능 이론 그리고 새로운 자아심리학에 대한 거의 전적인 몰두로부터 대상관계의 중요성을 재인식하는 방향으로 점진적인 변화를 이뤄가고 있었다. 이런 변화가 일어난 정확한 날짜를 제시하기는 어렵다. 그것은 탈라사(Thalassa, 1924)라는 책의 제 3장, '현실에 대한 색정적 감각의 발달 단계들(Stages in the Development of the Erotic Sense of Reality)' 에서 페렌찌에 의해 처음으로 알려졌는데, 이는 자신의 능동적인 기법이 초래한 실망스러운 결과들에서 자극을 받고 환자-분석가 관계에 대한 집중적인 연구를 하여 이루어진 것이다. 하지만 그것은 1928년에 출판된 그의 두 개 논문 '분석의 종결에 있어서의 문제(The Problem of Termination of the Analysis)' 와 '정신분석적 기법의 유연성(The Elasticity of Psycho-analytic Technique)' 이후에야 영향력을 발휘했다.

이런 새로운 태도의 영향 하에서, 나도 환자의 대상관계들에 대한 생각에 변화가 생겼다. 이런 분출들의 결과로 진실이 억압을 제거하였다. 상징적인 의미가 억제되어 스스로를 불편하게 했던 자아기능은 이제 자유로워졌으며, 이차적인 색정적 리비도부착을 분리하고 즐거운 것으로 전체 자아에 통합되었다. 하지만 돌파구가 정신분석적 상황 즉, 대상관계 안에서 일어났으며 환자에 대한 애증의 새로운 방식들이 열리게 되었다는 점 또한 사실이었다. 이것은 새로운 발견이었으며 그 때부터 계속 사랑과 미움의 대상들을 향한 환자의 관계방식이 더 자유롭게 되고 더 현실적이 되었다.

이런 폭 넓은 기반 하에서 여기에 보고된 다양한 종류의 임상적 경험들에서 새로운 시작(new beginning) 이라는 개념을 발전시켰다. 나는 새로운 시작의 특징이라고 생각했던 다음과 같은 관점들을 여기에 나열했다(Balint, M., 1932 and 1934). 이 목록은 분석치료 동안 유익한 퇴행으로 판단된 임상적 증상들에 대해 처음으로 정리해본 것이었다. 나는 다음 장들에서 이 목록이 어떻게 지난 30년 동안 내 임상적 경험에 따라 변화되어 왔는지 논의해 보려고 한다.

1. 긴장감이 증가하는 동안 즉, 충동의 만족이 이루어지기 전에 가장 인상적이고 요란한 증상들이 나타난다; 그러고 나서 갑작스런 변화가 찾아오며 만약 주의 깊게 살피지 않는다면 관찰하지 못할 수도 있는 평온하고 고요하며 행복한 느낌이 일어난다.⟨131⟩
2. 새롭게 시작된 활동들의 만족감 정도는 결코 궁극의 쾌감 수준에 도달하지 못한다.
3. 모든 새로운 시작은 전이 즉, 대상관계에서 일어나고 애증의 대상들과 환자와의 변화된 관계를 이끌며 결과적으로 불안은 상당히 감소된다.
4. 새로운 시작은 또한 성격의 변화를 이끌어 낸다. 최근 동일한 임상적 관찰이 자아의 변화로서 기술되기도 했다. 그리고 마지막으로 가장 중요한 것은 다음과 같다:
5. 새로운 시작은 다음을 의미한다:

(a) 부적절한 발달이 시작되기 전의 시점인 어떤 '원초적(primitive)' 인 것으로 되돌아간다는 것이며 이는 퇴행으로서 기술될 수도 있다.

(b) 동시에 발달해 가는 새롭고 더 잘 어울리는 방식을 발견하는 것이다.

내 책 전율과 퇴행(Thrills and Regressions, 1959)에서 나는 이 두 가지 기본적인 현상들을 합쳐서 진행을 위한 퇴행(regression for the sake of progression)이라고 명명했다.

이제 내 사례로 돌아가 보도록 하자. 좋은 치료적 결과에 있어 돌파구가 중요한 요인이었다는 사실을 받아들이면서, 그것의 역동적인 측면을 어떻게 이해할 것인지에 대한 의문이 일어난다. 좋은 결과는 다음과 같은 것들에 의해 일어난다고 할 수 있다:

(a) 억압되어 있는 부분을 의식 혹은 자아 수준으로 끌어올리고 본능적인 충동을 자아 동질적(ego syntonic)이고 즐길만한 것으로서 받아들인다;

(b) 이드를 줄이고 자아의 경계를 확장하여 자아를 강화시킨다;

(c) 환자로 하여금 새로운 시작을 하도록 돕거나 문제가 안된다면 퇴행하도록 돕는다.

물론 좋은 치료적 결과를 가져오는 결정적인 요인이 기술된 사건 보다 먼저 시행되었던 분석 작업과 그에 대한 적절한 훈습(working-through)이었다고 말할 수도 있다. 사건 그 자체는 비록 인상적인 것이라 할지라도 별로 중요하지 않았다. 치열한 작업으로부터 환자와 분석가 모두에게 뭔가 해가 없는 안심을 준다는 것은 별개의 문제이다. 성공적인 사례에 근거해서 이런 논쟁에 답하기는 어려운 일이다. 성공은 어떤 한 가지 요인에 의해 이루어질 수도 있으며 혹은 다양한 요인들의 조합으로 이루어질 수도 있다. 결과적으로 어떤 기법으로 성공하였다고 증명하는 것은 불가능하다. 한동안 판단을 보류하고 이에 대한 연구를 계속해 나가보자.〈132〉

제21장

만족과 대상관계
(Gratifications and object relationships)

이것은 1933년 5월 페렌찌가 사망했던 그 무렵에, 내가 가졌던 생각에 관한 것으로 30년도 더 지난 이야기다. 페렌찌의 실험은 퇴행된 환자의 갈망에 대한 반응이 실수라는 사실을 보여줬다는 것이 그 당시의 일반적인 관점이었다. 그것은 환자와 분석가 모두에게 끝없는 그리고 쓸모없는 문제들을 일으켰으며 어쨌든 프로이드에 의해서도 비난 받았다. 한동안 나는 이런 대대적인 비난이 부당하고 무익하다는 점을 지적하면서 그 사례를 재공개하려 했다 (Balint, M., 1934, 1935, 1937, 1949, 1951, etc.). 내가 요청한 것은 페렌찌의 지도하에 부다페스트에서 발전된 개념들의 가치가 무엇인지에 대한 - 무비판적인 수용이 아니라 - 비판적인 재평가였다. 하지만 반응은 없었다. 그러면서 나에게 남겨진 유일한 방법은 내 임상적인 작업을 지속하면서 더 많은 경험으로 이 개념들의 타당성을 시험하는 것이었다. 비록 내 오해일수도 있지만, 최근에 나는 일반적인 태도에서 몇 가지 변화의 신호들이 감지되고 있다고 생각한다. 그래서 나는 다시 시도하는 중이다.

나는 20장의 끝 부분에서 내 목록에 기술되어 있는 새로운 시작 단계의 사건들 중, 장래성 있어 보이는 즉, 더 깊이 연구하고 조사할만한 가치가 있는 세 가지를 생각했다. 그들 중 가장 두드러진 것은 원초적인 만족 그 자체였다. 두 번째는 분석적 분위기의 강도에 있어 갑작스런 변화 즉, 충동이 만족스럽게 충족되지 않은 채 남아 있어 만족감에 대한 매우 열렬한 욕구가 일어나고 만족감 이후에는 즉각적으로 어떤 갈망이 거의 완전히 사라지는 것이다. 그리고 세 번째는 이런 모든 것이 분석 상황 즉, 대상관계 안에서 일어나야 한다는 절대적인 조건이다.

이제, 만족의 측면에서 시작해 보자. 뭔가가 충족되었다는 것은 확실하지만 특정 본능 요소의 파생물(derivative)이 만족되는 것을 확인하는 것은 더 어려운 일이다. 어떤 사례들에서, 예를 들면 재주넘기를 했던 내 환자의 사례에서와 같이 이것은 어떤 규칙을 깨뜨리면서 일어날 수도 있다. 성공적인 치료 후 25년만에 보았던 또 다른 환자는 특정 분석 기간 동안 꽤 상당 시간 내 손가락들 중 하나를 붙잡고 싶어 했고 그렇게 해야 했다.〈133〉 이 사례에서는 매달리려는 본능을 어렵지 않게 볼 수 있다. 또 다른 남자 환자는 새로운 시작의 기간 동안 몇 주 동안 병 때문에 근무를 중단해야 했다. 그가 그 당시에 병이 있었는지 여부를 이야기하기는 어렵다; 그는 일을 할 수 없었고 대부분의 시간을 침상 위에서 보냈으며 간호를 받아야 했다. 하지만 그는 단 한 번도 빠지지 않고 정기적으로 치료 시간에 찾아왔다. 그 즈음에 그는 특히, 주말 동안에 혹은 그 외의 시간이라도 추가 치료 시간을 요청했으며 나는 그에게 전화를 해야 했다. 어떤 특정한 본능 요소를 이렇게 만족시키기란 어렵지만, 이 세 환자들 모두 자신의 환경과 즉, 그 시기에 자신의 가장 중요한 대상인 분석가와 어떤 종류의 단순하고 *유연한(gewährend)* 관계를 필요로 했다는 점은 분명하다.

감별진단의 문제로 돌아와서, 세 가지 사례들 각각에서 행동과 경험의 원초적인 형태는 보다 성숙한 형태가 그들 자신에게 견고하게 확립되어진 이후 나타났다. 그리고 이것이 내가 퇴행이라고 부를 것을 제안한 이유이다. 이런 퇴행은 결국 열망과 갈망을 일으키고 세 가지 사례들 모두에서 분석가는 그들에게 긍정적으로 즉, 그들을 만족시키는 쪽으로 반응했다. 나는 그에 더해서 *만족이 해석을 대체하지 못한다*는 점을 강조하고 싶다. 어떤 치료들에서는 해석이 선행했으며, 다른 경우들에서는 상황에 따라 만족 뒤에 해석이 이어졌다.

서른 즈음에 나는 새로운 시작 기간에 환자가 요구하고 수용했던 만족이, 비록 두드러지기는 하지만, 모두 중요한 것은 아니었다는 사실을 깨닫기 시작했다. 아마도 그것은 어떤 목적을 위한 하나의 수단일 뿐이었다. 정말 문제인 것은 환자가 애증의 대상들과 복잡하고 엄격하며 압제적인 관계- 당시에는 성격 특성(charactertraits)이라 불렀다 – 로부터 그들 스스로 자유로워지고, 보다 단순하고 덜 압제적인 형태로 시작하도록 도움을 받는 것이었다. 예를 들면 내 첫 사례에서 결정적인 순간에 분석가는, 어떠한 예의 바른 젊은 여성도 분석가 앞에서 재주넘기를 할 생각은 하지 않을 것이라고 믿는, 자극하고 흥분시키거나 혹은 금지하는 성인 대상으로 느껴진 것이 아니고, 그 앞에서는 환자가 유치한 즐거움에 빠질 수도 있고 빠져도 되는 안전한 대상으로서 느껴졌다. 그런데 이와 같은 차이가 표현된 것이 삼각관계인 에디푸스 갈등의 언어이든 혹은 에디푸스 전 – 구강성, 항문성, 남근성 등 – 의 어떤 언어이든 그것은 그리 큰 문제가 되지 않는다. 이런 경험들은 많은 요인들 중 어느 것으로라도 타당성을 설명할 수 있다.〈134〉

새로운 시작 기간의 이런 특별한 분위기를 특징짓기 위해, 나는 독일어 형용사인 *아르그로스(arglos)*를 사용했다. 이것은 *Lust* 혹은 *Besetzung* 처럼 동일한 의미를 가진 영어 단어를 가지고 있지 않다. 사전에서는 그것을 '솔직한(guileless), 순진한(innocent), 단순한(simple), 악의 없는(harmless), 해가 없는(inoffensive), 순박한(unsophisticated), 의심하지 않는(unsuspected)' 등의 단어로 번역하고 있다. 하지만 어느 것도 그것의 고유한 의미를 표현하지는 못한다. 이로 인해 우리는 환경에 있어 어떠한 해로운 것도 자신에게 직접적으로 피해를 끼치지 않으며, 동시에 자기 안에 있는 어떠한 해로운 것도 자신을 둘러싼 환경에 피해를 끼치지 않는다는 느낌의 총체를 기술할만한 단어를 필요로 한다. 우리는 양가감정 전(pre-ambivalent), 피해 전(pre-persecutory) 혹은 편집증 전(pre-paranoid)과 같은 형용사들을 제공할 수 있는 분석 용어들로부터 도움을 얻기도 한다. 문제는 이 단어들이 너무 복잡해서 단순하고 믿을 만하며 의심이 가지 않는 이 시기의 분위기를 기술하지 못한다는데 있다. 전이에서 환자가 경험했던 바는 마침내 그가 모든 종류의 성격적인 그리고 방어적인 옷을 벗고 인생이 보다 단순하고 진실해졌다고 느낄 수 있게 된 것이었다. 이것은 진정 새로운 발견이다.

이런 면에서 새로운 시작은 프로이드가 퇴행이라고 부른 것과 다르다. 프로이드가 말한 퇴행은 전적으로 개인의 마음속에서 일어나는 과정인 반면에, 분석치료 동안 내가 관찰했던 퇴행 – 새로운 시작(the new beginning) – 은 현대적인 용어를 사용한 것으로 이인 심리학(two-person psychology)의 분야에 속한다. 비록 그들에 관해 반복적으로 보고 했지만, 대상관계의 발달이 오늘날 유행하는 주제가 아니기 때문에 내가 발견한 것에 대해서는 어떠한 주목도 거의 없었다(Balint, M., from 1932 on).

첫째로 나는 이 원초적인 관계의 기술을 위해 페렌찌가 주창한 '수동적 대상 사랑(passive object love)' (1924)의 이론적 개념을 수용했다. 그는 색정적 삶에 있어 진정한 목표는 사랑 받는 것이며, 관찰 가능한 다른 활동은 그 목표를 향한 우회이고 간접적인 방식일 뿐이라고 생각했다. 이런 생각은 타당한 것이었으며 사실 상 영아뿐 아니라 성인의 애정 대상들에 대한 많은 원초적 태도를 설명할 수 있었다. 하지만 긴 안목에서 보면 그것은 지지할만하지 못하다고 증명되었다. 새로운 시작 시기의 환자들에 대한 좀 더 긴밀한 관찰은 이들이 자신의 환경에서 만족을 얻고 사랑 받는 기대뿐 아니라 평온하고 조용한 만족의 기간을 굉장히 중요하게 여기고 있음을 보여줬다. 또한 그러면서도 환경과의 활동적인 접촉을 구하고 있었다. 이런 부정하기 어려운 활동의 견지에서 '수동적 대상 사랑'이라는 용어는 포기되어야 했으며, 그 이후 나는 원초적 혹은 일차 대상-사랑(primive, primary object-love) 혹은 일차 대상 관계(primary object relationship)라는 용어들을 사용해 왔다(Balint, M., 1937).〈135〉

그러나 나는 이 또한 부적절한 구문으로 판명되었음을 인정하지 않을 수 없다. 내 관찰력이 향상되고 경청하는 능력이 더 날카로워짐에 따라, 나는 12장에 요약해 놓은 것처럼 일차 대상들의 출현 이전에 한 가지 단계가 더 있음을 환자들로부터 배울 수 있었다(Balint, M., 1957, 1959). 그것은 미분화된 환경의 단계, 일차 물질들(primary substances)의 단계 혹은 다소 어색한 구문이지만 조화로운 상호 침투의 혼합 단계(the phase of the harmonious interpenetrating mix-up)라고 부를 수 있다(Balint, M., 1959). 반복하자면 이에 대해서는 12장에서 좀 더 자세히 논의되었으며, 이런 상태에 대한 가장 좋은 예시는 우리를 둘러싸고 있는 공기와 우리가 맺고 있는 관계이다. 폐나 장(gut) 안에 있는 공기가 우리 것인지 아닌지는 말하기가 곤란하다. 그리고 그것은 문제가 되지 않는다; 우리는 필요에 따라 공기를 들이마시고 들이 마신 후 공기를 더 원하지 않게 되면 뱉어낸다. 공기가 그것을 좋아하는지 그렇지 않은지 여부는 전혀 신경 쓰지 않는다. 우리를 위해서는 적절한 양과 질을 따져야 한다. 그리고 공기가 존재하는 동안 우리와 그것 사이의 관계는 관찰할 수 없으며 혹은 관찰하더라도 매우 어렵게 할 수 있을 뿐이다; 하지만 만약 어떤 것이 공기의 공급을 방해한다면, 불만족스러운 영아나 새로운 시작의 첫 단계에 있는 불만족스러운 환자에서와 동일한 방식으로 인상적이고 요란한 증상들이 생겨난다.

공기는 대상이 아니라 물이나 우유 같은 물질이다. 이미 언급했던 바와 같이, 모래와 물 혹은 점토처럼 현대 아동 지도 클리닉에서 이용되는 몇몇 다른 물질들과 함께, 소크라테스 이전 철학자들의 원소들인 물, 대지, 그리고 불과 같은 그런 물질들이 조금 더 – 많이는 아니고 – 있다. 그들의 주된 특징은 파괴할 수 없다는 점이다. 당신은 젖은 모래로 성을 지은 후 그것을 파괴할 수 있지만 모래는 여전히 거기에 남게 될 것이다; 당신은 수도꼭지를 막아 물의 분사를 중지시킬 수 있지만 손가락을 떼자마자 물은 다시 분사된다.

새로운 시작의 어떤 시기에 분석가의 역할은 여러 면에서 일차 물질들 혹은 대상들의 그것과 닮아있다. 그는 거기에 있어야만 한다; 그는 굉장히 고도로 유연해야 한다; 많은 저항을 제공해서도 안 된다; 분명 파괴되어서도 안 되며, 일종의 조화로운 상호 침투의 혼합 안에서 자신과 환자가 함께 살아가도록 해야 한다. 나는 이것이 오히려 우스꽝스럽게 들린다는 것을 알며, 이런 새로운 기법에 대한 많은 농담들에 대비하여 단어들을 발견하기 이전 혹은 더 나아가, 친근한 물질들과의 조용한 조화로움 다음 단계에서 대상들이 나오기 전의 경험들에 맞는 단어들을 찾아보려고 한다.〈136〉

경험상 분석치료 동안 퇴행 – 새로운 시작의 첫 단계 – 은 일차 관계의 구조와 유사한 대상관계를 확립하는데 그 목표가 있다. 분석가가 지금 일어나고 있는 일을 알고 그것이 지금 필요한 일이라는 것을 알며 그것을 치료과정의 일부로써 수용하고, 분석가의 행동이나 해석으로 그것의 전개를 막지 않는다면 이 목표가 이루어질 수 있다.

이것은 상황의 긍정적인 면이다. 또한, 불행하게도 부정적인 면이 있는데 이들은 다음 장에서 논의될 것이다.〈137〉

제22장

치료적 퇴행의 다양한 형태들

(The various forms of therapeutic regression)

지금까지 성공적인 치료적 퇴행을 겪은 환자들에 대해서만 이야기했다. 이것은 분석치료가 어려운 환자의 문제는 퇴행이 전부이며 프로이드가 이에 대해 반복적인 경고를 했던 것은 임상적 경험이 부족했기 때문이었고, 치료기법에 대한 페렌찌의 생각이 맞지만 그가 일찍 사망해서 그 타당성을 증명하지 못했다는 인상을 주었다. 이런 잘못된 인상들을 없애기 위해 임상적 관찰들로 돌아가 보자.

몇 년 전에(Balint, M., 1952) 나는, 비록 퇴행을 할 수는 있지만,

새로운 시작을 위해 절대적으로 필요한 전제 조건인 의심하지 않는 상태 즉, *아르그로스(arglos)*에 도달할 수 없는 환자들의 문제를 상당히 자세하게 다뤘다. 그리고 그들의 치료는 부분적인 결과만을 가지고 종결되어야 했다. 비록 이 결과들이 상당히 수용 할만 했다고 하더라도, 그들은 적절한 새로운 시작 이후에 성취되는 것들보다 가치가 없었다. 상세한 설명을 위해서는 독자들에게 원판을 언급해야 한다.

내 경험에 따르면 – 환자–분석가 구성체의 부족함 때문에 부분적인 성공을 보였던 환자에서 새로운 시작의 영역에 도달했던 환자들까지의 사례들과는 다르게 – 환자들은 두 집단으로 나뉜다: 페렌찌가 예견했던 것처럼 어떤 치료에서는 새로운 시작 혹은 퇴행이 한번이나 단지 몇 번만 일어나고, 환자는 자발적으로 자신의 원초적인 세계로부터 나와서 기분이 더 나아지거나 심지어 치유가 되었다; 반면, 몇몇 다른 경우들에 있어서는 그들은 결코 충분히 그럴 수 없는 것처럼 보였다; 그들의 원초적인 소망들이나 요구가 만족되자마자, 이들과 똑같은 지나치게 요구적이고 급박한 새로운 소망이나 갈망이 나타났다. 어떤 사례들에 있어 이것은 매우 다루기 힘들었던 중독과 유사한 상태로 발달해 갔다. 그리고 어떤 사례들에서는 프로이드가 예견했던 것처럼 불치로 판명되었다.〈138〉

세 번째 집단에서, 새로운 시작의 시기에 나타나는 종합적 증상이 보이는 이런 중요한 차이에 대해 설명할 수 있었다. – 처음 두 집단은 만족의 형태들과 대상관계에서의 변화들이 원초적인 것이었다. 새로 말하려는 집단에서는 보이는 것은 분석적 분위기 혹은 전이의 강도가 갑자기 변하는 것이었다. 겉으로 보면, 임상적인 증상들은 꽤 간단해 보인다. 환자 내부에서는 긴장이 일어나고 즉, 다시 말해서 기대했던 만족감에 아직은 도달하지 못한 반면에, 인상적이고 시끄러운 증상들은 계속 일어나고 유지된다. 기대했던 만족감을 경험하게 되는 순간 시끄러운 증상들은 사라지고, 매우 주의깊게 관찰해 보면 환자에게서 평온하고 꽤 행복해 보이는 신호들을 감지할 수 있다. 나는 30대 중반에 이점을 보았고, 이 상태는 아이가 배고프다가 이를 해결하게 되면서 일어나는 변화와 비슷하다는 것을 확신하였다.

그러나 나는 곧 이런 비교가 비록 그럴듯하기는 하지만 일인 심리학(one-person psychology)의 영역 내에서만 타당했다는 것을 깨달았다. 내가 마음에 염두하고 있는 것을 보여주기 위해서 모든 분석치료의 시초인 브로이어(Breuer)의 안나 O양(Miss Anna O) 사례로 돌아가고자 한다.

비록 브로이어와 프로이드 모두 계속해서 반복되는 몇 안 되는 퇴행 양상들의 기본적인 속성을 인식하지 못했던 것처럼 보이지만, 이것들은 그녀의 사례에서 이미 분명하게 나타났다. 어쨌든, 그것을 증명하는 출판물은 없다. 안나 O양은 정상적인 상태에서는 그녀의 억압된 기억에 다가서지 못했다. 오직 보다 원초적(즉, 퇴행된) 상태인 최면 상태에서만 접근할 수 있었다. 그러고 나서 우리는 치료가 종결되기 바로 직전 유명한 마지막 장면을 목격하는데, 그녀는 아버지의 병실에서 하곤 했던 것처럼 자신의 방을 정돈했다. 오늘날 이것은 행동화(acting-out)의 사례로 불려 지기도 한다.

이 시기 동안 환자와 치료자 사이의 관계는 두 명의 정상적인 성인들 사이의 관계보다 더 원초적이 된다. 이런 변화된 관계의 한 가지 충격적인 특징은 비록 치료자가 환자에게 가장 중요한 사람이 되었음에도 불구하고, 환자는 치료자에 대한 느낌이나 관심을 보이지 않았다. – 일차 대상들과의 관계에서 일어나는 것과 꼭 같이 치료자는 일방적으로 환자의 기대를 만족시켜야 했다. 예를 들어, 매우 바쁜 의사인 브로이어는 당연하게 상당 기간 동안 주당 2회의 방문이라는 대가를 치러야 했으며, 이는 꽤 오랫동안 계속되어야 했다.

그 상황의 다른 측면들은 치료자가 받는 막대한 보상들 이었다.〈139〉 환자의 요구를 접할 수 있는 기회가 제공되면서, 사람 마음속의 개인적이고 매우 뜻 깊은 비밀들을 관찰하고 이해하게 되었으며 그의 도움이 굉장히 중요했다는 사실을 느끼게 되었다. 이에 더해서, 우리는 안나 O양이 '말 치료(talking cure)' 방법과 전이의 발견이라는 선물을 브로이어에게 주었다는 사실을 잊어서는 안 된다; 그리고 자신이 받았던 것의 완전한 가치를 그가 깨닫지 못했던 것은 그녀의 잘못이 아니었다.

이것은 이런 유형의 환자에서 보이는 아주 통상적인 모습이다. 환자의 기대와 요구를 접하게 되면 치료자는 가장 흥미롭고 뜻 깊은 사건들을 관찰하게 되고, 환자는 더 기분 좋고 감사하고 고마운 느낌을 가질 것이다. 이것은 동전의 한 면일 뿐이며 또한 다른 면이 있기 마련이다. 만약 기대를 접하지 못하거나 접할 수 없게 되면, 그 다음에 따르는 것은 끝없는 고통 또는 비난 혹은 둘 모두이다. 일단 이런 상황이 확립되면, 분석가는 그것의 힘에 저항하고 환자와 자기 자신을 그것으로부터 구해내는 것이 매우 어렵고 그 관계를 끝내기는 더 어렵다는 사실을 알게 될 것이다. 흔히 그 결말은 비극적이거나 장렬한 최후로 끝을 맺게 된다.

이런 비극적 상황은 몇 가지 결정요소들을 가진다. 하나는 환자의 성격, 자아 구조 그리고 질병에 의해 결정되는 퇴행의 속성이다. 다른 하나는 그의 기법 즉, 그의 역전이에 의해 촉발되어 퇴행 중이거나 이미 퇴행된 자신의 환자에 대한 분석가의 반응이다. 16장에서 논의했던 것처럼 만약 분석가가 의식적으로 프로이드의 전통적인 교육을 따른다면, 이런 위험한 상황들에 노출될 것 같지는 않다. 하지만 이에 대해 치러야 할 거의 확실한 대가는, 좀 더 유연한 기법으로 도움 받을 수 있었던 환자들의 분석이 상당 수 중단될 것이라는 사실이다. 모든 퇴행이 다 비극적인 방식으로 끝나는 것은 아니기 때문에, 우리가 우리의 반응 범위를 더 제한하면 할수록 실패했던 사례와 성공적으로 종결했던 사례를 비교함으로써 배울 수 있는 잠재력도 갈수록 더 제한되는 것이다.

이런 기법이 계속되면 우리 이론에도 제한이 온다. 이전 장에서 나는 프로이드와 그를 따르는 학자들이 거의 모든 분석 문헌에서 일인 심리학의 영역에 속하는 현상 즉, 정신내적 사건으로 퇴행을 다뤘다는 점을 지적했다. 이런 단순화는 분석가가 환경에 대한 반응을 무시하는 퇴행의 사례들로 연구를 제한하거나 프로이드의 교육을 그대로 따르는 경우에서만 타당하다. 만약 이러한 제한들에 구속되지 않는다면, 퇴행은 주체(subject)와 객체(object) 즉, 환자와 분석가의 상호 작용에 의해 결정되는 이인 심리학(two-person psychology)의 영역에 속하는 현상으로 보인다.〈140〉

임상적 관찰로 다시 돌아가, 우리는 몇몇 환자들에서 퇴행이 이런 불확실하거나 비극적인 상황들을 이끈다는 사실을 발견한다; 반면, 다른 환자들에서는 전체적인 분위기가 완전히 다르다. 그들에 있어서는 이 장의 시작 부분에서 언급했던 것처럼 진정한 새로운 시작이 되는 퇴행이 한번만 일어났다; 어떤 다른 경우들에서는 퇴행이 몇번 더 일어났다. 안나 O양의 사례에서처럼 또 다른 사례들에서는 이런 종류의 경험이 끝없이 계속될 것처럼 보였다. 일종의 악순환이 일어나는 것이다; 환자의 어떤 '갈망(cravings)'이 만족되자마자, 새로운 갈망이나 '욕구(needs)'가 나타났고 만족을 요구하며 결국 중독과 같은 상태로 이끌었다(Balint, M., 1934, 1937, 1952). 이 두 가지 임상적 유형들을 구분 짓기 위해서 하나는 양성(benign) 퇴행, 다른 하나는 악성(malignant) 퇴행으로 명명할 수 있다.

물론, 악성 퇴행을 보이는 환자는 본능의 힘과 자아의 힘 사이에서 심각한 불균형을 보인다는 것이 내 첫 번째 생각이었다; 본능이 정상적인 자아에 비해서 너무 강하거나 자아가 너무 약해서 정상적인 본능을 다룰 수 없다는 것이었다. 만약 내 이론이 맞았다면, 응석받이 아이나 심각한 정신 병리를 가진 성인에서 보이는 것과 같이 악성적인 속성을 가진 퇴행은 그 자체로 지나치게 시끄러운 증상들을 보였을 것이다. 하지만 이런 예측은 제한된 방식에서만 옳은 것이었으며, 따라서 나는 다른 진단 기준에 대해 숙고해야 했다.

또 다른 근본적인 차이가 있다. 어떤 유형의 퇴행 - 혹은 새로운 시작 - 에서 환자의 목표는 분명히 만족을 얻는 것이다. 그것에 대한 소망은 너무 강해서 분석 상황의 다른 모든 것을 가리기도 한다. 나는 그것이 프로이드가 '갈망(craving)'이라는 용어로 암시했던 것이라고 생각한다. 비록 환자가 요구하는 이런 형태의 만족은 대개 생식기 전(pre-genital)적인 것이었지만, 요구의 강렬함은 다른 의구심을 갖게 한다. 비록 모두 그런 건 아니지만, 어떤 사례들에서는 추가적인 분석이 이런 의심을 다소 맞는 것으로 입증하기도 했다. 매우 강렬하다는 것은 그 자체로 이런 소망들의 생식기-극치감적(genital-orgastic) 속성의 신호이다. 이것은 이 장의 끝부분에서 다시 다뤄야 하는 중요한 요점이다.

게다가, 이미 앞서 언급했듯이 이런 퇴행은 분석 상황 즉, 대상관계 내에서 항상 일어난다.〈141〉 결과적으로 환자가 요구하고 기대하는 만족은 결코 자가성애적(auto-erotic)이 아니며 환경으로부터 나와야 하고, 이는 그것이 외부 세계의 사건 즉 싫든 좋든 분석가가 깊이 개입되어 있는 사건에 의해 시작되어야 한다는 것을 의미한다. 사실 상, 이런 외적인 사건이 일어날지 안 일어날지 그리고 환자의 기대나 '욕구(needs)' 가 만족될지 혹은 좌절될지 하는 것은 분석가의 수동적인 동의나 적극적인 참여 즉, 그의 결정에 의존한다. 다음으로, 분석가의 깊이 있는 참여에 똑같이 의존하는 또 다른 유형의 퇴행이 있다. 이것은 진정한 새로운 시작이다. 하지만 이런 유형에 있어 특징은 외부 세계에 대한 기대가 그렇게 많지 않다는 것이다; 비록 외부세계 즉, 분석가의 참여가 필수적이긴 하지만, 중요한 것은 환자 자신의 내부에 있다.

이런 후자의 유형을 보여주기 위해, 나는 이미 다른 곳에서 사용했던 또 다른 나의 사례들을 인용하고자 한다(Balint, M., 1960). '그 당시에 약 2년 동안 분석 받아 온 환자가 분석 시작 이후 30분 이상을 침묵으로 일관했다; 분석가는 그것을 받아들였으며 뭔가가 일어나고 있다는 사실을 깨닫고는 침묵을 깨뜨리는 어떤 시도도 하지 않고 기다렸다. 사실 상, 그는 뭔가를 해야 한다는 압박이나 불편 감을 느끼지는 않았다. 이런 치료에서 침묵은 이전에도 몇 차례 일어났으며, 따라서 환자와 분석가는 침묵을 견뎌내는데 어느 정도 훈련이 되어있었다. 침묵은 결국 환자가 흐느껴 울기 시작하면서 깨졌고, 바로 뒤에 그는 말할 수 있었다. 그는 마침내 자기 자신에게 도달할 수 있게 되었다고 분석가에게 말했다; 어린 시절 이래로 그는 결코 혼자 남겨진 적이 없었으며, 무엇을 해야 할지 말해주는 누군가가 항상 그의 곁에 있었다. 나중에 몇 번의 분석 후에 그는 침묵하는 동안 모든 종류의 연상들이 떠올랐지만, 부적절하고 성가신 피상적 방해물로 생각해 거부했다고 말했다.'

오해를 피하기 위해 여기에서 이 복잡한 분야와 관련된 우리의 용어가 어떻게 명료화되어야 하는지에 대한 내 생각을 다시 반복할 것이다. 나는 위에서 언급된 사건이 우리가 전이라고 부르는 것에 속하며, 행동화의 일부에 해당한다는 점에는 일반적으로 동의할 것이라고 기대한다. 마찬가지로 보다 성숙한 형태의 행동들이 확립된 이후, 원초적 형태의 행동이 나타난다는 점에도 논쟁의 여지는 없을 것이다. 다소 망설이는 점이 있겠지만, 채택된 기법이 환자의 억제나 억압까지도 제거함으로써 환자가 더 나은 통합을 할 수 있게 도왔다는 점도 인정할 것으로 본다.〈142〉 하지만, 이런 삽화(episode)가 퇴행이나 반복(repetition)으로 불릴 수 있을까? 내 대답은 이전에 언급한 재주넘기 사례에서와 동일하다. 즉, 논리적으로는 그럴 수 없다. 사람은 적어도 이전에 한 번 뭔가가 있었던 경우에만 어떤 것을 반복할 수 있다. 그리고 대개 이와 같은 일은 퇴행에 있어서도 딱 들어맞는다. 이들 두 가지 오해하게 만드는 용어들 대신에, 나는 중요한 대상과의 관계를 구별하고 좀 더 만족스럽게 하는 이 두 가지 삽화를 '새로운 시작(new beginning)' 혹은 새로운 발견이라고 부를 것을 제안한다. 이런 면에서 그 삽화는 재주넘기의 사례와 밀접하게 닮아있다. 그 차이는 어떠한 행동이 뚜렷하게 없다는 것이며 따라서, 이전 사례에서 보였던 어떤 분명한 본능적인 만족감도 없다는 것이다.

또 다른 형태에 있어 이런 중요한 차이를 표현하면 다음과 같다. 환자가 조용하고 평화롭게 남겨져 있었다는 사실은 별개로 하더라도, 외부 세계에서는 아무 것도 일어나지 않았다. 바꾸어 말하면, 이것은 환자로 하여금 자신의 내면세계를 추구할 수 있게 했으며, 외부세계를 경험하고 그것에 연관시키는 습관적이고 자동적인 방식이 이런 특정한 상황에서는 불필요하고 근거가 없으며 무의미했다는 점을 인식할 수 있게 하였다.

반면, 행동이 없기 때문에 이는 이해된 다음에야 해석될 수 있으며, 이런 경우에 있어 분석가의 기법에 대한 요구는 재주넘기의 사례에서 보다 어느 정도 더 높게 나타난다. 그는 환자가 그에게서 기대했던 것을 아무 말 없이 이해해야 하고 이런 기대들에 부응하는 행동을 해야 한다. 즉, 아무 말도 사용하지 않고 환자가 필요로 했던 형태의 대상관계를 스스럼없이 맺도록 해야 한다. 다른 측면에 있어서 이런 사례들은 전형이 된다는 점을 덧붙이고자 한다. 만약 이해하고 만족시켰다면 환자는 매우 감사하게 여기고 좋아졌을 것이며, 자신의 분석가에게 가장 흥미로운 자료를 주게 될 것이다; 이해되거나 만족되지 않았다면 환자는 더 '음울한(dull)' 고통과 절망을 일으켰을 것이다. 게다가, 분석가가 환자의 침묵을 저항의 증상이나 행동화의 일부로 해석했다면(맞은 해석이기는 하다), 그는 환자에게 무엇을 하라고 말하게 되고 자신이 무슨 일을 하는지도 모른 채 환자와 행동화에 참여하게 되었을 것이다.

비록 양성 퇴행 혹은 새로운 시작에 대한 나의 두 가지 사례들과 안나 O양의 악성 퇴행이 여러 면들에서 유사하긴 하지만, 하나의 중요한 차이가 있는데 이는 사례 자료를 통해 잘 드러나게 되기를 기대한다.〈143〉 어떤 형태의 퇴행은 본능적인 갈망의 만족에 그 목적을 두고 있다; 환자가 구하는 것은 외부적인 사건과 자신의 대상이 하는 행동이다. 다른 형태의 퇴행에 있어 환자가 기대하는 것은 외부의 움직임이 가져다주는 풍부한 만족감이 아니라, 자신의 내적인 문제들을 다루는데 외부세계를 이용할 수 있다는 무언의 동의이다. 환자들은 '내 자신에게 도달할 수 있는 것(being able to reach himself)'이라고 했다. 비록 외부 세계와 대상의 관여가 필수적이기는 하지만, 여기에서의 관여는 속성상 전적으로 다른 것이다; 그 속성은 환자의 내적인 삶 자체를 방해하지 않고 내적인 삶에 불필요한 장애를 유발하지 않는 것(두 가지 중요한 측면들)이며, 환자가 기대하는 외부의 관여는 환자의 내적인 삶과 환자 자신의 독특한 개성을 인정해주는 것이다. 두 가지 유형을 대비시켜 나는 첫 번째를 '만족을 위한 퇴행(regression aimed at gratification)'으로, 두 번째를 '인식을 위한 퇴행(regression aimed at recognition)'으로 부를 것을 제안하고 싶다. 양 쪽 문구 모두 부정확하고 다소 어색한 것이 분명하지만 나는 더 나은 어떤 표현을 찾을 수가 없었다.

이런 관찰들과 진정한 일차 물질들 혹은 대상들에 관한 추론들을 서로 비교하는 것은 흥미 있는 일이다(12장 참조). 외부 세계에서의 사건들이나 외부 세계의 움직임들에 의한 만족은 세계가 이미 전체 대상들이나 잘 발달된 부분 대상들 중 어느 하나로 구성되어 있다는 것을 전제로 한다. 이것은 환자의 퇴행이 자기애적 수준, 남근성(phallic) 수준, 에디푸스 전(pre-Oedipal) 수준을 훨씬 넘어서 갈 수 없다는 것을 의미한다. 이들 초기에 해당하는 아이들의 소망, 환상, 본능적 행동이 보이는 강렬함은 많이 기록되어 있다; 특히 이런 아이들이 상처를 경험하게 되면, 내부의 강렬한 욕구의 충족이 어렵고 강박적인 자위행위와 같은 중독과 비슷한 상태, 성적 유혹의 경향, 행동화 유형의 히스테리 같은 심각한 신경증적 장애를 일으킨다. 어떤 환자들은 욕구가 지나치게 격렬하기 때문에 새로운 시작의 발생이 어렵게 보인다고 앞에서 언급하였다. 지금 기술한 환자들이 이런 환자에 들어간다.〈144〉

다른 유형인 인식을 위한 퇴행은, 대지나 물이 그들에게 의탁하는 사람들의 몸무게를 떠받치고 지탱하는 것처럼 환경이 환자를 떠받치고 지탱하는데 대해 동의하고 수용하는 것을 전제로 한다. 통상적인 대상들 특히, 통상적인 사람들과 대조하여 보면, 이들 일차 대상들이나 물질들로부터는 어떠한 움직임도 기대하지 않는다;그들은 계속 거기에 있어야 하고 암묵적으로 혹은 명시적으로 사용되는데 동의해야만 한다. 그렇지 않으면, 환자는 어떤 변화도 달성할 수 없다: 물 없이는 수영이 불가능하고 대지가 없이는 움직이는 것이 불가능하다. 물질인 분석가는 저항해서는 안 되고 동의해야 하며, 너무 많은 마찰을 일으켜서도 안 되고 한 동안은 환자를 수용하고 지탱해야 한다. 그리고 조금도 파괴되지 않는다는 것을 입증해야 하고, 엄정한 경계를 유지하도록 주장만 해서도 안 된다. 하지만, 환자와 자기 자신 간에 어떤 종류의 혼합물이 발전하도록 허용해야만 한다.

이 모든 것이 동의, 참여 그리고 개입을 의미하지만 이해와 인내를 말하는 것일 뿐 반드시 행동까지 의미하는 것은 아니다; 진정 문제가 되는 것은 사건들이 환자의 마음속에서 내적으로 발생할 수 있는 상황들을 만들고 유지하는 것이다.

분석 상황에서 이런 원초적인 아르그로스(arglos) 관계의 상징적인 표현은 흔히 분석가와 어떤 식의 신체적인 접촉인데, 가장 흔한 형태로는 분석가의 손이나 손가락 중 하나를 잡거나 머리를 만지는 행동 등이다. 이런 접촉은 분명 선정적인 것인데, 때로는 매우 부담이 되기도 하며 치료의 과정에서 항상 아주 중요하다; 그런 접촉이 있는 경우 환자는 매우 좋은 관계를 맺을 수 있지만, 그것이 없는 경우 환자는 변화의 가능성이 포기되고 버려지고 사라진 듯한 느낌을 가지기도 한다. 이 모든 것에도 불구하고 '인식을 위한 퇴행' 의 사례들에는 만족을 위한 퇴행 혹은 심각한 히스테리아(hysteria)가 보이는 절망과 흥분 같은 것이 결코 없다. 이들 후자 상태들의 치료에서 흔히 만나게 되는 필사적인 매달리기는 단지 부분 대상의 단계로 퇴행하는 것을 나타내는 반면, 강렬한 불안은 새로운 시작에 필수적인 상호 신뢰하는 아르그로스(arglos)적 분위기로 발달해가는 길을 막고 있는 것 같다. 부분 대상과의 관계는 그 기원이나 심지어 속성에 있어서도 분명 피해불안과 유사하다; 필사적이고 격렬한 매달리기는 이런 관계의 표현이며 동시에 그와 수반되어 일어나는 불안에 대한 방어이다. 진정한 새로운 시작의 시기에 관찰되는

신체적 접촉에 대한 완화된 요구와는 대조적으로 이것은 공격적인 것이다.〈145〉

물론, 삶에 있어 단순하거나 명확하게 정의된 것은 아무 것도 없다. 분석가가 보게 되는 치료적 퇴행 사례들의 대부분은 대개 한 가지 혹은 몇 가지 특징들이 우세하면서도 이 모든 양상들이 섞여있다. 내 경험에 따르면, 아직 명확히 구분되는 것은 아니지만 연상에 두 가지 영역이 있고 A군과 B군으로 부를 것을 제안하는, 두 가지 임상적 증후군이 있다는 인상을 갖게 하는 특징적인 증상의 집단이 있는 것 같다.

양성 퇴행의 형태인 A군에 속하는 대부분의 사례들은 다음과 같은 임상적 양상들을 보인다 :

1. 일차 물질들(substances)에 대한 일차 관계를 상기시키는 의심하지 않는 관계로, 상호 신뢰하는 아르그로스(arglos)를 확립하는데 있어 큰 어려움이 없음;
2. 진정한 새로운 시작을 이끌고 새로운 발견으로 끝을 맺는 퇴행;
3. 퇴행이 인식 특히, 환자의 내적 문제에 대한 인식을 위한 것이다;
4. 단지 적당히 높은 정도의 요구, 기대 혹은 '욕구들(needs)' ;
5. 임상적인 증상에 있어 심한 히스테리아의 신호들과 퇴행된 전이에서 생식기-극치감적(genital-orgastic) 요소들의 신호가 없음.

반대로, 악성 퇴행의 형태인 B군에 속하는 대부분의 사례들은 다음과 같은 양상을 보인다:

1. 상호 신뢰하는 관계는 매우 위태롭게 균형 잡혀있기 때문에 의심하지 않는 *아르그로스적(arglos)* 분위기는 반복적으로 깨지게 되고, 흔히 필사적으로 집착하는 증상들은 또 다른 파괴의 가능성에 대항하는 보호책과 안도감으로서 발달해 간다;
2. 악성 퇴행 형태, 새로운 시작에 도달하려는 몇몇 성공적이지 못한 시도들, 요구나 욕구의 끝없는 악순환과 중독과 같은 상태의 발달이 가하는 지속적인 위협;
3. 퇴행은 외부 움직임에 의한 만족을 목표로 한다;
4. 의심 많은 매우 심한 요구, 기대 혹은 '욕구들(needs) ;
5. 임상적 양상에 있어 심한 히스테리아의 신호들 그리고 정상과 퇴행된 전이 형태 모두에서 생식기-극치감적 요소들의 신호가 존재.

이런 추상적 개념들은 상당히 잘 입증된 임상적 경험들에 근거하고 있으며, 나는 그것이 더 많은 경험들에 의해 입증될 것이라고 생각하지만 나머지는 아직까지 확실하게 발견되지 않았다.〈146〉 악성 퇴행과 외부 움직임에 의한 만족을 목표로 하는 퇴행은 일반적으로 상당히 심한 형태의 히스테리아나 히스테리성 성격 장애를 겪은 환자들에서 발견된다는 것이 내가 받은 인상이다. 이들은 자신들의 병과 치료로부터 꽤 많은 이차적 이득을 얻어내려고 궁리해온 사람들이다. 왜 그래야 되었는지 명확하지는 않지만, 내 임상적 자료 중에 이런 연상이 몇몇 사례들에서 일어났다.

나는 4부에서 이 문제를 다시 언급하려고 한다. 하지만, 더 나아가기 전에 퇴행에 관해 이론적으로 우리가 알고 있는 것을 간략하게나마 요약하고자 한다. 프로이드의 견해를 따라 우리는 정신 장치

(apparatus)에 있어 정상적인 '진행(progressive)' 방향과 역행하여 이루어지는 과정으로서의 퇴행을 생각한다. 그것의 원인은 정상적인 방향을 가로막는 어떤 것이 될 수 있다. 일반적으로 에디푸스 수준에서 그것은 갈등이다. 퇴행의 효과나 결과는 '원초적인(primitive)' 혹은 '단순한(simple)' 어떤 것의 출현이다. 분명, 모든 사례들에서는 아니지만, 어떤 사례들에서는 이것이 기본적 오류의 영역에 속한다. 임상적으로 이것은 다음과 같이 나타난다:

(a) 환각이나 꿈처럼 특별한 형태의 본능적인 만족;

(b) 저항에서 퇴행적 전이와 같은 특별한 형태의 행동;

(c) 반복- 일반적으로 가장 중요한 예시는 전이이다

우리가 프로이드에게 배워온 것처럼 퇴행은 다음과 같은 네 가지 기능 혹은 역할을 가지고 있다:

(a) 방어기제로서의 기능

(b) 발병 요인으로서의 기능

(c) 저항의 특별한 형태로서의 기능

(d) 치료에 있어 중요한 동맹으로서의 기능이 그것이다.

주목할 만한 것은 프로이드가 퇴행의 한 측면을 뺐다는 점이며 정신분석에서 거의 모든 이론가들은 그를 따랐다. 그가 빠뜨린 것은 대상관계에서 퇴행의 역할이다. 이렇듯 빠뜨리게 된 이유는 퇴행이 일인 심리학(one-person psychology)의 범위 내에서만 연구되었기 때문이다. 이런 규칙에 대한 다음의 두 가지 주목할 만한 예외가 있다:

(a) 치료적 동맹으로서 퇴행에 대해 프로이드는 단 한번 매우 짧게 언급한 적이 있으며

(b) 저항에 있어 전이의 특별한 형태로서의 퇴행은 심각한 방해물과 경고로서 그것의 위협적인 측면만 기술되었다.

3부와 4부에서 내가 보여주려 했던 것은 퇴행이 정신내적인 현상일 뿐 아니라 사람들 사이에서 일어나는 현상이라는 점이다. 왜냐하면 그것의 치료적 유용성과 대인관계적 측면들은 의심할 여지가 없기 때문이다. 퇴행의 완전한 의미를 이해하고 분석 상황에서 그것을 다루기 위해서는 퇴행의 표현 형태가 환자의 성격이나 질병과 같은 환자 요인과 대상 요인에 함께 영향을 받는다는 것을 이해해야 한다.〈147〉 결과적으로 그것은 환자와 분석가 사이의 상호작용에서 나타나는 하나의 증상으로서 간주되어야 한다. 이런 상호작용은 적어도 세 가지 측면들을 가진다:

(a) 대상이 퇴행을 인식하는 방식

(b) 대상이 퇴행을 수용하는 방식

(c) 대상이 퇴행에 반응하는 방식이 그것이다.

우리가 20~22장에 걸쳐 살펴본 것처럼, 대상 즉, 분석가에게서 기대되는 것은 일차 물질들을 상기시키는 방식으로 반응하는 것 즉, 환자가 분석가와 함께 일차 관계(primary relarionship) 혹은 일차 대상-사랑의 형태로 빠져들게 하는 것이다. 4부에서는 정신분석적 기법의 관점에서 이것이 무엇을 의미하는지 조사할 것이다.〈148〉

제23장

프로이드와 페렌찌의 논쟁과 재고찰 그리고 그것의 영향

(The disagreement between Freud and Ferenczi, and its repercussions)

이제 19장의 말미에서 남겨두었던 프로이드와 페렌찌 사이의 역사적인 차이점으로 돌아가 보자. 격렬한 전이가 생겨난 퇴행된 환자에게 어떻게 반응할 것인가에 대한 기법적인 문제가 아마도 이런 비극적인 논쟁의 주요한 원인이었다. 이런 사건의 충격은 너무 고통스러워서 그것에 대한 분석모임의 첫 반응은 부정과 침묵이었다. 프로이드와 페렌찌에 관한 모든 종류의 거짓된 진술들이 출판되어 나온 이후 최근에서야 이것이 깨졌다. 프로이드는 무자비한 독재적 지배자로 기술되었고(Fromm, 1963), 페렌찌는 비열하고 비겁한 음모가로서 기술되었다(Jones, 1957). 물론, 극악무도하다고 부르는 모든 것들은 전적으로 사실이 아니다. 그들이 보여준 것은 피해자의 위대함과 비방자의 열등함 사이에 있는 차이이다.

이 장에서 논의된 임상적 경험들은 논쟁의 발생을 이해할 수 있는 몇 가지 실마리를 제공한다. 나는 초기 정신치료 기간에 프로이드가 거의 독점적으로 악성 퇴행의 사례들을 만났으며, 이들 만남은 깊은 인상을 남겼다고 생각한다. 반면에, 페렌찌는 소수의 양성 퇴행 사례들에서 주목할 만한 성공을 맛보았을 뿐 아니라 악성 사례들에서는 실패를 경험하기도 했다. 하지만 이것이 너무 인상적이어서 그의 잘 알려진 열정이 그를 근거 없는 일반화로 몰아넣었다. 이런 대담한 추정들이 문헌에서 밝혀질 수 있을까? 내 쟁점은 프로이드와 페렌찌의 저술들 모두에서 이런 경향을 보이는 다수의 구절들이 존재한다는 것이다.

악성 퇴행에 대한 프로이드의 첫 번째 경험은 안나 O양에 대한 브로이어의 치료에서였다. 그 당시 브로이어와 프로이드는 이미 친구 사이였다. 우리는 존스(Jones, 1953)에 의해 인용된, 약혼자에게 보낸 프로이드의 편지에서 브로이어가 환자의 심각한 퇴행 때문에 생긴 걱정을 자신의 젊은 친구와 논의했다는 사실을 알 수 있다. 프로이드는 당시 27세였다. 더 나아가 프로이드는 브로이어의 접근에 대해 오히려 비판적이었다.〈149〉 우리는 또한 단지 최면 상태에서만 나타나는 환자들의 전반적인 성적 표현에 대해 프로이드가 나중에 불쾌한 경험을 했다고 알고 있다. 이에 대해서는 그의 저서 '자서전적 연구(Autobiographical Study)' (1925, p. 27)에 언급되어 있다; 그리고 마지막으로, 아마도 가장 중요한 것인데, 프로이드는 환자들을 통하여 초기 유아기에 그들이 성적 유혹의 희생자였다는 즉, '수동적인 성적 외상' 으로 고통 받았다는 당혹스러운 사실을 받아들였다. 아마도 '히스테리아의 병인(The Aetiology of Hysteria)' (1896)이라는 논문에서 프로이드는 많은 이야기들을 했으며, 이 이론은 모두 분명한 히스테리아에 해당하는 *18개의 완전히 분석된 사례들(eighteen fully analysed cases)*을 근거로 하고 있다는 점을 돌이켜 봐야한다. 우리는 또한 이런 일이 그의 자기분석[1]에 의해서만 극복될 수 있었다는 것을 알고 있다. 그가 이 환자들의 기대를 '갈망(cravings)' 이라고 했던 것은 이미 그 당시에 중독과 같은 상태들의 위험성을 인식했었다는 사실을 보여주고 있다.

19장에서 나는 퇴행에 대한 개념의 매우 더딘 발달과, 시간의 흐름과 함께 그것의 위협적인 면들이 프로이드의 저술들에서 극도로 신중한 태도를 보이며 어떻게 서서이 등장하게 되었는지 자세하게 논의했다. 이런 발달과 보조를 맞춰, 퇴행의 치료적 기능은 배후로 물러났으며 잊혀 지게 되었다고 말할 수 있다.

이런 상태에서 그가 애정과 기대를 갖고 있었던 페렌찌가 자신이

주 | 1 우리는 물론, 두 사건들 사이에 어떤 인과론적 연결이 있는지 여부에 대해서는 알지 못한다. 하지만 연대기적 연결은 있다. 자기분석 이전에 프로이드는 유혹 장면들의 현실성을 굳게 믿었다. 자기분석 후에도 그는 마찬가지로 유혹은 아이의 환상에서만 일어난다고 굳게 믿었다. 게다가 우리는 그가 1897년 여름에 진정으로 자기분석의 길을 출발했고 혹은 아마도 그 길을 가고 있었으며, 그해 9월에 플리스(Fliess)에게 보낸 편지에서는 영아기 성적 외상의 현실성에 대한 그의 생각을 왜 버려야 했는지 그 이유를 밝혔다. 프로이드의 저술에서도 가장 인상적이고 훌륭한 논의였다.

그토록 어렵게 빠져 나온 동일한 난관으로 들어가는 것을 보고서 놀라고 비판하지 않을 수 없었으며 - 이는 프로이드에게서 정말이지 매우 드문 일이다 - 다소 멍해지기까지 했다. 그는 페렌찌가 위험에 빠져있으면서도 그것을 모르고 있다는 것은 분명하고 정확하게 보았지만, 우리의 기법과 이론에 대한 새롭고 중요한 발전의 가능성을 알아보거나 감사해하지는 못했다.〈150〉

내가 몇 번 말했던 것처럼, 몇몇 경우들에서 논의했던 어떤 새로운 생각에 대해 페렌찌는 지나친 낙관론과 성급한 열정 때문에 실패에 대한 모든 경고성 신호들을 무시하는 일상적인 실수를 저질렀고 자신의 성공에 대해서도 과대평가를 하게 되었다. 그는 새로운 기법의 결과들이 너무 인상적이어서, 만약 환자가 기꺼이 규칙적으로 분석을 받으러 온다면, 분석가는 그를 도와줄 만한 기법들을 찾아내야 한다는 결론에 도달했다. 이런 원리에 대한 진정한 신념으로, 그는 환자의 기대를 만족시키기 위해 정말로 믿어지지 않을 만큼 오랫동안 환자와 만났다(제 18장 참조). 페렌찌는 그것을 '이완의 원리(the principle of relaxation)' (1930)라고 부름으로써 새로운 실험의 정수를 요약했다. 이런 이름은 자연스러운 결과였다. 왜냐하면 능동적인 기법과는 달리 새로운 기법은 불필요한 긴장의 상승을 피하는 것이 목표였다. 페렌찌는 분석가가 환자의 기대, 요구, 욕구들의 진정한 의미를 이해하게 되었다면, 이제 이것들에 적극적으로 반응하여 장기간 지속된 활기를 잃은 분석상황을 바꾸어서 효과적인 치료를 달성함으로써 신속한 치료 종결을 하려고 하였다. 하지만 이것은, 절제의 원리를 포기하는 것을 의미했다.

이런 기법적 접근의 즉각적인 결과는 고무적인 것이었다. 그의 환자들은- 대부분은 다른 분석가들에 의해 십 년 이상의 치료를 받아온 사람들 이었다 - 다시 삶의 활기를 찾았고 상태가 호전되었으며 두 가지 주된 발견들을 페렌찌에게 말했다. 한 가지는 분석가가 '관례적(customary)' 이고 '습관적(habitual)' 이며 혹은 '전형적인(classical)' 태도로 치료하는 것이 전이관계의 발달과 분석치료 과정에 미치는 영향에 대한 것이었다. 다른 하나는 역전이 해석의 기법적인 가능성에 관한 것이었다(Ferenczi, 1932, and his posthumous notes).

이 모든 것이 페렌찌가 그의 기법적인 혁신으로 인해 발생했던 문제들을 보지 않았다는 것을 의미하지는 않는다; 그가 그렇게 했다는 것은 사후에 출판된 논문과 기록들에서 꽤 분명히 나타난다; 하지만 그는 자신의 발견들이 분석 기법의 주된 진전을 이루었다고 진심으로 믿었다. 그에게 가장 고통스러운 문제이면서 반복해서 곱씹어야 했던 것은 프로이드가 이 새로운 생각들의 중요성을 볼 수 없었다는 점이었다. 나는 프로이드에게 이해받지 못했다는 느낌이 프로이드는 그의 교육 분석가였다 - 그의 몇몇 환자들에게 일어난 확실한 호전은 그들의 갈망을 충족시킬 수 있는 경우에서만 지속된다는 사실을 깨닫게 하는 데 상당 기간을 지체시켰다고 확신한다; 이런 깨달음은 그가 신체적으로 점점 약해지면서 분석치료를 포기해야 했던 1932년의 끝 무렵과 1933년 초에서야 점진적으로 오게 되었다.〈151〉 그의 환자들 대부분은 이에 혼란스러운 절망감이나 격렬한 분노로 반응하였고 그들의 상태는 악화되었다. 비록 이것이 그의 과학적 자부심에 심한 치명타였다고 하더라도, 그는 그것을 완전히 수용하였으며 과거 몇 년간 했을지 모르는 실수에 관해 많은 것을 이야기 하였고, 만약 그의 건강이 더 호전되었다면 옳은 방향으로 다시 시작했을 것이라고 말했다. 하지만 그는 이런 실험들과 실수들이 다음 세대들에게 중요한 이정표와 경고가 될 것이라는 희망을 표현했다.

그럼에도 불구하고, 나는 그가 22장에 기술된 다양한 유형의 퇴행들을 구분하려 했는지 여부에 대해서 많은 의구심을 가지고 있다. 나는 15년 전에야 이 감별진단을 알게 되었고, 다수에 이르는 많은 페렌찌의 마지막 환자 군과 접촉하며 그 경과를 알아보고 페렌찌에게 치료받았던 기간과 치료 후의 경험을 말하는 방식을 보면서 처음으로 이 문제에 대한 자극을 받았다.

두 사람 모두에게 그토록 많은 고통을 안겼으며 우리의 분석 기법 발달을 상당히 지연시켰던 프로이드와 페렌찌 사이의 비극적인 논쟁은 이제 더 분명해지기를 바란다. 스스로 확신할 수 없었기 때문에 페렌찌는 선의의 그리고 근거 있는 프로이드의 비판을 이용할 수 없었다; 그는 그 비판들이 이해 부족에서 오는 것이라고만 보았다. 1890년대의 프로이드는 여전히 실망스런 경험들의 영향 하에 있었다. 그리고 페렌찌의 실험들에서 자신의 신중함을 더 공고히 했을 뿐이다. 두 사람의 성격은 겉으로는 매우 다르게 보였지만 공통적인 다양한 뿌리를 가졌다. 역사상의 많은 비극적인 우정들이 그랬던 것처럼, 이 공통적인 뿌리들은 처음에는 강력한 흡인력으로 작용했으며 여러 해 동안 친밀하고 행복한 우정의 근거로서 이바지했으나 비극적 결말을 피할 수 없었다. 그리고 마지막에는 두 사람 다 패자가 되었으며 우리 정신분석가들도 모두 그러하였다.

프로이드와 페렌찌 간의 논쟁이라는 역사적인 사건은 정신분석

세계에 외상으로 작용했다. 정신분석기법의 대가이며 수많은 정신분석의 논문을 쓴 페렌찌 같은 사람이 프로이드가 수차례나 경고를 했음에도 자신의 실수를 알지 못할 정도로 맹목적이었다거나, 프로이드와 페렌찌 같은 정신분석의 대가들이 서로의 임상적 발견, 관찰, 이론들을 이해하고 적절하게 평가하지 못했다는 것은 놀라운 충격이고 고통이었다.〈152〉 그에 대한 첫 번째 반응은 깜짝 놀랄만한 철수(withdrawal)였다. 무언의 동의에 의해 분석치료 동안의 퇴행은 위험한 증상으로 공표되었으며, 치료적 동맹으로서 그것의 가치는 완전하게 혹은 거의 완전하게 억압되었다. 이것은 특히, 정신분석의 '전형적인(classical)' 거대 센터로 불릴만한 곳에서 보인 태도였다.

이 집단에 속하는 대부분의 정신분석가에게 퇴행은 단지 19장에서 논의되었던 위협적이고 경멸적인 측면들만 남아있었다. 그것은 다루기 힘든 방어기제였으며, 발병의 중요한 요인이었고, 강력한 형태의 저항이었다. 치료적 동맹으로서 그것의 기능은 실제적으로 사라져버렸다. 결과적으로 만약 퇴행적 속성의 현상들이 치료 동안에 나타났다면, 그들은 문제가 되는 기법에 의해 유발된 좋지 못한 증상들이나 좋지 않은 예후를 갖는 심한 장애의 지표로서 간주되었다. 이런 사례에서는 환자를 이와 같은 퇴행에서 가능한 빨리 빠져나오게 하고, 인정되는 부분적 성과만 가지고 치료를 종료하는 것이 일반적이었다.

어쨌든, 이것은 1957년에 미국 정신분석 협회(American Psychoanalytical Association)의 겨울 모임에서 '정신분석 동안 퇴행의 기법적 측면들(Technical Aspects of Regression during Psychoanalysis)' 에 대한 공개 토론에서 나타난 양상이다. 덧붙여 말하자면, 퇴행에 대한 패널과 병행한 또 다른 패널로 '전이의 기법적 측면들(Technical Aspects of Transference)' 에 대한 것이 개최되었다. 두 패널들에 있어 토론자들의 목록을 비교해보면, '전형적인(classical)' 거대 센터에 속하는 분석가들과 비주류에 속하는 분석가들을 확인할 수 있다.

이 집단에서 나온 유일하게 새롭고 유익한 생각은 어니스트 크리스(Ernst Kris)가 예술적 창조성을 평가하면서 두 가지 형태의 퇴행들을 구분했다는 것이다. 한 가지 형태는 '자아는 퇴행에 의해 압도된다' 이고 다른 것은 '퇴행은 자아를 위한 것이다' 이다. 크리스에 따르면, 이 후자의 형태는 어떤 일차 과정들을 통제하고 조절하기 위한 잘 통합된 자아의 보다 일반적인 능력의 특별한 사례일 뿐이다. 이 생각은 1935년에 최초로 공식화되었지만, 크리스는 그의 나중 논문들 몇 편에서 그것에 관해 다시 다뤘다. 의심할 나위 없이 이런 분화는 나의 두 가지 군들(clusters)과 많은 부분에서 공통점을 가지고 있다;〈153〉 악성 퇴행과 만족을 위한 퇴행은 자아를 압도하는 퇴행과 매우 근접해 있다; 마찬가지로, 조금만 노력하면 누구나 자아의 기능 안에 있는 퇴행과 인식을 위한 퇴행 사이에 어떤 유사성을 발견할 수 있다. 이것이 어려운 주된 이유는 우리의 서로 다른 편견이라고 내가 명명했던 것(Balint, M., 1949) 때문일 것이다. 크리스는 예술적 창조성 즉, 승화(sublimation)에 관심이 있었는데, 이것은 일인 심리학(one-person-psychology)의 분야에 속한다. 이런 차이는 '분석 가능성에 대한 기준' 을 다룬 공개 토론에서 피터 냅(Peter Knapp)이 훌륭하게 표현해 냈다. '자아가 주도하는 퇴행(regression in the service of ego)' 이 예술적 창조의 기간 동안 개인의 내부에서 일어나는 뭔가를 설명할 수는 있지만, 분석치료 기간 동안 일어난 것을 기술하거나 설명할 수는 없다고 지적한 후에 그는 다음과 같이 계속했다: '정신분석이 가능하기 위해서는 추가적인 능력 즉 "대상의 요청으로 인한 퇴행(regression at the behest of object)" 이 "자아가 주도하는 퇴행", 을 보충해야 한다' (Knapp, 1959).

이는 혁명적인 의견이었음에 분명하고 억압 받았을 가능성이 매우 높다. 내가 발견할 수 있는 범위 안의 어떤 사례에서도 그것은 문헌상에 아무런 반향도 이끌어내지 못했다. 버트램 르윈(Bertram Lewin)과 같은 독창적인 사상가조차도 그의 프로이드에 대한 강의인 '꿈과 퇴행의 사용(Dreams and the Uses of Regression)' (1958)에서 크리스의 개념적 한계로부터 완전히 자유로울 수 없었다. 길(Gill)과 브렌만(Brenman)같은 자유로운 치료자도 그렇게 할 수 없었다.

이 집단에 속하는 다른 주창자들은 그렇게까지 위험을 무릅쓰지 않는다; 대신 그들은 이미 프로이드가 자신의 입문강좌(Introductory Lectures)에서 기술했던 고착(fixation)과 퇴행 사이의 끊임없는 연결을 충실히 그리고 단조롭게 계속 반복해 간다. 내 요점을 입증하기 위해 나는 다른 많은 것들 중에서 필리스 그린에이커(Phyllis Greenacre)의 '퇴행과 고착(Regression and Fixation)' (1960), 제이콥 아로우(Jacob Arlow)의 '갈등, 퇴행 그리고 증상 형성(Conflict, Regression and Symptom Formation)' (1963) 그리고 지니 램플-드 그루트(Jeanne Lampl-de Groot)의 '증상 형성과 성격 형성(Symptom Formation and Character Formation)' (1963)을 인용하고 싶다.

일반적인 인상은 요컨대 암담함과 침체감이다. 그럼에도 최근에, 분명 매우 소수이긴 하지만, 치료적 퇴행의 문제에 관심을 가졌던 몇몇 분석가들이 있었다. 그들 중 한 명이 퇴행을 외상으로 가는 퇴행과 외상 이전의 만족스러운 상황으로 가는 퇴행의 두 가지 유형으로 구분하도록 제안했던 알렉산더(Alexander, 1956)였다: 그의 두 가지 유형과 내 유형들 사이에는 많은 유사점이 있을 것처럼 보인다. 체스트넛 롯지(Chestnut Lodge) 병원에서 심각하게 퇴행된 환자들을 대상으로 실시한 흥미 있는 조사가 있는데, 그것의 가장 중요한 결과들은 설스(Searles)에 의해 출판되었다(e.g. 1961, 1963).〈154〉 그리고 마지막으로 우리는 런던에서 여러 해 동안 분석 상황에서의 퇴행을 연구해 온 위니코트를 발견했다. 폭 넓게 흩어져 있던 그의 원저들(original papers)은 두 권 분량으로 모아지게 되었다(1958 and 1965). 그의 영향 하에서 몇몇 분석가들 특히, 그들 중 리틀(Little, 1957)과 칸(Khan, 1960, 1962)은 같은 분야에 관심을 갖게 되었다.

이것이 전부이었다. 나 자신을 포함해 이 모든 분석가들은 '전형적인(classical)' 거대 센터에 해당하지 않았고 비주류에 속했다. 우리는 알려지고 묵인되었으며 아마도 읽혀지기까지 했지만 분명 인용되지는 않았다. 이런 모습에 대한 좋은 예시가 길과 브렌만(Gill and Brenman, 1959)이 쓴 책에 있다. 그 책의 주된 주제들 중 하나가 퇴행의 치료적 사용이고 광범위한 참고문헌을 가지고 있긴 하지만, 우리 중 어느 누구도 언급되지는 않았다. 하지만 이런 시기가 끝나가는 신호가 있었다. 이 비극적인 시기는 30년도 더 된 1930년대 초반에 일어났었다. 이것은 새로운 세대의 분석가들이 성장해온 이래, 금기시 되었던 어떤 주의와 신념을 여러 해 동안 분석가들을 위해 그들이 재조사할 수 있게 되거나 혹은 이미 재조사하고 있기를 누군가가 바라고 있음을 의미한다. 이런 희망적인 신호들 중 하나가 로크(W. Loch, 1963-64)가 최근에 펴낸 '퇴행(regression)' 이라는 논문이다.

같은 해 안나 프로이드(Anna Freud)는 '정신 발달에 있어 원리로서의 퇴행(Regression as a Principle in Mental Development)' (1963)이란 논문을 출판했다: 거기에서 그녀는 관습적인 퇴행의 위협적 측면 대신 그것의 양성적인 측면들을 또한 강조했다. 이는 '정신분석 동안 심한 퇴행 상태들(Severe Regressive States during Analysis)' 을 다룬 1965년 12월의 미국 정신분석 협회 가을모임에서 또 다른 패널에 의해 재빠르게 이어졌다. 상황은 1957년에 마지막 패널 이후 상당히 변화되었다. 다수의 토론자들이 1957년과 동일했지만, 그들은 '전형적인' 센터(classical centre)의 회원들에 의해 이번에는 고르게 균형이 잡혀 있었다. 여전히 오래된 걱정들이 있음을 보여주었지만 분위기는 전적으로 달랐다. 몇 가지 인상적인 사례들은 심각한 퇴행 상태들이 분석 상황에서 견딜 수 있는 것일 뿐 아니라 그들 중 몇몇은 더 깊은 분석치료의 과정에서 이용될 수 있다는 점을 보여주면서 상세하게 보고되었다. 이 뛰어난 논의에 있어 편견이나 선입견을 드러내는 어떤 신호도 없었다; 각각의 토론자는 혼란스러운 문제를 명료화하는데 자신의 역할을 다하고 있었다.

하지만 한 가지 언급해야 할 것이 있다. 비록 소수의 발표자들-그들 중에는 체어맨(Chairman), 존 프로쉬(John Frosch)와 마틴 캉(Martin Cang)도 있었다 -이 퇴행을 증진시키거나 심지어 그것을 유발하고 그것에 대해 기법적인 반응을 하는데 있어 분석가의 역할이 무엇인지 직접적인 논의를 시도했지만 그들은 성공할 수 없었다.〈155〉 그 논의는 일인 심리학의 범위로 진행 되었다: 퇴행에 압도된 자아, 치료에서 이런 일이 일어날 수 있는 환자의 자아 속성, 퇴행을 일으키는 마음의 힘, 환자를 퇴행에서 빠져 나오게 하는 변화 등이 논의되었다.

퇴행의 구조와 인과관계 치료에 대한 의미를 환자와 특정 분석가의 상호작용, 즉 이인 심리학(two-person psychology)의 분야에 속하는 현상으로, 특히 내가 기본적 오류의 영역으로서 기술했던 마음의 영역에 속하는 현상으로 고려하는 것은 거의 전적으로 회피하였다.〈156〉

제5부

퇴행된 환자와 그의 분석가

(The regressed patient and his analyst)

제24장

치료적 퇴행, 일차 사랑, 그리고 기본적 오류
(Therapeutic regression, primary love, and the basic fault)

이전까지 우리는 분석 상황에서 관찰되는 퇴행이 적어도 두 가지 목표를 가지고 있다는 사실을 발견했다: 본능이나 욕동의 만족과 대상에 의한 인식이 그것이다; 바꾸어 말하면, 그것은 정신 내적 현상인 동시에 대인 관계적 현상이다. 우리는 또한 퇴행된 상태의 분석치료를 위해서는 그것의 대인 관계적 측면들이 좀 더 중요하다는 강한 징후들을 발견했다.

여기에서 우리가 도달했던 문제는 '관계의 치유력'이라고 칭할 수 있다. 대체로 그것이 명시적으로 언급되지는 않는다고 할지라도, 우리는 정신분석치료에서 두 가지 가장 중요한 요소들이 해석과 대상관계라는 점을 인식하지 않을 수 없다. 그러나 후자에 관해서는 정신분석 이론이 그것에 대해 알고 있는 것이 훨씬 적기 때문에, 우리가 비교적 안전하지 못한 토대 위에 있다는 생각을 할 것이다.

우리는 본능이나 욕동 그리고 그들의 변화에 대해 몇몇 체계적인 지식을 가지고 있다. 아울러 마음의 구조와 그 안에서 작동하는 다양한 방어기제들, 또한 정신 병리에서 갈등의 역할에 관해서도 마찬가지다. 프로이드가 자신의 기법적인 장점의 근거를 두고 있는 것은 이들 세 가지 축 즉, 본능 이론, 마음의 구조 이론 그리고 갈등의 발병효과 이론이다. 그의 기법이 가지는 목표는 무의식을 의식화하는 것이다. 나중에는 이드를 자아로 대체하는 것이라고 했으며, 이 목표를 달성하기 위한 도구는 거의 유일하게 해석뿐 이었다. 1912년과 1915년 초기, 전이에 관한 두 편의 논문에서 그는 전이 즉, 대상관계가 상당한 치유력을 가질 수 있다는 점에 대해 많은 말들로 언급하기는 했지만 분명 그들을 믿지 않았으며, 적절하게 연구할 만한 가치를 지녔다고는 결코 생각하지 않았다. 결과적으로 해석은 가장 중요한 기법적 도구로서 받아들여지게 되었다.

내가 4부에서 보여주려 했던 것처럼, 분석가의 해석 작업만을 강조하는 것은 너무 단순한 생각이다.〈159〉 이런 치료 작업은 기법에 대한 프로이드의 초기 논문들(1911-15)에 의거해 우리가 만들었던 분석 환경에 큰 어려움 없이 적응할 수 있는 사람을 대상으로 하면 효과적일 것이다. 이와 같은 여건에 맞추어서 치료한다면 그 기법은 해석이 된다.

하지만 프로이드가 권고했던 치료환경을 여러 가지 가능한 환경들 중 유일한 하나 즉, 그들 중 가장 *우수한 하나*라고 인식한다면, 우리의 새로운 과제는 덜 엄격하게 선택된 환자들과의 분석 작업을 유익하게 할 수 있을만한 다른 환경들을 발견하는 것이다. 이런 과제는 퇴행된 환자들에게 특별한 중요성을 가진다.

치료의 어떤 시기에서, 특히 퇴행된 환자와 작업할만한 관계를 만들고 유지하는 것은 정확한 해석을 내리는 것보다 더 중요한 치료적 과제이다. 프로이드가 전이의 치료적 효과들에 관해 저술했을 때 이와 비슷한 생각이 그의 마음속에 있었다. 하지만 이미 언급했던 것처럼 그의 관심은 주로 치료적 효과를 가지는 정신내적 과정들에 집중되어 있었고, 대인 관계적 현상들과 그들의 가능한 효과에는 많은 주의를 기울이지 않았다.

하지만, 무슨 사례이든지 간에 해석들은 항상 말로 해야 할 필요가 있다. 비록 그들의 주된 목적들 중 하나가 환자로 하여금 느낌과 정서 그리고 그가 이전에 가질 수 없었던 경험을 갖도록 돕는데 있을지라도, 그들은 지적인 이해, 생각 혹은 새로운 '병식(insight)'을 요구한다. 이런 것들은 '이해하는 것(seeing)' 이나 '견지하는 것(standing)' 즉, 홀로 수행될 수 있는 필로바티즘적 활동들(philobatic activities)과 밀접한 연관을 가진다. 반대로, 대상관계는 항상 적어도 두 사람 사이의 상호작용이며 또한 대개는 비언어적인 방법들에 의해 만들어지고 유지된다. 만들어진 것이 무엇인지 기술하는 말들을 찾기는 어려운 일이다. 우리는 행동, 기풍, 분위기 등에 관해 이야기 하는데, 이 모두는 확고한 경계가 없는 어떤 것과 일차 물질들을 기술하는 뭔가를 연상시키는 애매하고 부정확한 말이다. 다양한 형태의 대상관계는 간결하고 명확한 말로 기술될 수 없다는 즉, 말로써 다양한 대상관계를 번역하는 것은 항상 주관적이고 자의적이며 부정확하다는 사실에도 불구하고 '분위기', '기풍'과 같은 말이 있는데, 그것은 그저 느껴지는 것이고 대개는 말로 표현할려고 하지 않는다. 비록 말이 그것의 창조와 유지 모두에 기여하는 중요한 요소라고 할지라도 말이다.〈160〉 정확한 해석의 결과인 '병식(insight)'과는 반대로 적절한 관계를 만들어 내는 것은 결국 '감정(feeling)'의 문제다. '병식'이 이해하는 것과 연관되어 있는 반면, '감정'은 접촉하는 것과 연관되어 있다. 즉 일차 관계 혹은 오크노필리아(ocnophilia)와 연관된 것이다.

이제 우리의 주된 주제인 퇴행으로 다시 돌아와서, 프로이드의 인생 전반에 걸쳐 관심의 초점으로 남아있던 것은 그것의 정신내적 측면들이었다. 아마도 이런 상대적인 경시의 한 가지 이유는 그가 전이의 퇴행적 형태를 기술했던 당시에 그의 본능 이론이 실제적으로 끝났기 때문일지도 모른다; *성에 관한 세 편의 에세이(Three Essays on Sexuality)* 3판은 1915년에 나왔는데, 이는 '전이 사랑에 대하여(On Transference-Love)'라는 그의 논문이 출판된 해와 같은 년도이다. 한편, 대상관계의 발달 이론이 그때 시작되고 있었다.

프로이드가 분석가는 퇴행된 환자의 '갈망(cravings)'에 긍정적으로 반응해서는 안 된다 특히, 갈망을 만족시켜서는 안 된다고 했던, 자주 인용되는 치료적 권고의 근거를 두었던 것은 본능 이론이었다. 분석치료는 '절제(abstinence)', '좌절(frustration)' 혹은 '박탈(privation)' 상태에서 수행되어야 한다. 여러 방향에서 이런 권고는 옳은 것이다. 만약 분석가가 퇴행된 환자의 갈망을 만족시키는 것 외에 다른 어떠한 것도 하지 못한다면, 그의 행동은 일시적인 결과들만 낳을 것이다. 갈망의 원천이 다뤄지지 않기 때문에 이후 새로운 갈망이 이전과 마찬가지로 새로운 만족을 강력히 요구하며 나타나게 될 것이다. 만약 그러고 나서 자신의 행동에 즉각 뒤따르는 지극히 행복한 평화로움에 젖은 분석가가 더 만족을 얻으려고 한다면, 통상적으로 퇴행 상태에서 결코 끝나지 않는 악순환이 일어나기도 한다.

따라서, 퇴행된 환자의 열망과 갈망을 만족시킴으로써 긍정적으로 반응한다는 것은 기법적인 과실로 판명될 가능성이 매우 높을 것이다. 반면에 어른들끼리 갖는 관계보다 더 원초적인, 특별한 대상관계의 형태에 대한 환자의 욕구에 반응하는 것은 아마도 '좌절' 이나 '박탈(privation)' 의 규칙과는 다른 합리적인 기법적 수단이 될 수 있다.

하지만 만약 이런 개념을 수용한다면, 일인 심리학의 범위에 속하는 본능이나 욕동 이론의 테두리를 떠나 이인 심리학의 영역으로 들어가는 것이다.〈161〉 전자를 기초로 하여 우리는 퇴행의 형태와 깊이 모두가 환자에 의해, 그의 유년시절과 성격, 병의 심한 정도 등에 의해 단독으로 결정된다는 사실을 주장할 수 있는 반면, 후자에서는 특정 환자와 그의 분석가 사이에 상호 작용의 결과로서 그들을 고려해야만 한다. 분석가의 기여 즉, 그의 기법에 대해 잠시만 집중해보면, 퇴행의 임상적인 양상은 분석가가 퇴행을 인식하고 수용하며 반응하는 방식에 의존할 것이라고 말할 수 있다.

아마도 분석가가 보여주는 반응의 가장 중요한 형태는 해석이다. 분석가가 어떤 특정 현상을 만족에 대한 요구로 해석하는지 혹은 특정 형태의 대상관계에 대한 욕구로서 해석하는지 여부는 치료에 중대한 영향을 끼칠 수 있다.

분석가가 특정 형태의 대상관계에 대한 요청, 요구 혹은 욕구로서 퇴행을 간주할 준비가 되어있다면, 그 다음 질문은 그가 얼마나 멀리 가야 하는지, 바꾸어 말하면 그가 퇴행된 환자에게 제공하거나 환자로부터 받아들이는 대상관계가 어떤 종류의 것인지가 될 것이다. 이것은 중요한 기법적 문제이고, 정신분석적 기법에 있어 거의 모든 문제가 그러하듯이 몇 가지 측면들을 가지고 있다.

첫 번째 측면은 일인 심리학과 이인 심리학 사이의 경계점에 해당한다; 그것은 감별진단의 문제일 수도 있다. 분석가는 퇴행된 환자를 위해 어떤 형태들의 대상관계가 이 시점에서 적절하거나 치료적이 될 것인지 알 수 있어야 한다. 그렇게 하기 위해 그는 이들 관계가 존재하며 치료적 효과를 가질 수 있다는 것뿐 아니라, 또한 가장 좋은 치료적 가능성을 가진 하나를 선택할 수 있도록 충분히 그들에 대해 알아야 한다.

이런 인식을 가지고 우리는 논란의 소지가 많은 분야에 들어간다. 어떤 분석가들은 프로이드가 기술했던 분석가의 역할인 수동적이고 공감적인 객관성을 유지하는 대상관계만이 분석치료를 적절히 진행되게 한다고 굳게 믿는다. 그들은 이것이 변할 수 없는 것이며, 만약 분석가가 무슨 이유에서든지 간에 그런 생각을 버린다면 치료는 더 이상 정신분석이라고 명명되어서는 안 된다고 느끼고 있다. 이 분석가들은 아마도 이런 감별진단은 불필요한 것이며 혹은 심지어 잘못되고 해로운 기법까지도 이끌어낼 것이라는 주장을 할 것이다.〈162〉 3부에서 특히, 14장과 16장에서 나는 이런 일반적인 원칙의 몇 가지 결과들에 관해 논의했다.

오해의 소지를 피하기 위해서, 환자에게 그가 항상 특정 생식기(genital) 혹은 생식기 전(pre-genital) 관계를 확립하기 위해 노력했었다고 해석하는 것은, 이런 특정 단계에서 환자가 어떤 형태의 대상관계를 필요로 한다는 사실을 받아들이고 이를 다뤄주며 분석 상황에서 그것을 만들고 유지시키는 것과는 전적으로 다르다는 점을 인식하는 것이 중요하다. 하지만 나중에 잘 알려진 대상관계의 사례들에서 보면, 해석은 대개 현실적으로 치료적 재적응을 시작하고 유지시키는 충분한 힘을 가진다; 몇몇 사례들에서는 어떤 '행동화(acting-out)' 가 되어 돌아오기도 하지만, 이 또한 해석으로 다뤄질 수 있다. 이런 단계의 대부분은 내가 에디푸스 영역이라고 부르는 것에 속한다. 따라서 이 시기에 일어나는 사건들은 전통적인 성인 언어로 꽤 적절하게 표현될 수 있다. 그들 중 가장 중요한 것은 다음과 같다-시간상 역순으로 보면: 남근적-자기애적 형태(phallic-narcissistic form) 인 것의 다양한 형태들 ,즉 이기적-자기주장적(egotistic-self-assertive) 공격적-거세적(aggressive-castrating), 순종적(submissive), 피학적(masochistic) 형태 등; 과잉보상(over-compensations)과 반동형성(reaction-formations)을 동반한 많은 항문적-가학적 형태들(anal-sadistic forms) 등이다.

나는 여기에서 요즘에 많은 분석가들이 당연시 여기며 포함시킨, '구강성 의존(oral dependence)' 으로 요약되는 다양한 구강기적 형태의 대상관계에 대해 언급해야 한다. 내 견해로, '구강성 의존'은 오해를 불러일으키는 개념이기 때문에, 그것에 반대하는 내 주장을 간략하게 요약하고자 한다.

'구강성 의존'이 기술하려는 관계는 한 편에 치우친 의존이 아니며 '상호 의존(inter-dependence)'이다; 리비도적으로, 엄마는 아이가 엄마에게 의존하는 것만큼 거의 같은 정도로 자신의 아이에게 의존한다; 비록 구강성 측면들이 전체적인 현상의 중요한 부분을 구성한다고 하더라도, 다른 다양한 요소들이 존재하며 확실히 가장 중요한 것이 무엇인지 평가하는 것은 어렵다. 게다가, 현대적인 양육 방식에서는 이런 관계의 결정적인 요소로 보이는 아이 입의 대용물인 엄마의 젖가슴이 종종 배제되기도 한다.

상호 의존성은 일인 심리학으로 이런 관계를 기술하려는 시도가 오해를 일으킬 소지가 있다는 점을 일깨워준다.〈163〉 비록 이것이 모든 관계에 있어 어떤 지점까지는 사실이라고 할지라도, 상호 의존성의 효과는 파트너의 협력이 갖는 중요성과 같은 비율로 감소한다. 유익한 예로, 정신분석에 있어 아마도 가장 잘 발달된 이론인 항문 지배(anal domination)가 있다. 여기에서는 파트너의 협력이 최소화되어 있으며, 결과적으로 관계의 문제는 일인 심리학에 해당하는 용어들로 적절하게 기술될 수 있다. 반면에 생식기 사랑(genital love)에 있어 우리가 사랑하는 냉담한 대상이 우리에 의해 협조적인 파트너로 변화되어야 한다는 점은 필수적이다. 한 개인과 그의 냉담한 대상과의 관계는 우리의 용어로 꽤 잘 기술될 수 있다. 반면에 협조적인 파트너들 간의 관계는 이인 심리학에 속하는 새로운 용어가 필요하다.

더 나아가 핵심적인 어려움은 모든 원초적인 관계들이 대개 언어 전(pre-verbal)의 발달 시기에 속한다는 것이다. 1부에서도 살펴보았듯이, 이 영역에 속하는 현상들은 언어적 기술에 적합하지 못하다. 뒤따르는 뭔가에 있어, 우리는 마음속에서 지속적으로 이 두 가지 어려움들을 견뎌야 한다. 그 하나는 두 개인들의 강렬한 상호 의존성에 의해 유발되며, 또 다른 하나는 성인의 전통적인 언어에서는 잘 드러나지 않는 관계 발달의 원초적 속성에 의해 유발 된다.[1]

이런 장애물과 그것에 의해 만들어진 혼란을 없앤 후에야 우리는 주된 문제로 다시 돌아갈 수 있다. 분석가는 어떤 종류의 원초적인, 언어 전(preverbal)의 대상관계들을 퇴행된 환자로부터 수용하거나 혹은 그런 환자에게 제공하도록 고려해야 할까?

이전 장들에서, 특히 4장, 12장, 15장 그리고 22장에서 나는 나의 분석 사례에서 관찰되는 세 가지 주된 형태의 특징들을 상세하게 기술했다.〈164〉

이들은 다음과 같다: (a) 내가 소위 일차 사랑 혹은 일차 관계라

주 | 1 '구강성 의존(oral dependence)'은 상대적으로 새로운 개념이다. 나는 프로이드의 저술에서 그것에 대한 어떠한 언급도 발견할 수 없었다. 따라서 그것은 프로이드 이후에 아마도 미국인들이 만든 것으로 보인다. 그것의 정확한 발달 역사를 찾아내기 위한 연구는 흥미로운 일이 될 것으로 생각한다. 여기에는 그것에 관한 약간의 자료가 있다. 형용사인 '구강성(oral)'이 생략된 '의존(dependence)'은 페니켈(Fenichel)의 교과서(1945)에서 몇 번 나타난다. 내가 발견했던 '구강성 의존'은 1950년에 알렉산더(F. Alexander)가 첫 번째로 사용하였다. 놀랍게도 나는 멜라니 클라인(Melanie Klein)의 저술에서는 그것을 발견할 수 없었다. 그녀의 학파에서 그것에 관해 처음으로 언급한 것은 정신분석의 새로운 방향(New Direction in Psycho-Analysis, 1955)에서 인 것으로 보인다. 이 책은 1952년 멜라니 클라인의 70번째 생일을 맞이하여 그녀의 논문들을 모아놓은 것이다. 여기에서는 또한 형용사 '구강성'이라는 용어가 생략되어 있지만, '의존'이라는 용어는 오늘날 구강성 의존으로 불리는 것 즉, 엄마에 대한 아이의 의존으로 언급되었다. 그것을 사용한 두 명의 저자들은 폴라 하이만(Paula Heimann)과 조안 리비에르(Joan Riviere)였다. 1952년 이후부터 의존과 구강성 의존은 위니코트(Winnicott)의 논문들에서 계속 늘어나는 추세로 나타났지만 그 이전에는 분명 그렇지 않았다.

고 불렀던, 발달하는 개인과 그의 일차 물질들이나 일차 대상 간에 가장 원초적인 일종의 조화로운 상호 침투적 혼합; (b)와 (c)는 서로 일종의 대응 형태를 띄는 오크노필리아(ocnophilia)와 필로바티즘(philobatism)이다; 그들은 이미 꽤 안정된 일부 그리고/혹은 전체 대상들의 발견을 전제로 한다. 오크노필리아가 우세한 개인에게 인생은 대상들과 근접해 있을 때만 안전하다. 반면에 대상들과의 시간적 혹은 공간적 간격은 무섭고 위험하게 느껴진다. 이들 현상은 상당 기간 동안 알려져 있었다; 최근에 행동생물학(ethology)의 영향 하에서 그들은 '애착 행동(attachment behaviour)' 으로 언급되었다(e.g. Bowlby, 1958). 이와 달리, 필로바티즘이 우세한 개인은 대상들을 신뢰할 수 없고 위험한 것으로 경험하며 그들 없이 지내려고 하는 경향을 가지고, 시간과 공간에서 믿을 수 없는 대상과 분리되어 있는 친숙한 넓은 공간을 찾는다.

물론, 그 다음 질문은 '환자가 퇴행으로부터 무엇을 얻을 수 있는가?' 이다. 그것은 환자에게 왜 그토록 중요할까? 이전에도 몇 차례 언급했던 것처럼, 모든 환자들이 꼭 퇴행 시기를 필수적으로 거치는 것은 아니다. 이는 어떤 환자들은 그것 없이도 할 수 있으며, 아마도 그들은 그것을 필요로 하지 않을 수도 있다는 사실을 의미한다. 그러나 퇴행 시기를 필요로 하는 사람과 그렇지 않은 사람들의 분포에 관한 어떤 지표를 얻어내기란 어렵다. 그 이유는 분석 치료를 받은 환자들이 대표적인 사례를 이루지는 않기 때문인데, 왜냐하면 분석가가 분석가능성에 따라 그들을 선택한 까닭이다. 아직까지도 우리의 현재 환자 군들에서 퇴행을 필요로 하는 환자들이 과거보다 훨씬 많고, 아마도 여전히 증가하고 있다는 인상은 어느 정도 사실이다.

우리의 질문에 대한 대답은 기본적 오류의 개념 안에 있고, 나를 '새로운 시작(new beginning)'의 발견으로 이끈 관찰들 안에 있다. 내 일련의 생각은 다음과 같다: 우리 모두는 어떤 성격적 경향들을 혹은 현대적 용어로 표현하면 강박적 양상들의 대상관계를 가지고 있다. 이들 중 어떤 것은 우리 안에 있는 갈등이나 콤플렉스의 결과이다; 만약 분석가가 해석으로 환자의 이런 갈등과 콤플렉스를 해결하도록 도울 수 있다면, 이와 같은 양상들의 강박적 속성은 현실에 충분히 적응할 만큼 유연한 수준까지 감소할 것이다.〈165〉 내 생각에 따르면, 다수의 사례들에 있어 기본적 오류에서 유래한 양상들에게는 해결할 갈등이나 콤플렉스는 없으며, 기본적 오류의 영역에서 말은 신뢰할만한 수단이 아니므로 해석은 거의 효과가 없을 것이다.

어떤 사례들에서 말, 즉 해석에 뒤따르는 연상들은 필요한 변화를 유도하거나 지속시킬 수 있을 것처럼 보이지 않으며, 추가적인 치료 행위들이 고려되어야 한다. 내 견해로는 이들 중 가장 중요한 것은 분석 상황에서 환자가 그의 강박적 양상에 상응하는 원초적 관계를 발달시키도록 돕고, 그가 새로운 형태의 대상관계에 대한 가능성을 발견하고 그것을 경험하며 그것으로 실험할 수 있을 때까지 방해 받지 않는 평화 속에서 대상관계를 유지하도록 돕는 것이다. 기본적 오류는 그것이 활성화 되어있는 한 누구나 이용할 수 있는 형태의 대상관계를 결정해버리기 때문에, 치료에 필요한 과제는 기본적 오류를 치유할 수 있는 상태를 만들어 이것이 활성화되지 못하도록 하는 것이다. 이를 위해서는 환자가 근원적인 결핍 상태를 유발했던 특정 형태의 대상관계나 그 이전의 어떤 단계로 퇴행해 있어야 한다. 이것은 환자가 처음에 임시적으로라도 자신의 강박적인 양상을 포기할 수 있기 전에 실행되어야 하는 전제조건이다. 그런 다음에만 환자는 '다시 시작할' 수 있다. 즉, 포기된 것들을 대체하기 위해 새로운 양상들의 대상관계를 발전시킬 수 있다. 이런 대상관계의 새로운 양상들은 보다 덜 방어적이고 좀 더 유연할 것이며, 환자에게 지금까지 보다는 덜한 긴장과 마찰 하에서 스스로 현실에 적응할 가능성을 더 제공할 것이다.

이 장에서의 마지막 질문은: 분석가가 이런 과정을 촉진하기 위해서 무엇을 할 수 있는가이다; 그 답의 대부분은 다음 장에 있다. 여기서는 단지 세 가지 가장 중요한 부정적 측면들 즉, 분석가가 무엇을 피하려고 해야 하는지에 대해서만 강조하고 싶다. 기법 상에 있어 현재 방식은 – 가능한 한 모든 것은 처음에 전이로서 해석되어야 한다고 권고하는 것 – 우리 스스로를 강력하고 아는 것이 많은 대상들로 변화시켜, 환자들이 오크노필리아의 세계로 퇴행하게 돕거나 강제하도록 우리를 유혹한다. 이런 세계에 있어, 의존을 위한 기회들은 많이 있지만 독립적인 발견들을 하기 위한 기회들은 매우 빈약하다. 나는 후자가 적어도 전자만큼 치료적으로 중요하다는 사실에 일반적으로 동의할 것이라고 기대한다. 거꾸로 말하면 분석가는, 다른 사례들에서 혹은 이런 치료의 이전 단계들 동안 유용하다고 찾아낸 한 가지 형태의 대상관계에만 완고하게 집착해서는 안 되고, 항상 오크노필리아적 그리고 필로바티즘적 원초적 세계들 사이에서 환자와 함께 고려하고 심지어는 그 세계들을 초월해서 일차 관계를 향해 갈 준비가 되어있어야 한다는 것을 의미한다.〈166〉 이것은 분석가가 위에서 기술했던 감별진단을 할 만한 능력이 있는 경우에만 가능할 수 있다.

다른 중요한 부정적 측면은 때때로 분석가는 분리된, 뚜렷한 윤곽을 가진 대상이 되지 않도록 혹은 그런 대상으로서 행동하지 않도록 힘닿는 데까지 모든 것을 해야 한다는 점이다. 바꾸어 말해, 그는 그가 일차 물질들(primary substances) 중 하나인 것처럼 환자와 자신을 연결시키거나 공존해야 한다. 이것은 그가 능동적이지는 않지만, 물이 수영하는 사람을 이동시키거나 대지가 걷는 사람을 지탱하는 것처럼 즉, 환자를 위해 늘 그 자리에 있고 많은 저항 없이 자신이 이용되면서 기꺼이 환자를 감당해야 한다는 것을 의미한다. 사실, 어떤 저항은 허용되어야 하고 필수적이기 까지 하다. 그러나 분석가의 저항은 이 진행 과정에 필요한 마찰을 일으킬 정도만 있고, 진행에 지장을 주는 정도로까지 증가하지 않도록 주의해야 한다. 이 모든 것에 더해서 그는 반드시 항상 그 자리에 있어야 하고 물과 대지가 그러하듯이 파괴될 수 없는 존재여야 한다. 우리는 22장에서 이런 측면들을 논의 했으며 다음에도 그들에 관해 계속 다루어야 한다.

이전의 부정적 측면과 연결되는 또 하나의 부정적인 측면은, 분석가는 환자의 시각에서 '전능(omnipotent)' 해 지거나 그렇게 보이는 것까지도 피해야 한다는 것이다. 이것은 이런 치료의 시기에 있어서 가장 어려운 과제들 중 하나이다. 퇴행된 환자는 분석가가 더 많이 알고 더 강력해지기를 기대한다; 그는 적어도 분석가가, 명시적으로 혹은 행동을 통해, 환자로 하여금 퇴행에서 빠져 나오도록 도울 것이며 혹은 퇴행을 통해 환자를 이해할 것이라고 약속하기를 기대한다. 그런 약속은 그리고 그것에 대한 소소한 암묵적 동의의 모습조차도, 분석 작업에서는 매우 힘든 어려움과 거의 이겨낼 수 없는 장애들을 만들어 낼 것이다. 또한 여기에서 분석가가 할 수 있는 유일한 것은 늘 그 자리에 있고 파괴될 수 없는 진짜 일차물질의 역할을 수용하는 것이다. 바로 그것은 환자를 지탱하는 것이고, 환자의 중요성과 무게를 느끼지만 그를 감당한다는 것이며, 환자와 그 자신 간에 적절한 경계를 지키는 것에 대해 걱정하지 않는다는 것 등등을 말한다. 하지만 그것은 진정한 의미에서 대상이 아니고, 독립적 존재도 아니다.

몇몇 다른 저자들은 이런 종류의 대상관계나 혹은 좀 더 정확하게 다른 용어들을 사용하자면 환경-환자 관계를 기술하려고 시도했다.〈167〉 안나 프로이드는 '욕구를 만족시키는 대상(need-satisfying object)' 이라는 용어를 사용했고, 하트만(Hartmann, 1939)은 '평균적으로 기대할만한 환경(the average expectable environment)' 이라고 했다; 영국 정신분석 협회(British Psycho-Analytical Society)의 논문에서(1966) 비온(Bion)은 '담아내는 것(container)' 과 '담기는 것(contained)' 을 비교했다. 그런 용어를 만들어 내는 데 가장 다재다능한 창조자는 위니코트(Winnicott)로 보인다. 그는 '충분히 좋은 환경(good enough environment)' 이라는 용어를 사용했고(1941), 그러고 나서 기름이

엔진을 작동시키는 것처럼 사람을 움직이는 '매개체(medium)' 에 관해 이야기 했다. 그 다음 '보통의 헌신적인 엄마(ordinary devoted mother)' 라는 용어가 뒤를 이었으며(1949) 1956년에는 '엄마의 일차 집착(primary maternal preoccupation)' 을, 그 후에 엄마의 '안아주기 기능(holding function)' (1960)을 이야기 했다. 한편 1963년에는 미국 문헌에서 '촉진적인 환경(facilitating environment)' 이라는 용어를 차용하여 마지막 저서의 제목 일부로 그것을 사용했다(1967). 마가렛 리틀(Margaret Little)은 그것을 '기본적 단위(basic unit)' 로 불렀고(1961), 반면에 칸(M. Khan)은 '보호적인 방패(protective shield)' 로 부를 것을 제안했으며(1963), 스피츠(R. Spitz)는 '환경의 매개자(mediator of the environment)' 로 불렀고(1965), 말러(M. Mahler)는 '자궁 바깥의 매체(extra-uterine matrix)' 라는 용어를 선호했다(1952). 이 용어들은 다 타당성이 있다. 각 용어들은 내가 생각했던 비전능적(non-omnipotent) 관계의 특징을 조금씩 표현하고 있다. 물론 나는 다른 여러 가지 것들 중에서도 내 용어를 더 선호하는데, 그 이유 중 하나는 내 것은 더 일반적이고 다른 모든 것들이 이것의 특정한 측면을 나타내기 때문이다.

만약 이 개념들을 수용한다면 퇴행된 환자의 갈망을 만족시킬 것인지 아닌지 하는 문제를 매우 다른 시각에서 보게되어 우리가 설정이 잘못되어 해결할 수 없는 문제를 연구해오지 않았는가 하는 의문을 갖게된다. 진정한 문제는 퇴행된 환자를 만족시킬 것이냐 좌절시킬 것이냐에 대한 것이 아니라, 퇴행에 대한 분석가의 반응이 환자-분석가 관계에 어떻게 영향을 미칠 것인지, 그로 인해 치료의 과정이 어떻게 흘러갈 것인지에 대한 것이다. 만약 분석가의 반응, 예를 들어 환자의 기대를 만족시키는 분석가의 반응이 분석가가 전지전능할 만큼 유식하고 능력이 있다는 인상을 환자에게 만든다면, 이런 반응은 위험하고 좋지 못한 것으로 간주되어야 한다; 그것은 환자와 분석가 간에 불평등을 증가시킬 가능성이 있으며, 이는 환자의 기본적 오류를 악화시켜 중독과 같은 상태를 만들어내기도 한다.

반면에 만족이 불평등을 증가시키는 게 아니라 내가 일차 사랑이라고 부르는 양상으로 대상관계를 만들 수 있다면, 그 방법의 선택을 고려해야 한다.

이 시점에서 나는 지엽적이긴 하지만 내가 현대적 기법의 오크노필리아적 *편향(the ocnophilic bias of our modern technique)* 이라고 부르는 것과 그것의 결과에 대해 간략하게 논의할 것을 제안한다.〈168〉 분석 상황에서 만나는 오크노필리아적 현상들의 강렬함이 너무도 인상적이어서 이와 거의 동일한 중요성을 가진 일차 필로바티즘적 관계들은 무시한 채, 정신분석적 기법과 이론은 오크노필리아적 현상들에 관심을 집중했다. 따라서 이는 대상 찾기(object-seeking), 매달리기(clinging), '애착행동(attachment behavior)' 과 양가감정성 의존(ambivalent dependence) 이론을 발달시켰다. 내가 *전율과 퇴행(Thrills and Regressions)*(1959) 이라는 책에서, 특히 12장에서 지적했듯이 우리의 현대적 기법은 분석 상황에서 일어난 혹은 환자가 만들어낸 모든 것을 무엇보다도 먼저 전이 현상으로서 이해하고 해석해야 함을 권고한다. 거꾸로 말하면 이것은 가장 중요하고 어디에나 산재하는 대상인 분석가와,

분석가와 관련이 안 되어있는 것은 아무것도 느끼거나 생각하거나 경험할 수 없는 불평등한 주체와의 관계를 기본으로 하여 해석이 구성된다는 것이다.

먼저 전이를 해석하는 이런 현대적 기법은, 모든 것을 말로 정확하게 표현하는 힘을 가진 강력하고 유식하며 어느 곳에나 존재하는 대상들 – 가장 인상적인 예가 분석가이다 – 과 마주하는 하찮은 주체(subject)가 있는 세상을 만들게 된다는 것을 쉽게 알 수 있다. 만약 누군가 이런 양상을 인간 발달의 초기 단계를 대표하는 사실적인 예로서 수용한다면, 그는 '구강성 의존'의 이론을 쉽게 이해할 수 있다. 의존은 명백한 것이고, 형용사 '구강성(oral)'이라는 용어는 본능 이론의 영향 하에서 재빠르게 그것에 더해졌으며, 원초적인 혹은 초기의 어떤 것을 기술하기 위한 용어는 이 한 단어뿐 이다. 치료가 거의 이런 식으로 행해지는 동안 환자와 분석가 사이의 모든 교류가 말이라는 매개를 통해 일어난다는 사실은 '구강성' 측면들을 강화한다. 그리고 분석가들, 환자들 그리고 우리의 이론이 말로 되는 해석은 젖으로, 분석가는 젖가슴으로 보는 것을 구강성에 연관시킨다.

돌고 도는 논쟁은 이런 식으로 발달한다. 분석 상황에서 일어나는 모든 것은 이런 방식으로 이해되고 해석되는데, 이는 15장에서 기술했던 것처럼 환자가 이런 언어에 의거하여 모든 언어 전(pre-verbal)의 경험들을 표현하고 어느 정도까지 느끼게 '가르치는' 것이고, 분석가의 이론과 해석 모두가 절대적으로 옳다고 확신하게 한다. 이것은 실제로 모든 과학 그리고 특히 정신분석에 있어 여러 경우들에서 일어났던, 일부의 진실들이 전체의 진실을 억누르는데 이용되었던 사건의 또 다른 예이다.〈169〉 현재 예로 들 수 있는 부분들은 다음과 같다. '구강성' 현상과 '의존성' 현상은 모든 원초적 인간관계에서 발생한다. 억압된 뭔가는 전체적인 모습을 설명할 가능성이 별로 없다. 유일하게 알아냈던 것은 현재 우리의 기법에 의해 그들의 중요성이 지나치게 과장되었다는 점이었다.

이런 관점에 대한 매우 좋은 증거는 프로이드의 사례이다. 그의 사례에 대한 연구에서 증명하듯이 그는 전이에 큰 관심을 보였지만, 그것을 먼저 해석하지는 않았다. 결과적으로 그는 자신의 환자들에게 매우 중요한 대상이었지만, 그의 기법은 오크노필리아적 주체와 매우 중요한 대상 간에 압제적인 불평등이 있는 세상을 강요하지 않았다. 내가 이미 언급했던 것처럼, 23권에 달하는 표준판의 색인들에서 '의존' 이라는 용어는 매우 드물게 나타나는데 반해 '구강성 의존' 은 전혀 보이지 않는다.

이 장에서 제기된 다수의 문제들을 보여주기 위해서, 나는 오랜 치료를 하면서 발생한 에피소드를 인용하고자 한다. 전체 면담 동안 환자가 그의 분석가를 쓸모없이 만들어야 했기 때문에 자신과 분석가 사이의 진정한 만남이 확립될 수 없었다는 사실을 내키지는 않지만 수용했던 금요일의 불만족스러운 면담 후에, 그는 진료실을 떠나는데 상당한 어려움을 겪었다. 문이 열리기 직전에 무서움을 느꼈다고 말했으며, 주말 동안 언제라도 그가 회복할 수 있게 돕도록 번외 면담(extra session)를 가질 것을 요청했다.

물론 문제는 이런 요구에 어떻게 반응하느냐이다. 의심할 여지없이 이것은 만족감에 대한 요구이다. 나는 가끔씩 이런 환자와 주말 동안에 번외 면담들을 가졌다는 사실을 덧붙이고 싶다. 번외 면담들은 환자에게 항상 매우 높은 만족감을 가져왔다. 그리고 전형적으로 매번 그의 긴장감을 상당히 진정시켰다. 하지만 이들 번외 면담들에서 진정한 분석 작업은 거의 가능하지 않았다.

요구를 또 하나의 '갈망(craving)' 으로 해석하고 그 요구를 거부했다고 가정해 보자; 환자가 이런 해석을 수용했다고 하더라도, 친절하고 참을성 있는 분석가를 불필요하게 괴롭힌 것에 대해 더 비참함을 느낄 것이며, 그 비참함은 갈수록 악화될 것이다. 만약 환자가 해석에 동의하지 않는다면, 그로 인해 치료에 있어 긴장감이 증가하면서 분석가를 불친절하고 잔인한 사람으로 경험할 것이다;〈170〉 만약 분석가가 그것을 저항이나 유년기로부터 유래한 어떤 공격성과 증오심에서 나오는 전이로서 해석한다면, 그 상황이 좀 더 견딜 만한 것이 될지는 의문이다.

반면에 만약 분석가가 번외 면담에 대한 요구를 만족시킨다면, 그것을 탐욕이나 질투에 의해 촉발된 혹은 그런 방향으로 이끄는 어떤 초기 좌절감의 반복으로 해석하든 말든 그 여부와는 상관없이, 그는 환자가 자신을 전능한 대상으로 생각하고 오크노필리아적 관계에 들어오도록 강요하는 셈이다.

이런 사례에서 나는 먼저 환자의 고통을 인식하고 수용하여 내가 그와 함께 한다고 느끼게 하고, 이런 번외 면담이 이 순간에 그가 기대했던 그리고 아마도 필요로 했던 것을 충분히 그에게 줄만큼 강력하다고 느끼지 않았다고 말하였다; 또 번외 면담을 허용하는 것은 분석가를 위대하고 강력하게 하며 환자를 작고 나약하게 만들었는데, 이는 바람직하지 않은 것이었다. 이런 모든 이유들 때문에 그 요구에 동의해서는 안 되었다. 나중에 환자는 불만족감에서 벗어났다.

나는 내 반응을 선택할 때 마음속에 두 가지 목표를 가졌다. 한편으로는 사람들 간에 가혹하거나 뛰어나며 무엇이 옳은지 잘 아는 보다 권위가 높은 이들로 인해 실망 혹은 좌절하는 사람들과의 관계나, 약하고 도움이 필요한 사람과 관대한 권위자 사이의 관계처럼 주체와 강력한 대상 간에 불평등이 강화되는 바람직하지 못한 관계들의 발달을 막는 것이다. 다른 한편으로는, 우리 중 어느 누구도 전능하지 않으며, 중요성과 무게 그리고 힘에서 근본적으로 다르지 않은 두 사람 사이에 효과적인 협력이 확립될 수 있다는 희망을 가지고 우리의 한계에 대해 인정하는 관계를 공고히 하려고 시도했다.

내 환자가 나에게 전화한 경우를 말하려 하는데, 이런 경우는 응급상황일 때 일 년에 한번 정도 있는 드문 사건이었다. 환자는 면담을 마친 같은 날 밤 저녁 8시 이후에 내게 전화했다. 그는 오랫동안 이리 저리 오가며 벌벌 떨면서 전화로는 거의 말할 수가 없었지만, 마지막에 내게 전화를 해야만 했다고 이야기할 수 있었다... 자신이 거의 울 지경 이었다고 내게 말하려고... 그것 뿐 이라고... 그는 내게서 아무 것도 원하지 않았다. 번외 면담도 원하지 않았다... 하지만 그는 내게 전화를 해야 했으며 그가 어떻게 느꼈는지를 내게 알려줘야 했다.

이 에피소드는 분석가의 반응이 만족을 위한 '갈망(craving)' – 즉, 악성적인 형태 – 의 방향에서 시작했던 과정을 양성적인 형태 – 즉, 인식을 위한 퇴행 – 로 어떻게 바꾸었는지 보여준다.〈171〉 그것은 전지하고(omniscient) 지나치게 막강한 모습을 피하면서 분석가가 했던 것이었다. 다른 한편으로는 환자를 인식하고 그와 함께 있는 일차 사랑의 역할을 기꺼이 수용하려는 의지를 보여주었다.

이런 사건의 즉각적인 효과는 긴장을 상당히 감소시키는 것이었다. 환자는 상대적으로 좋은 주말을 보냈으며 상당 기간이 지난 후에 그는 접촉하고 협조할 수 있게 되었다. 나는 그것이 분석 상황에서 좀 더 좋은 분위기를 위한 변화를 시작시켰다고 – 혹은 그런 변화를 강화시켰다고 – 말하고 싶다. 그 안에서 상당한 발전을 만들 수 있었다.〈172〉

제25장

신중한 분석가
(The unobtrusive analyst)

우리는 22장에서 두 가지 형태의 퇴행에 대한 논의를 마쳤지만, 분석가가 가급적 악성 퇴행의 위험성을 피하기 위해서 그리고 양성 퇴행의 발달을 확실히 하기 위해서 무엇을 할 수 있는지에 관한 기법적인 문제는 논의하지 않았다. 이전 장에서의 논의는 어떻게 이런 일이 일어날 수 있는지에 관한 일반적인 방향성을 우리에게 알려줬다. 분석가의 기법과 행동이 전지전능함을 시사하면 할수록 악성 퇴행의 위험성은 점점 커져만 간다. 반면에 분석가가 환자와 자신 간의 불평등을 줄여갈수록 분석가는 환자의 시각에서 점점 더 겸손하고 평범하게 남을 수 있으며, 더 좋은 것은 양성 퇴행의 기회가 찾아온다는 것이다.

여기에서 우리는 현대적 분석 기법의 가장 중요한 문제들 중 하나에 도달했다. 그것은 두 가지 치료적 요인인 해석과 대상관계가 한 사례에서 얼마나 많이 사용되어야 하느냐 이다; 어떤 비율로, 얼마나 연속해서 언제쯤 그들이 사용되어야 할까? 이런 문제는 모든 사례에서 중요하지만, 퇴행된 환자의 치료에서 분석 작업이 기본적 오류의 영역에 도달했을 경우 특히 첨예해진다. 우리가 알아낸 것처럼 말이라는 것은 이 영역에서는 그 유용성이 제한되고 불확실하기 때문에 대상관계는 이 시기 동안 더 중요하고 더 믿을만한 치료적 요인인 듯 보이며, 반면에 환자가 퇴행으로부터 나온 후에는 해석이 그 중요성을 되찾을 것이다.

이제 특정 환자에게 가장 적합한 대상관계를 만들기 위해 분석가가 어떤 종류의 기법을 이용할 수 있을지에 관한 문제가 부상하게 된다; 이것은 바꾸어 말하면, 무엇이 가장 좋은 치료적 효과를 갖느냐의 문제일 것이다. 이들 효과를 가지고 상당히 체계적으로 실험했던 최초의 분석가는 페렌찌(Ferenzi)이다. 이런 각도에서 보자면, 그의 '능동적 기법(active technique)' 그리고 '이완의 원리(principle of relaxation)' 는 그의 견해로 볼 때 프로이드의 전형적인 권고에 따라 만들어진 분석 환경의 분위기보다 몇몇 환자들의 욕구에 보다 잘 부합한 대상관계를 만들어 내려는 신중한 시도였다.〈173〉 페렌찌는 그가 시도하려고 했던 것이 무엇이든 상관없이 환자들이 보다 그에게 의존적이 되는 즉, 그가 그들에게 점점 더 중요한 사람이 되는 결과를 만들었다는 사실을 상당히 일찍 알아차렸다. 반면에 그는 이런 현상이 왜 일어나야 했는지에 대한 이유를 인식할 수는 없었다. 환자와 분석가 간에 불평등을 감소시키는 대신 증가시키는 이런 기법은 분석가들로 하여금 자신들이 정말 전지하고 가장 중요하다고 느끼게끔 만든다.

전형적인 기법의 요소들을 따르는 것은 환자들에 대한 엄격한 선택을 수용하는 것이라는 사실을 나는 일찌감치 깨달았다. 초심자의 열정으로는 이것이 수용하기 어려운 것이었고 페렌찌의 영향 하에서 나는 비언어적 의사소통으로 실험을 했다. 1932년의 시작과 함께 몇몇 잡지를 통해 내 실험과 결과들에 관해서 보고했다. 그들의 대부분은 *일차 사랑(Primary love)*(Balint, M., 1952)이라는 이름으로 다시 나왔다. 내 기법들과 생각하는 방식들은 여러 해 동안 상당한 변화를 겪었으며, 비록 현재의 생각들이 결코 최종적인 것은 아니지만 그것들을 다시 '조직화' 하고 구체적인 형태로 표현할 수 있게 되었고, 이제 이들의 논의와 비평에 대한 준비가 되어있다.

위에서 언급했던 어려움들을 극복하기 위해 몇 년 동안, 말로 표현 될 수 없고 그럴 필요도 없으며 그래서도 안 되는 두 사람 관계를 환자로 하여금 경험하게 하는 기법을 가지고 실험했다. 이것은 때때로 분석 상황에서 단지 관례상 '행동화(acting-out)' 라고 불리는 것이기도 하다. 이 모든 비언어적 의사소통들인 행동화는 환자가 이런 수준에서 빠져 나오고 에디푸스 수준에 다시 도달한 후에야 비로소 훈습(work through)될 것이다.

이들 실험으로 나를 이끌었던 몇 가지 일련의 생각들을 여기에 요약하고자 한다. 여러 경우들에 있어 분석 작업이 에디푸스 수준을 초월한 영역들에 도달할 경우, 말은 믿을만한 의사소통의 수단이 아니라는 사실에 곤혹스러웠고 절망감을 느꼈다. 분석가는 최선을 다해서 명료하고 확실한 해석을 내리려고 한다; 환자는 항상 분석가가 의도했던 것과는 전적으로 다른 뭔가로 해석을 경험하고 다룬다. 이런 수준에서 설명이나 논쟁, 향상 혹은 개선된 견해들을 말해도 쓸모없는 일이 된다.〈174〉 분석가는 이들 영역에서 말이 상황을 명료화하는 대신에 흔히 오해를 일으키고, 환자와 분석가 간에 혼란만 가중시키는 경향이 있다는 씁쓸한 사실을 받아들이지 않을 수 없다. 사실 상 말은 신뢰할 수도 예측할 수도 없는 것이 된다.

이런 임상적 관찰은 내 일련의 생각에 매우 중요하게 작용해서 나는 또 다른 각도에서 그것을 보여줄 것이다. 이들 시기에 말은 자유 연상의 전달 수단이 되지 못한다; 그들은 생기 없고 지루하며 상투적이 된다. 그들은 오래되고 낡아빠진 축음기 음반에서 레코드 바늘이 끝없이 같은 홈만을 뱅뱅 도는 것과 같은 인상을 준다. 그런데 이것은 종종 분석가의 해석에서도 마찬가지이다; 이들 시기 동안에 해석은 같은 홈을 끝없이 뱅뱅 도는 것처럼 보인다. 그 다음에 분석가는 이들 시기에서 환자의 언어적 의사소통을 해석하는 것은 그것이 무엇이든 요점이 없다는 사실에 절망하고 낙담한다. 에디푸스 수준 그리고 소위 '에디푸스 전(pre-Oedipal)' 이라고 부르는 수준에서의 적절한 해석은 억압된 갈등을 의식화하고 그럼으로써 저항을 해결하거나 분리(split)를 막아 환자의 자유 연상이 다시 진행하게 만든다. 기본적 오류의 수준에서는 이것이 반드시 일어나지는 않는다. 해석은 간섭, 잔학함, 정당하지 않은 요구 혹은 부당한 침해, 적대적 행위 또는 애정의 신호로서 경험되거나 생기 없고 사실 상 전혀 영향을 끼치지 못하는 죽은 것으로 느껴진다.

또 다른 일련의 생각은 이전 장들(and in 1959, Chapter XII)에서 논의된 기법의 오크노필리아적 편향성을 발견한 것으로부터 시작했다. 오늘날에는 분석가들이 분석 상황에서 일어나는 모든 것을 해석하도록 하고 있지만, 그 중에서도 특히 전이 즉, 대상관계를 많이 다룬다. 이런 타당하고 효과적인 기법은 분석가를 환자가 계속 매달려야할 대상이 되게 하고, 매달리지 않으면 저항, 공격성, 자기애, 과민함, 편집증적 불안, 거세 공포 등등으로 해석한다. 매우 양가 감정적이고 긴장된 분위기는 이런 식으로 만들어지게 되며 환자는 독립에 대한 욕구로 자신의 길을 찾으려고 싸우지만, 그때마다 오크노필리아적 '전이' 해석들에 의해 가로막혔다.

세 번째 일련의 생각은 '침묵하는 환자(the silent patient)'에 대한 연구에서 기원했다. 침묵은 여러 가지 의미들을 가질 수 있는데, 그 각각에 대해 다른 기법의 사용이 필요하다. 침묵은 지루하고 깜짝 놀랄 만한 공허감이 되기도 하며 삶과 성장에 해를 끼치기도 하는데, 그런 경우 환자는 가능한 한 빨리 그것을 없애야 한다. 침묵은 환자의 상상 속 세계인 미지의 땅으로 모험적인 여행을 떠나도록 환자를 초청하는 우호적이고 흥미로운 확장일 수 있다. 그런 경우 어떤 오크노필리아적 전이 해석은 전적으로 어울리지 않으며, 사실상 방해가 되기도 한다.〈175〉 침묵은 또한 대상이 나타나기 전에 개인과 그를 둘러싼 환경 사이에 존재했던 일차 사랑의 조화로운 혼합을 재구축하려는 시도를 의미하기도 한다. 이런 경우에 있어 해석이나 다른 방식의 어떤 개입은 환자에게 요구를 하게 되어 조화를 망가뜨리기 때문에 엄격하게 금지된다.

마지막 일련의 생각은 외부적으로 조직화된 대상이 없는 마음 속

영역인 창조의 영역에 관한 생각과 연관되어 있다. 창조의 영역에는 외부의 대상이 없으며 관심 끌기 용 해석으로 대상이 들어오면, 불가피하게 환자 스스로 어떤 것을 창조할 가능성을 파괴한다.

이런 영역에서 대상들은 아직까지는 조직화되어 있지 않으며, 그들을 조직화시키는 창조의 과정은 무엇보다도 시간을 필요로 한다는 사실이 5장에서 논의되었다. 이런 시간은 짧거나 매우 길어지기도 한다; 하지만 길이가 어떻든 그것은 외부로부터 영향을 받을 수 없다. 거의 확실히 환자들의 무의식에서 창조하는 것도 사실 마찬가지일 것이다. 이는 분석가의 통상적인 해석들이 이 영역까지 퇴행된 환자들에게는 받아들이기 힘들게 느껴지는 이유 중 하나가 된다; 환자의 입장에서 보면, 해석은 흐릿하고 꿈 같은 상태인 대상과 사고로 전체적으로 '조직화(organized)' 되어있고, 창조하는 영역에 있는 아직 '조직화되지 못한' 내용들은 파괴되거나 부자연스럽고 미숙한 조직화를 보일 수 있다.

이렇게 서로 다른 상태들이 밖으로 나타날 때는 침묵하는 모습으로 되어, 겉으로는 정상적인 분석 작업에서 물러나고, 연상하는 대신 행동하고 기억하는 대신 반복하는 양상을 보인다; 또 분석의 근본적인 규칙에 따르는 쪽으로 진행하는 대신, 어떤 원초적인 행동을 향해 퇴행 한다. 여기서 철수(withdraw), 행동화(acting-out), 기억을 대신하는 반복, 퇴행과 같은 것이 일어난다는 것은 현상적으로는 맞지만 그 내용은 차이가 있어 잘못된 치료방법을 선택하게 하기도 한다.

따라서 기본적 오류나 창조의 수준으로 퇴행했던 환자와의 작업에서 항상 발견했던 유익한 기법은 해석으로 개입하는 강력한 시도를 하지 않고 한 동안 그들의 퇴행을 참고 견디는 것이다.〈176〉 이런 시간은 몇 분이면 되지만, 면담을 다소나마 길게 늘이는 것과 같은 효과가 있다. 이전에도 몇 번 언급했듯이, 이들 시기에 있어 말은 더 이상 믿을 만한 의사소통의 수단이 되지 못한다. 환자의 말은 더 이상 자유연상의 전달 수단이 아니다. 말은 그저 활기 없이, 반복되고 상투적이 될 뿐이다. 그들이 이야기하려는 듯 보이는 뭔가를 의미하지 않는다. 또한, 표준적인 기법상의 조언이 이런 경우에서는 옳다. 분석가의 과제는 환자의 말 뒤에 숨겨져 있는 뭔가를 이해하는 것이다. 문제는 다만 이렇게 이해한 것을 퇴행된 환자와 어떻게 소통하느냐다. 내 대답은, 말은 믿을만한 것이 못 된다는 사실을 스스럼없이 받아들이고, 환자를 언어 수준까지 강제로 돌려놓으려는 시도를 한 동안 진심으로 포기하라는 것이다. 이것은 환자가 만들어낸 자료 – 그것은 어쨌든 '옳은(right)' 자료는 아니다 – 를 '조직화(organizing)' 하려는 시도를 포기하고 견뎌냄을 의미하며, 환자가 에디푸스 수준의 전통적인 언어로 돌아 온 후 그것을 이해하기 위한 열쇠를 환자가 분석가에게 줄 수 있을 때까지 그것은 지리멸렬하고 터무니없으며 조직화되지 못한 채로 남아있기도 한다.

바꾸어 말하면, 분석가는 퇴행을 수용해야 한다. 이것은 분석가와 환자 모두가 퇴행을 견딜 수 있는 분위기와 기풍을 분석가 스스로 만들어 내야 한다는 것을 의미한다. 이것은 필수적인데, 이 상황들에서 어떤 외부의 압력은 환자 내부에서 환자 자신과 대상들 간에 불평등 관계를 발달시키려는 경향을 강화시켜서 환자가 퇴행하려는 성향을 지속시키기 때문이다.

나는 그 당시에 약 2년 동안 지속해왔던 21장에서의 분석 삽화를 다시 다루면서, 내가 방금 이야기 했던 것을 보여주고자 한다. 환자는 면담이 시작된 이후 30분 이상을 계속 침묵한 채로 있었다; 분석가는 아마도 뭔가가 일어나고 있다는 사실을 알아차리면서 방해가 될 만한 어떤 것도 시도하지 않고 기다리며 침묵을 받아들였다. 사실 상 그는 불편함이나 혹은 뭔가를 해야 한다는 압력을 느끼지 않았다. 이 치료에 있어 침묵은 앞에서도 몇 차례 일어났었다. 환자와 분석가는 따라서 침묵을 견뎌내는데 어느 정도 훈련이 되어 있는 상태였다. 침묵은 결국 환자가 흐느껴 울기 시작하면서 깨졌다. 말할 수 있게 된 후에 그는 곧 안정을 찾았으며 분석가에게 마침내 자기 자신에게로 도달할 수 있게 되었다고 말했다; 어린 시절 이후 줄곧 결코 혼자 남겨진 적이 없었으며 항상 그에게 뭔가를 하라고 말하는 누군가와 함께 있었다고 했다.〈177〉 몇 번의 면담 후, 그는 침묵하는 동안 온갖 종류의 연상을 했다고 보고했지만, 그들 각각을 피상적인 방해물 정도로 성가시게 생각하며 자신과 무관한 것이라고 하였다.

물론, 침묵은 저항, 철수(withdrawal), 피해 공포의 신호, 우울한 불안을 다루는 능력의 부재, 반복강박 등의 증상으로서 쉽게 해석될 수도 있었다; 게다가 분석가는 자신의 환자에 대해 꽤 잘 알고 있기 때문에 연상에서 나타난 주제에 대해 그리고 환자가 그 주제에 대해 무관한 것으로 느끼고 거부하는 이유를 해석할 수도 있다. 이 모든 것들은 한 가지 면을 제외하고는 모든 면에서 올바른 해석이 될 수도 있다; 그들이 침묵을 깨뜨렸다면 환자는 '자기 자신에게 도달' 하지 못했을 텐데 어쨌든 그 경우에는 그러지 않았다. 하지만 어떤 정확한 해석에도 불구하고 의도하지 않은 부작용이 하나 더 있다. 그것은 불가피하게 환자의 강력한 반복강박을 강화시키는 것이다. 그에게 무엇을 느끼고 생각하며 무엇을 하는지 묻고 있는 누군가가 다시 거기에 있는 것이다.

게다가, 이 모든 것은 오직 두 사람 관계에서 일어났다; 다뤄야 할 역동적인 문제는 '해결책'을 발견해야 하는 갈등의 구조를 가지고 있지 않았다. 그런 상황은, 분석가에게 말로 표현하는 연상을 이해하는 것 이상의 기술을 요구했다; 침묵에 대한 정확한 답변을 찾아냄으로써, 분석가는 환자 내부에서 기대가 일어나게 하는 위험성을 무릅 쓰는 것이다. 이것은 아마도 반복해서 일어날 것이고 이런 식으로 중독과 같은 상태의 발달이 유발된다; 또 다른 위험성은 환자로 하여금 그가 너무도 현명하고 강력한 분석가를 만나서 자신이 말하지도 않은 생각들을 분석가가 읽을 수 있고 거기에 올바르게 반응할 수 있다는 인상을 갖게 하는 것이다. 즉, 분석가가 '전능'해지는 위험성이다; 그리고 마지막으로, 말은 이런 상황에서는 믿을 만한 것이 아닌데, 환자를 미숙하게 에디푸스 영역으로 들어가도록 강제하여 어떤 것을 없애는 대신 치료 작업에 더 큰 방해를 만들어 낼 것이다. 물론, 이 모든 것은 분석 작업이 기본적 오류의 영역에 도달했다는 특징적인 신호이다.

환자가 이 수준까지 퇴행되어 있는 한, 올바른 기법은 해석에 의해 그것을 빠르게 '조직화'하는 것 아니라 의사소통의 타당한 수단으로써 '행동화(acting-out)'를 받아들이는 것이다.〈178〉 단연코 이것은 이들 시기에 있어 분석가의 역할을 무시해도 좋다거나 그 역할이 공감적 수동성(sympathetic passivity)으로 제한되어 있다는 것을 의미하지 않는다. 반대로 분석가의 존재는 가장 중요하며, 그의 존재는 느껴질 뿐 아니라 환자가 상실했다거나 버려졌다고 느낄 만큼 멀리 있지도 않고, 자유롭지 못하고 방해 받는다고 느낄 만큼 가까이 있지도 않은 적절한 거리에서, 사실 상 환자가 요구하는 만큼 떨어져 있는 것이다. 일반적으로 말해 분석가는 환자의 요구가 무엇인지, 왜 요구가 있는지, 왜 그 요구들이 동요하고 변화하는지 알아야 한다.

다른 각도에서 보면, 기법적인 문제는 환자에게 일차 대상으로 기능하거나 혹은 그것에 대한 적합한 대체물이 되는 무언가를 전달하는 것이다. 다시 말해서, 분석가가 그의 일차 사랑을 환자에게 투사하는 것이다.

이런 '뭔가'는 (a) 분석가 자신(퇴행에 대한 치료를 하는 분석가)이나 (b) 치료적 상황이 되어야 할까? 그 질문은 이들 두 가지 중 어떤 것이 환자와 충분한 조화를 이루고, 환자와 이용 가능한 하나의 대상 간에 최소한의 충돌만을 일으킬 수 있느냐는 것이다. 전체적으로는 분석가가 중요하고, 전지전능하게 되는 위험을 줄이기 위해 환자가 치료적인 상황을 대체물로 이용한다면 이것이 더 안전한 것이다.

물론, 환자에게 '일차 대상(primary object)'을 제공하는 것이 일차 사랑을 제공하는 것과 같은 일은 아니다. 엄마들은 일차 사랑을 주지 않는다. 엄마들은 일차 대상이 되는데, 일차 사랑이 부착된(cathected) 일차 대상들로서 그들 자신을 제공하는 것이다. 자기가 '일차 사랑을 주는 것(giving primary love)'과 '자신에게 일차사랑이 부착되도록 하는것(offering oneself to be cathected by primary love)’ 사이의 이런 차이는 퇴행된 환자와의 기법뿐 아니라 다수의 어려운 치료적 상황에서의 기법을 위해서도 근본적인 중요성을 가질 수 있다.

같은 역할을 다른 각도에서 기술하자면 즉, 다른 ‘말’을 사용하자면; 분석가는 이들 기간 동안 시간과 환경의 제공자가 되어야 한다. 이것은 그가 환자의 초기 박탈감을 보상하고 환자의 부모들이 원래 주었던 것보다 더 많은 보살핌과 사랑, 호의를 베풀어야 할 책임이 있다는 것을 의미하지는 않는다(그리고 비록 그가 시도했다고 하더라도 거의 확실히 실패할 것이다). 분석가가 제공해야 하는 것 – 가능한 한 정기적인 면담 동안에서만 – 은 그 자신(분석가)에게서 유래한 것들을 포함한 외부의 유혹, 자극 그리고 요구들이 없는 충분한 시간이다.〈179〉 그 목표는 항상 환자 자신과 그의 기본적 오류에 있어 ‘분석되어’ 사라질 수 없는 상처가 있다는 것을 알면서, 환자가 자기 자신을 발견하고 자신을 수용하며 자신과 사이좋게 지낼 수 있게 하는 것이다; 더 나아가 환자는 대상들의 세계로 나아가는 자신의 길을 스스로 발견할 수 있도록 허용되어야 하고, 어떤 심오한 혹은 정확한 해석이 ‘옳은’ 길을 보여주면 안 된다. 만약 그렇게 된다면, 환자는 대상들이 그와 충돌하고 그를 압박한다고 느끼지 않을 것이다. 분석가는 단지 더 좋고, 더 많은 ‘이해심이 있는’ 환경을 제공하면 될 뿐이며 다른 어떤 방식, 특히 더 많은 돌봄과 사랑, 관심, 만족 혹은 보호의 형태를 제공하는 것이 아니다. 아마도 이런 식의 고려가 어떤 ‘갈망’이나 ‘요구’가 만족되어야 할지 혹은 만족되지는 않고 인식되어야 할지 결정하는 기준이 되기도 한다.

이들 시기 동안 지표가 되는 원리는 불필요한 개입을 전적으로 피하는 것이다; 해석은 아주 세심하게 점검되어야 한다. 왜냐하면 그것은 자주 부당한 요구, 공격, 비난, 유혹 혹은 자극으로 느껴지기 때문이다; 환자가 그것을 필요로 한다고 분석가가 확신하는 경우에만 해석을 해야 한다. 왜냐하면 그런 경우에 해석을 하지 않는 것은 부당한 요구나 자극으로 느껴지기 때문이다. 이런 각도에서 보면 내가 오크노필리아적 해석의 위험성이라고 불렀던 것을 더 잘 이해할 수 있다. 환자가 환경과 대상을 원하는 경우에도 그런 대상들은 – 무엇보다도 그들 중 분석가는 – 요구하고 개입하고 방해하는 식으로 느껴져서는 안 된다. 왜냐하면 이것은 당사자와 대상 간에 낡아빠진 압제적 불평등을 강화하기 때문이다.

나는 이런 임상적 기술이 독자들로 하여금 왜 그토록 많은 분석가가 그것을 기술하기 위해서 그렇게 많은 다른 용어들을 사용하게 되었는지 이해하도록 도울 것으로 기대한다. 이들 용어들 중 어떤 것들은 24장의 끝부분에 열거되었다. 그들 모두는 통상적으로 다음과 같은 양상을 가졌다: 압제적이거나 요구하는 대상이 존재해서는 안 된다; 환경은 조용하고 평화롭고 안전하며 조용해야 한다; 늘 거기에 있어야 하며 당사자에게 호의적이어야 한다. 하지만 당사자는 그것에 관해 주목하고 인정하거나 관심을 가져야 할 어떤 책임도 결코 없어야 한다. 바로 이와 같은 제안들이 있었다. 다시 한 번 말하면, 이런 통상적인 양상들은 내가 일차 대상들이나 일차 물질이라고 불렀던 것의 바로 그 특징들이었다.

이런 종류의 대상이나 환경을 제공한다는 것은 분명 치료 과제의 중요한 부분이다.〈180〉 분명히 그것은 과제의 전부가 아니라 일부일 뿐이다. 분석가는 '욕구를 인식하는(need-recognizing)' 대상, 심지어 '욕구를 만족시키는(need-satisfying)' 대상이 되는 것을 넘어서서 환자에게 자신이 이해한 것을 의사소통할 수 있는, '욕구를 이해하는(need-understanding)' 대상이 되어야 한다.〈181〉

제26장

간극의 연결
(Bridging the gulf)

14장에서 나는 성숙한 분석가와 '환자 안의 아이(child in the patient)' 를 분리시키는 환자 내부의 깊은 간극에 대해 이야기했으며, 기본적 오류의 수준까지 퇴행된 환자는 대개 혼자서 그것을 연결할 수 없다는 사실을 언급했다. 나는 거기에서 이런 과제의 어떤 부분을 분석가가 떠안아야 하고 또 어떤 부분이 환자에게 남겨져야 하는지에 관해서 의문을 제기했다. 어떻게 그 간극을 메울 것인가 하는 문제에 대한 첫 번째 답은 표준적인 것이다. 환자가 분석가에게 요구하는 것이 무엇인가를 이해함으로써 그 답은 나온다.

이 이해를 퇴행된 환자에게 해석하여 전하는 것이 아니라, 환자가 원하는 분위기를 만들어서 전한다. 환자의 분석적 행동화를 견뎌주고 존중하면서 그의 비언어적 표현 방법을 바로 언어적인 에디푸스 형태로 바꾸도록 강요하지 않는다. 이전 장에서는 분석가가 해야 할 일을 요약하려고 하였다. 분석가가 환자의 고통에 현혹되어 이 요약한 것 이상의 뭔가를 하려 하면 발생할 어려움들도 요약 내용에 따라 설명할 수 있을 것이다.

특히 이런 상태들을 다룰 때, 분석가는 예리하고 정확한 해석으로 방어들이나 분열(split)을 해소하려고 하지 말아야 한다. 왜냐하면 퇴행된 환자들은 해석의 정당성을 불신하거나 해석을 부당한 불만, 맞비난 그리고 분노로 느낄 수도 있기 때문이다. 대신 분석가는 모든 호소, 맞비난 그리고 분노를 실제적이고 타당한 것으로서 진심으로 수용해야 한다. 아울러 그의 격렬한 분노가 후회로 변하도록 환자에게 충분한 시간을 허용해야 한다. 이런 과정을 해석으로 서둘러 진행해서는 안 되며(정확하기는 해야겠지만) 해석이 부당한 방해나 환자가 호소하는 것들의 정당성을 평가 절하하려는 시도로서 느껴질 수 있기 때문에 치료적 과정을 서두르는 대신 서서히 진행해야 한다.

사실 어떤 환자들은 그들의 불만과 증오 없이는, 혹은 그들의 모든 불만과 그와 연관된 증오에 대해 완전한 보상을 받지 않고는 인생이 살 만한 가치가 없다고 느낀다.〈182〉 불만에 대해 새롭게 조명하려는 어떤 해석도 불만을 가진 환자들에게는 분석가가 그 불만을 평가 절하하려고 시도하는 것처럼 느껴진다. 그런 시도는 존재에 대한 그들의 정당성을 빼앗는 위협으로 느껴진다. 그들은 정말이지 자신들이 살아가야 할 아무런 이유도 없다고 느낀다.

대략적으로 말해 소위 피해 불안이라 부르는 것에 대해서도 마찬가지인데, 만약 분석가가 그런 호소를 정당한 것으로 받아들이면서 근본적인 오류나 실패 그리고 그것에 의해 유발되는 모든 상실에 대해 애도와 후회 뒤에 따르는 긴 기간의, 몇몇 사례들에 있어서는 매우 긴 기간의 격렬한 공격성을 받아주지 않는다면 피해 불안은 유익하게 해석될 수 없다.

분석가가 진심으로 그리고 전적으로 대부분의 요구사항을 들어줄 수 있다면, 환자의 정신 구조에서 오류나 상처를 만들었던 근본적인 결핍과 상실에 대해 후회나 슬픔을 경험할 수 있는 새로운 관계가 발달하기도 한다. 이런 슬픔은 현실에서 가장 사랑하는 사람을 상실해서 생기거나, 우울증에서와 같이 내적인 대상의 손상이나 파괴로 생기는 슬픔과는 근본적으로 다르다. 마음속에 있는 결핍이나 실패는 삶 전체에 그림자를 드리우고 이 불운함은 쉽게 좋아지지 않는다. 비록 오류가 치유된다고 하더라도, 그것의 상처는 영원히 남겨질 것이다; 그것의 어떤 결과들은 항상 볼 수 있다.[1] ⟨183⟩

주 | 1 이미 내 논문 '새로운 시작 그리고 편집증적 증후군과 우울 증후군(New beginning and the Paranoid and Depressive Syndromes)' (1952)에서 예측했던 것처럼, 이런 슬픔은 근본적으로는 기본적 오류의 과잉보상(over-compensation)이었던 자신에 대한 자기애적 양상(narcissistic picture)을 포기하는 것과 연관되어 있다. 그것은 완전히 종결된 분석치료가 환자로 하여금 불필요한 억제나 억압에 더 이상 의지하지 않을 수 있다고 생각하게 만드는 것과 유사한 과잉보상이었다. 이런 이상화된 양상은 분석이 적절하게 종결된 후에는 어떠한 환자도 그의 성격에 더 이상 오류를 갖지 않을 수 있다는 것을 의미한다. 이런 이상적인 사례는 에디푸스 수준에서는 가능할 수 있다. 하지만 기본적 오류의 수준에서 이런 것을 기대하는 것은 비현실적이다. 기본적 오류는 제거될 수도, 해결될 수도 혹은 원 상태로 되돌릴 수도 없다. 그것은 아마 치유되어 반흔을 남기기도 하는데, 이는 그것이 과거에 존재했다는 사실을 영원히 발견 수 있을 만큼 그대로 남아 있다는 걸 의미한다. 여기에서 논의된 슬픔의 과정은, 잘

슬픔의 기간은 자연적인 경과를 따르도록 해야 하는데, 어떤 환자들에서는 안타까울 정도로 길어지기도 한다. 비록 이런 과정을 서두를 수는 없다고 하더라도 알고 있어야 한다는 점은 대단히 중요하다. 그것은 기본적 오류의 영역에 속하기 때문에 혼자서 이런 슬픔을 겪는다는 것은 분명히 불가능하다. 즉, 분석 상황과 같은 두 사람 관계의 틀에서만 이루어질 수 있다. 만약 분석가가 이런 슬픔에 대해 서두르지 않고 충분히 오랫동안 기다리고 이 슬픔을 견뎌주고 방해가 되지 않는 해석을 하여 필요한 원초적인 분위기를 유지할 수 있다면, 환자는 이전과는 다르게 대상들과의 관계를 재평가하고 냉담한 주변세계를 수용해보려는 모습을 보일 것이다.

여기에 윤곽이 그려진 치료적 태도에 대한 상세한 설명들 중 그 어느 것도, 에디푸스 수준에서 환자들을 다룰 때 분석가가 선택하는 뭔가와 본질적으로는 다르지 않다. 심지어 함께 다뤄지는 주제들은 거의 동일하다; 하지만 차이가 있고, 그것은 분위기와 기분에서의 차이이다. 이런 차이는 환자와 분석가 모두에게 영향을 미친다. 분석가는 모든 것을 즉각적으로 '이해' 하지는 못하며 특히, 바람직하지 않은 것을 해석을 통하여 '조직화' 하거나 바꾸는 것에서는 더 그렇다; 분석가는 환자의 고통들을 분석으로 해소하여 자신의 치료능력을 증명하려고 하는 대신 그것들에 대해 좀 더 견디고 참아내면서 자신의 상대적인 무력함을 수용해야 한다. 분석가는 퇴행된 환자를 보살펴서 환경이 환자에게 어려움을 주지 않도록 하겠다며 전능적인 반응을 보이려고 하는 유혹에 빠지지 않아야 한다.

못이 없는 이상적인 자신에게 도달하려는 희망의 뜻을 포기하는 것에 관한 것이다. 성공적인 치료는 사람이 기본적 오류를 가지며, 이런 사실에 현실적으로 적응해야 한다는 점을 수용하도록 이끌어야 한다.

분석가는 결핍(deficiency) 상태를 치료하려는 '교정적 감정 경험(corrective emotional experiences)' 에 – 세 번째의 전능반응(역자주 : 해석에 의한 교정, 전능적 반응으로 환자를 보호하는것, 다음으로 교정적 감정 경험으로 치료하려는 것) – 집중하지 않는다. 만약 분석가가 퇴행된 환자에게 조금이라도 전능적인 행동을 하고 싶어진다면 그 작업이 기본적 오류의 영역에 이르렀다는 것을 바로 알아야한다. 분석가에게 이런 마음이 생기는 것은 환자가 가진 질병의 증상으로 보아야 하며 이를 따라 그대로 해서는 안 된다. 그러나 이렇게 조언하는 것은 쉬운 일이지만 그 실천은 결코 쉽지 않다.

이제 '환자의 욕구나 갈망을 만족시키는 것' 에 대하여 생각해보자.〈184〉 전형적 형태의 기법에서 이런 요구는 치료자가 들어줄 수 있는 타당한 것이 아니라 이해해야 하는 것으로서만 수용된다. 몇몇 현대적 기법들은 분석 상황에서 분석가가 환자의 욕구들을 단순히 이해하는 것을 넘어서 만족시키는 것까지 고려해야 한다고 권고한다. 어떤 '행동화(acting-out)' 에 대한 허용을 그 예로 들 수 있다.

여기에서 우리는 몇 가지 문제들에 직면한다. 언제 이런 만족이 일어나야 하고, 어떤 종류의 만족이 허용되어야 하며, 어떻게 만족이 일어나야 하는지에 대한 것이다.

임상적인 예를 들어보자. 내 환자 중 한 명이 유년기에 쉽게 분노발작(temper-tantrums)을 일으켰다고 보고했다. 이것은 그녀와 가족 전체에게 매우 고통스런 사건들 이었다. 하지만 그녀의 엄마는 이런 발작에 대처하는 방식을 찾아내었다. 그녀는 자신의 딸을 난폭하지 않게 단단히 꽉 붙잡았다; 내 환자는 이것에 대해 자신을 안심시키고 안전하게 하는 공감적인 제한으로 느꼈다고 기억했으며, 그녀가 진정하는 데는 고작 수 분 정도만 걸렸다. 이런 사례에서 분노 발작은 일종의 요구로 간주될 수 있으며 엄마가 분노 발작을 다루는 것은 일종의 반응으로서 고려될 수 있다.

이런 종류의 뭔가가 분석에서 일어났다고 가정해 보자. 분석가는 이 엄마가 했던 것만큼 많은 것을 해야 할까? 만약 그렇다면, 어떻게 해야 할까? 그는 해석을 통해, 어떤 상징적인 행동을 통해 혹은 정말로 그의 손을 사용하여 자신의 환자를 안고 있어야 할까? 어떤 사례들에서는 '환자 안의 아이'가 아이로서 다뤄져야 하고, 또 어떤 사례들에서는 그것이 어른으로 다뤄져야 할까? 애매한 비유에 짜증이 날 수도 있겠지만 어떤 사례에 있어 분석 상황이라는 환경은 일종의 '환자를 꽉 붙잡는(holding the patient tight)' 환경이라는 점을 상기해 보자. 아무튼 환자는 카우치에 드러누워 일어나지 않도록 요청 받으며 이 모든 것은 억제로서 느껴질 수밖에 없다. 우리의 문제로 다시 돌아와, 나는 분석가 입장에서 전통적인 분석 환경은 분석가의 상징적 행동에 의한 억제라고 말하고 싶다. 이런 상징적인 행동을 통해 분석가와 환자 사이에 서로 만족하는 관계가 어느 정도까지 발달하는 것이다.

게다가, 전통적인 분석 절차는 해석하기 전 단계에서 분석가가 보여주는 상징적인 행동의 설득력 있는 예이다; 환자에게 눕도록 요청함으로써 우리는 해석에 대한 어떤 요구나 행동이 일어나기 전에 상징적으로 그들을 억제하는 것이다. 또한 이런 예는 분석 상황에서 분석가가 갖는 욕구를 만족시키는 것에 대한 또 다른 중요한 측면을 보여준다. 우리가 알고 있듯이, 일반적으로 두 가지 종류의 만족이 있다.〈185〉 하나는 그 자체로 만족스럽기도 하지만 전반적으로 흥분을 증가시키는 자극으로서 작용한다. 이와 유사한 예가 성행위에서 일어나는 다양한 전희쾌감의 기전이다. 또 다른 하나는 위로하고 진정시키는 효과를 가진다. 그들은 화나게 하거나 흥분시키는 자극을 환자의 의식으로부터 제거 하며, 내가 꽤 평온한 행복으로서 기술했던 상태, 그리고 개인과 환경 간에 충분한 이해를 위한 가장 좋은 기반이 되도록 돕는다.

만약 누군가 이런 예시로부터 일반화할 수 있다면, 우리는 비로소 우리의 질문들 중 하나에 대한 또 다른 답변을 얻게 된다. 분석 상황에 적합한 그런 종류의 만족은 환자를 흥분시키지 않는 것이다; 반대로 그것은 전반적으로 긴장을 감소시키고, 이런 식으로 환자와 분석가 간에 더 좋은 이해관계를 확립시키도록 이끈다. 만약 누군가 상세하게 전통적인 분석 환경을 조사한다면, 그 안에 이런 종류의 만족이 상당 수 전해내려 오고 있음을 발견하게 될 것이다. 몇 가지만 언급하자면; 조용하고 온화한 방, 안락한 카우치, 흥분시키지 않는 환경, 환자를 불필요하게 가로막지 않는 분석가, 자신의 마음을 완전히 말할 기회가 주어진 환자 등등이다. 대개 이런 종류의 만족은 배려 혹은 일종의 심리적 양육이라고 할 수 있다.

분명하게 이 모든 것은 분석의 시작과 함께 바로 일어난다. 어떤 분석가들은 프로이드의 기법적인 권고에 따르는 환경 제한이 영원히 절대적으로 남아야 하며, 그것을 넘어 가는 기법은 분석적이라고 불러서는 안 된다고 굳게 확신한다. 내 견해로, 그들은 너무 경직되어 있다. 어떤 사례들, 특히 퇴행된 환자에 있어, 분석가는 치료적 관계를 안정화시키기 위해서 그들의 몇몇 요구들을 만족시키는 방향으로 나아가기도 한다는 사실을 다시 한 번 반복하고 싶다.

하지만, 그는 다음 조건들을 존중해야 한다.

첫째는, 그의 행동에 의해 그가 '전지 전능한 대상' 이 되는 위험성을 초래해서는 안 된다.

둘째는, 만족의 결과가 환자의 흥분을 더 증가시키는 원인이 아니라 '평온하며 조용한 행복' 을 확립하도록 이끌 것이라고 분석가가 확신해야 한다.

셋째는, 악성 퇴행의 발달을 피하기 위한 자신의 방식을 견지한다.

퇴행이 주로 외부의 대상에게 만족을 구하는 것이 목적이라는 인상을 가질수록, 분석가는 더욱 더 조심해야 한다.〈186〉 특히, 만약 대상들의 세계에서 환자의 능력들이 제한되기만 한다면, 중독과 같은 상태로 발전할 위험성은 더 커지게 될 것이다.

이것에서 나는 더 중요한 기준이 되는 것을 발견했다. 분명히 그것은 두 방향으로 작동한다: 환자의 미래에 영향을 주지만 또한 과거의 정신 병리를 재조명하기도 한다. 만약 외부 세계에 믿을 만한 좋은 대상들이 많지 않다면, 강렬한 망상적 전이(Margaret Little, 1938, 1961)가 발달할 위험성이 매우 크며, 외부 세계에서 동일한 중요성과 효력을 갖는 것이 이것과 균형을 맞출 가능성은 더 작다. 반면에 좋은 대상들이 없다는 것은 또한, 환자가 그의 신경증 때문에 무관심한 대상을 참여적인 파트너로 변화시키는데 필요한 '정복 작업(work of conquest)' (Balint, M., 1947)을 수행하는 능력에 제한을 가진다는 것을 의미한다. 이것은 그의 정신적 기질과 특성에 꽤 심각한 기본적 오류가 있음을 나타낸다.

그러나 만약 좋은 외부 대상들이나 파트너들이 있다면, 내 재주넘기 사례처럼 분석가가 어떤 위험을 감당할 수도 있다. 반대로, 외부 세계에 받아주는 상대가 부족하다면 프로이드의 충고를 명심하고 환자의 갈망에 주의하는 것이 좋다.

그러나, 만약 다른 유형의 퇴행 증상들이 임상적 양상으로 나타난다면, 그것은 인식을 목적으로 하는 퇴행이며 내 견해로 그 예후는 꽤 좋다. 사실, 분석가는 점검하는 시간이 있어야하고 특히 자신의 진실성에 대해서 그렇다. 이 환자들은 힘든 전체적인 사실은 견딜 수 있지만 분석가의 허점은 견딜 수 없다. 일반적으로 환자들은 어쨌든 과민하다; 일상적이고 사려있는 형태이더라도 위선이 보이면 환자는 고통과 철수(withdrawal)로써 반응한다.

만약 분석가가 이 모든 매력적인 함정들을 피하는데 성공한다면 환자는 부분적으로는 분석가의 증가된 인내심에 반응하면서, 사물을 이해하기 위해 그것을 보고 받아들이려는 조용한 결심을 보인다.

그러면서 환자는 점차 자신의 퇴행으로부터 벗어난다. 이것이 마지막 움직임은 될 수 없으며 재발이 뒤따르기도 한다. 하지만 그것은 항상 기나 긴 길 위에서 앞으로 향하는 한 걸음이다. 따라서 내가 이번 장에서 기술했던 것이 마지막도 아니고 전체도 아니다. 그것은 환자의 기본적 오류 때문에 생긴 간극으로 막혀있었던 환자와 외부 세계 사이의 새로운 관계를 형성하고, 결과적으로 환자의 자아가 더 잘 통합되는 방향으로 한 걸음 나아가는 것을 의미한다.〈187〉

앞서 말했던 것처럼, 이번 장에서 내가 요약했던 것은 전체적인 이야기가 아니다. 몇몇 빠뜨린 항목들을 지적할 수도 있다. 먼저, 나는 분석치료에 있어 반복과 행동화의 기능에 관한 것을 이야기하지 않았다. 바꾸어 말하면 언제, 어느 정도로, 어떤 조건하에서 반복이 치료적 인자가 될 수 있는지 정의하지 않았다. 또 다른 장은 외부 대상들과 환자의 관계를 결정하는 그의 내적인 세계를 변화시킬 수 있을 만한 방식들을 다루고자 했다. 이와 병행한 장은 이런 변화를 달성하기 위해 우리 환자들을 돕는데 있어 분석가들에게 유용한 기법적 방법들을 논의하고자 했다. 그리고 마지막으로, 정말이지 매우 중요한 장에서는 해석들의 기능을 다루고자 했다. 여기에서 내가 의미하는 것은, 연속적인 퇴행들 사이의 시기에서 시행하는 전형적인 해석들을 말한다. 내가 염두 해 둔 기법적인 문제는, 동일한 해석들에 의해 달성되어야 하는 두 가지 중요한 과제들을 어떻게 통합하느냐이다. 그 하나는 치료적으로 중요한 어떤 일들이 일어날 수 있는 분위기의 창조와 유지이다; 그리고 두 번째는 환자 자신과 분석가의 어떤 기여가 이런 분위기를 창조했는지 환자가 알 수 있게 하는 것이다; 한편으로는 환자와 분석가는 서로에게 어떻게 영향을 주고, 다른 면으로는 어떻게 최종적인 결과가 나오게 되었는지를 알 수 있게 하는 것이다. 나는 이런 상태와 여건에 따라 서로 다른 적절한 분위기와 해석이 조성되고 시행되기를 희망한다.〈188〉

| 참고문헌 |

ALEXANDER, F. (1956) Two Forms of Regression and their Therapeutic Implications. *Psychoanal. Quart.* Vol. 25. Reprinted in *The Scope of Psychoanalysis*, Basic Books, New York, 1961.

ARLOW, J. (1963) Conflict, Regression and Symptom Formation. *Int. J. Psycho-Anal.* Vol. 44, p. 12.

BALINT, ENID (1963) On being Empty of Oneself. *Int. J. Psycho-Anal.* Vol. 44, p. 470.

BALINT, MICHAEL (1932) Character Analysis and New Beginning.

— (1934) The Final Goal of Psycho-analytic Treatment.

— (1935) Critical Notes on the Theory of the Pregenital Organization of the Libido.

— (1937) Early Developmental States of the Ego. Primary Object-love.

— (1948) On Genital Love. *Int. J. Psycho-Anal.* Vol. 29.

— (1949) Changing Therapeutical Aims and Techniques in Psycho-analysis.

— (1951) On Love and Hate.

(The above papers are included in Balint, Michael (1952).)

— (1952) *Primary Love and Psycho-Analytic Technique*. First edition: Hogarth Press, London; Liveright Publishing Co., New York. Second edition: Tavistock Publications, London; Liveright Publishing Co., New York, 1965.

— (1955) Notes on Parapsychology and Parapsychological Healing. *Int. J. Psycho-Anal.* Vol. 36.

— (1956) Pleasure, Object, and Libido. *Brit. J. Med. Psychol.* Vol. 29, p. 162.

— (1957) *The Doctor, His Patient and the Illness*. Pitman, London; International Universities Press, New York. Second edition 1964.

— (1958) The Three Areas of the Mind. *Int. J. Psycho-Anal.* Vol. 39, p. 1.

— (1959) *Thrills and Regressions*. Hogarth, London; International Universities Press, New York.

— (1960) The Regressed Patient and His Analyst. *Psychiatry* Vol. 23, p. 231.

BIBRING, EDWARD (1936) Versuch einer allgemeinen Theorie der Heilung. *Int. Zeitschrift für Psa.* 1937, Vol. 23, p. 18.

BIBRING, EDWARD (1954) Psychoanalysis and the Dynamic Psychotherapies. *J. Amer. Psychoanal. Ass.* Vol. II, p. 745.

BION, W. R. (1962) *Learning from Experience*. Heinemann, London.
— (1963) *Elements of Psychoanalysis*. Heinemann, London.
BOWLBY, J. (1958) The Nature of the Child's Attachment to his Mother. *Int. J. Psycho-Anal.* Vol. 39, p. 350.
BREUER, J., and FREUD, S. (1895) *Studies on Hysteria*. Standard edition Vol. II.
CLYNE, M. B. (1962) *Night Calls*. Tavistock Publications, London; Lippincott, Philadelphia.
DEUTSCH, HELENE (1937) Don Quixote and Don Quixotism. *Psychoanal. Quart.* Vol. 6, p. 215.
DOI, TAKEO (1962) Amae – A Key Concept for Understanding Japanese Personality Structure. *Psychologia (Kyoto)* Vol. 5, 1.
— (1963) Some Thoughts on Helplessness and the Desire to be Loved. *Psychiatry* Vol. 26, p. 266.
EISSLER, K. (1953) The Effect of the Structure of the Ego on Psychoanalytic Technique. *J. Amer. Psychoanal. Ass.* Vol. I, p. 104.
FENICHEL, O. (1945) *The Psychoanalytical Theory of Neurosis*. Norton, New York.
FERENCZI, S. (1919) Technical Difficulties in the Analysis of a Case of Hysteria.
— (1921) Further Development of the Active Therapy in Psychoanalysis.
— (1924) On Forced Phantasies.
— (1926) Contra-Indications to the Active Psychoanalytic Technique.
(The above are reprinted in *Further Contributions*, Hogarth Press, London, and Basic Books, New York, 2nd Edition, 1950.)
— (1924) *Thalassa: A Theory of Genitality*, English Edition, *Psychoanalytic Quarterly*, New York, 1934.
— (1928) The Elasticity of Psychoanalytic Technique.
— (1930) The Principle of Relaxation and Neo-Catharsis.
— (1931) Child Analysis in the Analysis of Adults.
— (1932) Confusion of Tongues between the Adults and the Child.
— (1932) Notes and Fragments.
(All the above reprinted in *Final Contributions*, Hogarth Press, London, and Basic Books, New York, 1955.)
FREUD, A. (1936) *The Ego and the Mechanisms of Defence*. Hogarth Press, London (English Edition, 1937).
— (1963) Regression as a Principle in Mental Development. *Bull. Menninger Clinic* Vol. 27, p. 126.
FREUD, S. (1894) Neuro-Psychoses of Defence. Standard Edition Vol. III.
— (1895) *Studies on Hysteria*. Standard Edition Vol. II.
FREUD S. (1895) Manuscript 'H' – In *The Origins of Psycho-analyse*. Imago Publishing Company, London, 1950.

FREUD, S. (1896) Aetiology of Hysteria. Standard Edition Vol. III.
— (1900) *The Interpretation of Dreams.* Standard Edition Vol. IV and V.
— (1905) Fragment of an Analysis of a Case of Hysteria. Standard Edition Vol. VII.
— (1905) *Three Essays on Sexuality.* Standard Edition Vol. VII.
— (1907) Delusions and Dreams in Jensen's *Gradiva.* Standard Edition Vol. IX.
— (1909) *Five Lectures on Psycho-Analysis.* Standard Edition Vol. XI.
— (1909) Analysis of a Phobia in a Five-Year-Old Boy. Standard Edition Vol. X.
— (1909) Notes upon a Case of Obsessional Neurosis. Standard Edition Vol. X.
— (1910) *Leonardo da Vinci and a Memory of his Childhood.* Standard Edition Vol. XI.
— (1911) Psycho-Analytic Notes upon an Autobiographical Account of a Case of Paranoia (Dementia Paranoides). Standard Edition Vol. XII.
— (1912) The Dynamics of Transference. Standard Edition Vol. XII.
— (1913) *Totem and Taboo.* Standard Edition Vol. XIII.
— (1914) On Narcissism: An Introduction. Standard Edition Vol. XIV.
— (1914) Remembering, Repeating and Working-Through. Standard Edition Vol. XII.
— (1914) On the History of the Psycho-Analytic Movement. Standard Edition Vol. XIV.
— (1915) Observations on Transference-Love. Standard Edition Vol. XII.
— (1916/17) *Introductory Lectures on Psycho-Analysis.* Standard Edition Vols. XV and XVI.
— (1917) A Metapsychological Supplement to the Theory of Dreams. Standard Edition Vol. XIV.
— (1918) Lines of Advance in Psycho-Analytic Therapy. Standard Edition Vol. XVII.
— (1920) *Beyond the Pleasure Principle.* Standard Edition Vol. XVIII.
— (1923) Two Encyclopaedia Articles. Standard Edition Vol. XVIII.
— (1923) *The Ego and the Id.* Standard Edition Vol. XIX.
— (1925) An Autobiographical Study. Standard Edition Vol. XX.
— (1926) *Inhibitions, Symptoms, and Anxiety.* Standard Edition Vol. XX.
— (1937) Analysis Terminable and Interminable. Standard Edition Vol. XXIII.
— (1940) *An Outline of Psycho-Analysis.* Standard Edition Vol. XXIII.
FROMM, E. (1963) *The Dogma of Christ and Other Essays on Religion, Psychology and Culture.* Routledge, London, 1963.
GILL, M. M., and BRENMAN, M. (1959) *Hypnosis and Related States.* International Universities Press, New York.

GRECO, R. S. with PITTENGER, R. A. (1966) *One Man's Practice.* Tavistock Publications, London; Lippincott, Philadelphia.

GREENACRE, PHYLLIS (1952) Pre-genital Patterning. *Int. J. Psycho-Anal.* Vol. 33, p. 414.

— (1953) *Trauma, Growth and Personality.* Hogarth Press, London.

— (1960) Regression and Fixation. *J. Amer. Psychoanal. Ass.* Vol. VIII, p. 703.

HARTMANN, HEINZ (1956) The Ego Concept in Freud's Work. *Int. J. Psycho-Anal.* Vol. 37.

HILL, LEWIS B. (1955) Psychotherapeutic Intervention in Schizophrenia. Univ. of Chicago Press, Chicago.

HOFFER, WILLI (1959) Reconsideration of Freud's Concept – 'Primary Narcissism'. Paper read to the British Psycho-Analytical Society in June, 1959.

JONES, ERNEST (1927) The Early Development of Female Sexuality. Reprinted in *Papers on Psycho-analysis,* Baillière, Tindall and Cox, London. 4th Edition 1938.

— (1953) *Sigmund Freud.* Vol. I. Hogarth Press, London.

— (1957) *Sigmund Freud.* Vol. III. Hogarth Press, London.

KANZER, MARK (1955) The Communicative Function of the Dream. *Int. J. Psycho-Anal.* Vol. 36, p. 261.

KHAN, M. M. R. (1962) Dream Psychology and the Evolution of the Psychoanalytic Situation. *Int. J. Psycho-Anal.* Vol. 43.

KLEIN, MELANIE, *et al.* (1955) *New Directions in Psycho-Analysis.* Tavistock Publications, London; Basic Books, New York.

KLEIN, MELANIE (1957) *Envy and Gratitude.* Tavistock Publications, London; Basic Books, New York.

KNAPP, P. (1959) See below: Panel Discussions (1959) on Criteria for Analysability.

KRIS, ERNST (1935) The Psychology of Caricature. Reprinted in *Psychoanalytic Exploration in Art.* International Universities Press, New York.

— (1952) *Psychoanalytic Explorations in Art.* International Universities Press, New York.

LAMPL-DE GROOT, J. (1963) Symptom Formation and Character Formation. *Int. J. Psycho-Anal.* Vol. 44, p. 1.

LASK, A. (1966) *Asthma: Attitude and Milieu.* Tavistock Publications, London; Lippincott, Philadelphia.

LEWIN, BERTRAM D. (1958) *Dreams and the Uses of Regression.* International Universities Press, New York.

LITTLE, MARGARET (1957) 'R'. The Analyst's Total Response to his Patient's Needs. *Int. J. Psycho-Anal.* Vol. 38.

— (1958) On Delusional Transference. *Int. J. Psycho-Anal.* Vol. 39, p. 134.

LOCH, WOLFGANG (1963/4) Regression. *Psyche* Vol. 17, pp. 516–545.

LOEWENSTEIN, R. (1958) Remarks on Some Variation in Psychoanalytic Technique. *Int. J. Psycho-Anal.* Vol. 39, p. 202.

MAIN, T. F. (1957) The Ailment. *Brit. J. med. Psychol.* Vol. 30.

PANEL DISCUSSIONS (1957) Technical Aspects of Regression during Psychoanalysis. *J. Amer. Psychoanal. Ass.* 1958, Vol. VI.

— (1957) Technical Aspects of Transference. *J. Amer. Psychoanal. Ass.* 1958, Vol. VI.

— (1959) Criteria for Analysability. *J. Amer. Psychoanal. Ass.* 1960, Vol. VIII.

— (1960) Panel on Analysability. *J. Amer. Psychoanal. Ass.* Vol. VIII, pp. 86–95.

— (1963) Panel on Analysability. *Bull. Philadelphia Ass. Psychoanal.* Vol. 13, pp. 36–39.

— (1966) Severe Regressive States during Analysis. *J. Amer. Psychoanal. Ass.* Vol. 14, p. 538.

RANK, OTTO (1924) *Don Juan-Gestalt*. Int. Psa. Verlag, Wien.

REICH, ANNIE (1953) Narcissistic Object Choice in Women. *J. Amer. Psychoanal. Ass.* Vol. 1, p. 22.

RICKMAN, JOHN (1951) Number and the Human Sciences. In *Psychoanalysis and Culture*. International Universities Press, New York. (Reprinted in *Selected Contributions on Psychoanalysis*. Hogarth Press, London, 1957.)

SEARLES, HAROLD F. (1961) Sources of the Anxiety in Paranoid Schizophrenia. *Brit. J. med. Psychol.* Vol. 34, p. 129.

— (1963) The Place of Neutral Therapist Responses in Psychotherapy with the Schizophrenic Patient. *Int. J. Psycho-Anal.* Vol. 44, p. 42.

— (1963) Transference Psychosis in the Psychotherapy of Chronic Schizophrenia. *Int. J. Psycho-Anal.* Vol. 44, p. 249.

SPITZ, RENÉ (1946) Anaclitic Depression. *The Psychoanalytic Study of the Child* Vol. 2.

STANTON, A. H., and SCHWARZ, M. S. (1954) *The Mental Hospital.* Basic Books, New York.

STRACHEY, JAMES (1961) Editorial notes to Freud's *The Ego and the Id.* Standard Edition Vol. XIX.

WEISS, EDUARDO (1957) A Comparative Study of Psychoanalytical Ego Concepts. *Int. J. Psycho-Anal.* Vol. 38, p. 212.

WINNICOTT, D. W. (1949) Hate in the Counter-Transference. *Int. J. Psycho-Anal.* Vol. 30.

— (1951) Transitional Objects and Transitional Phenomena. (Reprinted in 1958 as Chapter 18 in *Collected Papers*, Tavistock Publications, London; Basic Books, New York.)

WINNICOTT, D. W. (1958) *Collected Papers*. Tavistock Publications, London; Basic Books, New York.
— (1958) The Capacity to be Alone. *Int. J. Psycho-Anal.* Vol. 39, pp. 416–420. Reprinted in *The Maturational Processes and the Facilitating Environment*, Hogarth Press London, 1965.
ZETZEL, E. (1956) Current Concepts of Transference. *Int. J. Psycho-Anal.* Vol. 37, p. 372.

구강 의존과 그에 관련된 상태들에 대한 중요 문헌들

Oral dependence

ALEXANDER, F. (1950) *Psychosomatic Medicine*. Allen & Unwin, London; Norton, New York, pp. 102–104 and 133–134.

MASSERMAN, J. (1951) Some Current Concepts of Sexual Behavior. *Psychiatry* Vol. 14.

MEERLOO, J. (1952) Artificial Ecstasy. *J. Nerv. Ment. Dis.* Vol. 115, pp. 246–266.

GRUNBERGER, B. (1953) Oral Conflicts and Hysteria. *Rev. Franc. Psa.* Vol. 17.

FRIEDMAN, L. J. (1953) Defensive Aspects of Orality. *Int. J. Psycho-Anal.* Vol. 34.

KLEIN, MELANIE, *et al.* (1955) *New Directions in Psycho-Analysis*. Tavistock Publications, London; Basic Books, New York.

Average expectable environment

HARTMANN, H. (1939) *Ego Psychology and the Problem of Adaption*. International Universities Press, New York, 1958.

Need-satisfying object

FREUD, A. (War years and 1963) Concept of Developmental Lines. *Psychoanal. Study Child* Vol. 18.

Extra-uterine matrix

MAHLER, M. (1952) On Childhood Psychosis and Schizophrenia. *Psychoanal. Study Child* Vol. 7.

Good-enough environment

WINNICOTT, D. W. (1941) The Observation of Infants in a Set Situation. In *Collected Papers*. Tavistock Publications, London; Basic Books, New York, 1958.

Ordinary devoted mother

WINNICOTT, D. W. (1949) The Ordinary Devoted Mother and her Baby. In *Collected Papers*.

Primary maternal preoccupation

WINNICOTT, D. W. (1956) Primary Maternal Preoccupation. In *Collected Papers.*

Holding function

WINNICOTT, D. W. (1960) The Parent-Infant Relationship. In *The Maturational Processes and the Facilitating Environment.* Hogarth Press, London, 1965.

Basic unity

LITTLE, MARGARET (1960) On Basic Unity. *Int. J. Psycho-Anal.* Vol. 41.

Facilitating environment

WINNICOTT, D. W. (1963) Casework and Mental Illness AND Theory of Psychiatric Disorder. In *The Maturational Processes and the Facilitating Environment.* Hogarth Press, London, 1965.

Protective shield

KHAN, M. (1963) The Concept of Cumulative Trauma. *Psychoanal. Study Child* Vol. 18.

Mediator of the environment

SPITZ, R. (1965) *The First Year of Life.* International Universities Press, New York.

역자 약력

■ 이 귀 행

1978 : 전남의대 졸

1983 : 전남의대 정신과 수료

1986 : 전남대학교 대학원 의학박사 취득

1987 : 원광의대 정신과 조교수

1992-1993 : 정신분석 연수

현재 : 원광의대 정신과 교수

역서 : 정신분석의 발달, 자기분석

■ 전 현 태

정신과 전문의, 의학박사

용인 하나병원 공동원장

한국 임상치유예술학회 이사

전) 원광대학교 동서보완의학대학원 겸임교수

전) 도봉 알코올상담센터장

저서) 오셀로와 데스데모나 그들은 정말 사랑했을까(좋은책만들기)

기본적 오류

- 퇴행의 치료적 측면들 -

초판인쇄일	2011년 11월 21일
초판발행일	2011년 11월 30일
저　　자	Michael Balint
역　　자	이귀행·전현태
펴 낸 이	오 무 근
펴 낸 곳	도서출판 **하나의학사**
주　　소	서울시 종로구 홍파동 13-4 한솔빌딩 1층
출판등록	제300-2011-21호(1988. 4. 1)
전　　화	(02)730-2555, 2556
팩　　스	(02)730-2557
이 메 일	hanampc@yahoo.co.kr

정가19,000원

ISBN 978-89-92141-78-9 93510